성과 측정 및 관리

임상의 실습을 위한 첫걸음

Outcome Measurement & Management

First Steps for the Practicing Clinician

성과 측정 및 관리
Outcome Measurement & Management

임상의 실습을 위한 첫걸음
First Steps for the Practicing Clinician

서 현 규 옮김

Sandra L. Kaplan, PT, PhD
Associate Professor and Assistant Director,
Doctoral Programs in Physical Therapy
Member Stuart D. Cook MD Master Educators Guild
University of Medicine and Dentistry of New Jersey
Newark, New Jersey

영 문 출 판 사

■ **옮긴이** (가나다 순)

권미지 광주보건대학교 물리치료과 교수
김명준 경동대학교 물리치료학과 교수
박지환 대전보건대학교 물리치료과 교수
서현규 대구보건대학교 물리치료과 교수
송명수 원광보건대학교 물리치료과 교수
엄기매 여주대학교 물리치료과 교수
이규리 김천대학교 물리치료학과 교수
정낙수 신구대학교 물리치료과 교수
정형국 안산대학교 물리치료과 교수
채정병 마산대학교 물리치료과 교수

Outcome Measurement & Management
by Sandra L. Kaplan, PT, PhD

성과 측정 및 관리
임상의 실습을 위한 첫걸음

2012년 5월 24일 초판인쇄
2012년 5월 31일 초판발행

지은이 : Sandra L. Kaplan
옮긴이 : 서 현 규 외
발행인 : 박 병 조
발행처 : 도서출판 영문출판사
등　록 : 1987년 12월 21일 제2-419호
주　소 : 서울시 강남구 삼성동 69-1
전　화 : (02)514-5590, 776-5590
팩　스 : (02)756-8943
E-mail : yeongmunsa@empal.com
정　가 : 14,000원
ISBN 978-89-7224-292-5　93510

※ 파본은 교환해 드립니다.

지속적으로 후원을 하고
우리가 가장 중요한 두 가지 성과를 내게 한 스티브와,
일상 진료에서 나의 추정에 대해
이의를 제기해 준 카이라와 에릭에게
이 책을 바칩니다.

서문

이 책의 주요 목표는 두 가지이다.

목표 1: 독자에게 성과측정의 용어와 과정을 소개하고자 함

첫 번째 목표는 간단해 보일 수 있다. 저자가 이 프로젝트를 시작했을 때(1990년대 중반), 재활치료분야에서 성과측정을 다룬 책은 거의 없었다. 실제로, 이용할 수 있는 대부분의 문헌은 의학, 간호학, 품질보증 영역이었으며 이는 지금도 그러하다. 정의를 한데 모으고, 과정을 엮을 실마리를 찾아내며, 물리치료사의 학력과 경험적 배경의 연결점을 찾는 것은 새로운 발견, 재편성, 개선의 반복적인 과정이다.

이 책이 문헌에 대해 완전히 검토한 것이라고 보지는 않는다. 오히려 문헌을 이용하여 발상을 믿고, 예를 들면, 성과측정 과정을 다루는데 이용할 수 있는 전략의 범위를 설명한다. 저자는 발상을 도식화하고 또한 물리치료가 실제로 이루어지는 다양한 장소를 보여주는 문헌으로부터 예를 들려고 했다.

이 책에서 나타낸 발상과 제안 다수는 저자 본인이 낸 것이며, 이를 성과연구를 수행하는 과정에서 발전시키고 성과측정 강좌에서 가르쳤다. 저자는 전문 물리치료학과 학생들에게 이 강좌를 교수하는 영광을 누렸다. 학생들이 설명을 필요로 하는 "점"들 또는 연결을 시켜야만 하는 "점"들이 있었기 때문에 이 강좌에서 많은 설명이 이루어졌다. 실습학기에 학생들이 정보를 적용하는 데 있어 초석이 되는 데 도움이 되었으므로, 수업 중에 질문을 하고 혼동되는 부분을 이야기한 많은 학생들에게 감사를 전하는 바이다.

또한 저자는 학계가 *장애모형, 근거중심의 진료, 측정 가능한 성과* 등의 틀과 용어에 몰두하고 있는 동안 일상적인 임상진료에서 이러한 틀이나 용어를 적용하지 않거나 관찰하지 않는 많은 임상의가 있음을 알게 되었다. 장애모형의 범주를 아는 것은 그 모형에 따라 시험 측정도구를 분류하거나 환자 간호에 대한 가설을 세우도록 그 모형을 이용하는 것과는 다르다. 따라서, 저자는 서비스 전달모형, 장애모형 및 통계학에 관한 내용을 포함시켰다. 대학과정에서는 이 내용을 보다 심도 있게 가르치므로 현 학부생과 대학원생은 이에 관한 장을 필요로 하지 않을 수도 있다. 그러나 동일한 대학과정을 이수하지 못한 진료 임상의에게 도움이 되고, 다른 전문분야의 임상의가 이러한 정보를 이용할 수 있도록 이 내용을 포함시켰다.

목표 2: 진료 양상이나 효과를 후향적으로 평가하기 위해 임상의 자신의 문서기록을 이용하는 전략을 임상의에게 제공하기 위함

두 번째 목표는 더 다루기가 어려웠으며, 저자는 이 책의 제 2편이 성공적으로 그 목표를 달성하기를 바란다. 성과측정/관리는 대부분의 전문 물리치료 과정에서 볼 수 있는 과학탐구/연구와 행정/보건정책 등 두 가지 전통적인 교육과정의 집합점이다. 전통적인 과학탐구/연구 분야에서 학생들은 연구설계, 통계학, 결정적인 문헌검토과정에 관해 학습한다. 학생들은 이를 임상질문에 적용하며, 근거중심의 진료 단계나 전통적인 학우논문 과정을 이용한다. 행정 수업에서는 연방 및 주의 규제, 서비스 전달모형, 학과 진료나 개인진료의 기본적인 사항들을 다룬다. 성과측정은 환자성과를 향상시키고자 과학탐구 기술을 서비스 전달문제에 적용하는 과정이다. 전문 교육과정에서 두 가지 교육과정의 집합점은 좀처럼 분명하지 않다. 그러나, 현 진료환경의 현실에서는 임상의가 임상적 의사결정, 성과 벤치마킹, 임상경로 및 지침의 개발 또는 평가를 위한 데이터에 접근할 필요가 있다.

이 책에서는 임상의 자신의 진료를 객관적으로 평가하고 임상의가 환자에게 했던 진료와 효과는 어느 정도인지를 문서로 남기는 방법에 관한 가정의 타당성을 밝히는 수단인 성과측정 과정의 시작을 소개한다. 사례학습은 임상의가 자가분석을 위해 자신의 환자 사례를 이용하는데 그 목적이 있다. 임상의가 객관적으로 반복적이며 완전한 문서작성에 주의를 기울이게 되면, 이용 가능한 데이터의 품질을 검토하고 환자간호에 대해 말할 수 있는 내용을 준비하기가 용이해질 것이다.

주: 이 책은 독자들에게 전향적 연구를 설계하거나 수행하는 데 관하여 가르치지 않는다.

이 책은 환자를 대상으로 전향적 연구를 수행하는 방법을 독자에게 가르칠 목적으로 구성된 것이 아니다. 데이터를 수집하기 전에 연구를 설계하는 데는 임상적 의사결정을 내리기 위해 후향적으로 차트를 검토할 때보다 많은 준비과정을 거쳐야 하며 더 많은 지식과 과정이 필요하다. 연구에 몰두하고자 하는 임상의는 임상 연구자와의 협력이나 대학과정을 통해 고급교육과정을 계속 이어나가기를 권장하는 바이다.

평론가들

Diana M. Bailey, EdD, OTR, FAOTA
Associate Professor
Occupational Therapy Program
Tufts University
Medford, Massachusetts

Suzanne R. Brown, PT, MPH
Chair and Associate Professor
Physical Therapy Department
Arizona School of Health Sciences
Mesa, Arizona

Sandra L. Cassidy, PT, PhD, FAACVPR
Professor and Director
Physical Therapy Department
St. Ambrose University
Davenport, Iowa

D. Scott Davis, PT, MS, OCS
Assistant Professor
Physical Therapy Department
West Virginia University
Morgantown, West Virginia

Kristen Geissler, PT, MS
Rehabilitation Sciences Department
University of Maryland–Baltimore
Baltimore, Maryland

Steven Z. George, PT, PhD, MS
Assistant Professor
Physical Therapy Department
University of Florida
Gainesville, Florida

John H. Hollman, PT, PhD
Assistant Professor
Physical Therapy Program
Mayo School of Health Sciences
Rochester, Minnesota

Pamela K. Levangie, PT, DSC
Associate Professor
Physical Therapy Department
Sacred Heart University
Fairfield, Connecticut

Sandy Marden-Lokken, PT, MA
Assistant Professor
Physical Therapy Department
The College of St. Scholastica
Duluth, Minnesota

Roger M. Nelson, PT, PhD, FAPTA
Professor
Physical Therapy Department
Lebanon Valley College
Annville, Pennsylvania

Cynthia C. Norkin, PT, EdD
(Retired)
Former Director and Associate Professor
Physical Therapy Department
Ohio University
Athens, Ohio

Jan F. Perry, PT, EdD
(Retired)
Former Chairman and Professor
Physical Therapy Department
Medical College of Georgia
Augusta, Georgia

Michael J. Rennick, PT, MPH
Assistant Professor
Physical Therapy Education
University of Nebraska Medical Center
Omaha, Nebraska

Linda J. Resnik, PT, PhD, OCS
Assistant Professor
Community Health Department
Brown University
Providence, Rhode Island

Thomas J. Schmitz, PT, PhD
Assistant Professor
Division of Physical Therapy
Long Island University
Brooklyn, New York

Andrew J. Strubhar, PT, PhD
Associate Professor
Physical Therapy and Health Sciences Department
Bradley University
Peoria, Illinois

Frank B. Underwood, PT, PhD, ECS
Professor
Physical Therapy Department
University of Evansville
Evansville, Indiana

Denise Wise, PT, PhD
Chair and Associate Professor
Physical Therapy Department
The College of St. Scholastica
Duluth, Minnesota

감사의 글

책을 저술하기 시작한 이후로 도움을 주신 여러분께 감사의 말을 전하고 싶습니다. 물리치료에서 성과를 연구하도록 APTA 팀을 모아준 로저 넬슨(Roger Nelson)에게 감사의 말을 전합니다. 이 팀을 시작으로 하여 저는 퍼즐 조각을 맞춰나갔으며, 이제서야 윤곽을 잡아가기 시작했습니다. 책에 대한 발상을 하도록 처음으로 도와준 진-프랜코이스 빌레인(Jean-Francois Vilain), 이 프로젝트의 틀을 잡고 현재의 형식으로 반드는 데 도움을 준 마가렛 비블리스(Margaret Biblis)와 제니퍼 파인(Jenifer Pine) 등 FA 데이비스 식구들에게도 감사드립니다. 이 책을 마치는 데 필요한 저자의 학술적인 근시안적인 식견을 뒷받침해주는 창의적인 방법을 발견한 나의 친구이자 행정적 멘토인 알마 메리안스(Alma Merians)에게도 감사드립니다. 교과과정을 논의하고 이 책의 적용범위와 내용에 영향을 미친 성과측정 및 관리 강좌를 가르칠 기회를 준 연구실 동료들에게도 감사합니다. 저자의 강좌를 듣고, 본 장의 초안을 읽었으며, 귀중한 피드백을 제공해준 많은 학생들에게도 감사의 말을 전합니다. 자신의 수업과제를 사례로 이용할 수 있게 허락해준 조지 가브리엘(George Gabriel)에게도 감사드립니다.

차례 요약

차 례

제1부

임상 성과 규정하기(Defining Outcomes In Clinical Practice) 1

제4장 • 성과 데이터의 고객(Consumers of Outcome Data)

제5장 • 장애 모형(Models of Disablement)

제6장 • 재활서비스전달모형(A Model of Rehabilitation Service Delivery)

제2부

성과연구 수행하기(Implementing an Outcome Study) 101

제7장 • 질문 작성하기(Developing a Question)

제8장 • 연구의 이론적 근거 확인하기 (Identifying a Rationale for the Study)

제9장 • 임상기록 데이터 코딩하기(Coding Data From Clinical Documentation)

제10장 • 데이터세트 구축하기 (Constructing the Data Set)

제11장 • 데이터 분석 (Data Analysis)

제12장 • 데이터 이용 및 공유하기(Using and Sharing the Data)

제3부

성과측정과 임상진료 통합하기

부록

제 1 부

임상 성과 규정하기

(Defining Outcomes In Clinical Practice)

제 1 장

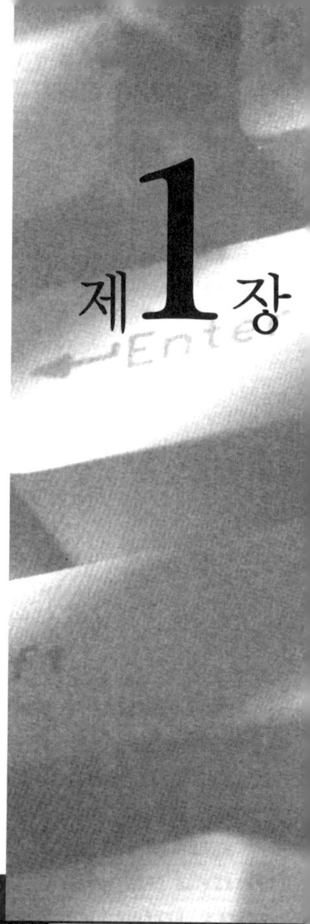

성과 측정 및 관리 (An Introduction to Outcome Measurement and Management)

주요 용어

성과연구
자료 수집기
기록작성
코호트(cohort) 자료
후향적 임상기록검토

본 장의 성과

- 임상에서 체계적으로 객관적 자료를 문서화해야 할 필요성 인정
- 성과연구과정과 환자관리 단계의 대조
- 후향적 사례연구와 코호트 자료의 출처로서 임상문서를 이용하는 데 대한 도전과제 기술

> *"나는 효율적인 임상의인가?"*
> *"나의 환자 중 얼마나 많은 환자가 각자의 목표에 도달했는가?"*
> *"나의 환자들이 임상적 이득에 만족하는가?"*
> *"나의 치료법이 더 효율적 또는 효과적인가?"*

성찰적 실천가가 되게 하는 질문 몇 가지가 있다. "효과적"이란 단어의 정의는 상당히 여러 가지이며, 임상의가 각각의 의사결정 과정을 검토하는 방법도 여러 가지가 있다. 이 교재에서는 후향적 자료의 출처로 일일기록(daily documentation)을 이용하여 임상을 평가하는 방법 한 가지를 통해 물리치료사에게 길을 제시하고자 한다. **후향적(looking backward)**으로 살펴봄으로, 임상의는 서비스 전달에 대한 객관적인 평가와 그 과정이나 유효성에 대한 직관적 인식을 비교할 수 있을 것이다.

모든 임상의는 일상적인 환자 기록을 데이터 세트로 옮기는 방법을 배울 수 있다. 근거중심의 진료(evidence-based practice)를 하는 시대로 접어들어 의료 서비스를 전달하게 되었다. 환자, 동료 및 규제당국은 의료서비스 제공자로 하여금 전보다 높은 수준의 책무성(accountability)을 유지하도록 요구하고 있다. 이들은 어떤 중재방법이 최소한의 비용으로 긍정적인 결과를 낸다는 측정 가능한 근거를 원한다. 고객과 납부자는 자신의 돈이 값어치있게 쓰이길 바라며, 예상하고 있는 결과를 얼마나 달성했는가에 따라 만족도가 달라진다(Keith, 1998; Kramer, 1997; McKinley 등 2002). 물리치료 중재방법과 그 성과를 뒷받침하는 문헌이 끊임없이 발표되고 있지만, 여러 중재전략을 뒷받침하는 엄격한 임상시험과 임상적으로 적용 가능한 성과는 여전히 부족하다(Delitto, 2005; Duckworth, 1999; Jette, 2005). 한편으로 환자와 납부자, 임상의는 유효성의 근거를 필요로 한다. 다른 한편으로는 물리치료사가 다루고 있는 많은 문제와 접근방법을 뒷받침할 만큼 문헌의 깊이와 너비가 충분하지 않다. 임상의는 무엇을 해야 하나?

▶ 도전과제: 고객과 임상의는 유효성의 근거를 필요로 하지만, 수많은 중재전략을 뒷받침 하는 근거에는 한계가 있다.

이 딜레마를 해결할 방법 한 가지는 각 환자를 사례로 보는 사례연구를 하는 것이다. 사례연구에서 환자는 n=1인 표본이 되며, 이 연구는 그 환자의 치료목표에 도달할 수 있는 최선의 전략에 대한 임상적 가설을 시험할 유일한 기회가 된다. 초기 환자 상태와 치료과정 중의 변화에 관한 일일기록은 데이터 세트가 된다. 목표로 한 변화를 측정하여 호전되었다고 나타나면, 측정 시점에 이 환자에게는 그 중재방법이 효과적임을 뒷받침하는 것이다. 그 측정값이 감소하거나 예상만큼 변하지 않았을 때에는 중재방법을 바꿔야 한다는 근거를 뒷받침한다. '임상적 의사결정에 환자의 데이터를 이용하는 것은 근거중심 치료의 고전적 3 요인 중 하나이나(Sackett 등, 2002), 하나의 증례 데이터가 직관보다 낫긴 하지만, 그래도 가장 강력한 근거는 아니다.

▶ 해결방법: 각 환자는 n=1로 본다.

또 다른 해결방법은 병인, 징후, 증상 및 기능적 목표가 동일한 몇몇 환자의 데이터를 취합시키는 것이다. 이는 환자별 측정기록이 일관적일 때에만 가능하다. 기록 서식과 자료수집 과정이 일관되지 않는 한 이러한 유형의 데이터는 상당히 다양해질 수 있다. 측정기록이 일관적이라면, 취합한 데이터는 임상적 의사결정을 지지하는 데 있어 하나의 증례 데이터보다 더욱 강력한 근거가 된다. 즉, 모든 임상의의 도전과제는 일일기록을 임상적 의사결정을 내릴 수 있는 데이터로 만드는 방법을 배우는 것이며, 이것이 이 책의 목적이다.

▶ 해결방법: 환자들의 데이터를 취합하여 n=>1이다.

본 장의 말미에서 독자는 환자치료관리와 성과측정 사이에 존재하는 평행선을 제대로 인식하고, 임상 서비스를 개선하는 데 환자기록을 어떻게 이용하는지를 이해하게 될 것이다.

물리치료 성과연구의 역사
(A Brief History of Outcome Research in Physical Therapy)

물리치료와 기타 재활서비스에 관한 성과연구의 필요성은 문헌에 잘 나와있다(Duckworth, 1999; Seelman, 2000). 1980년 이후로 국립 장애 및 재활연구소(National Institute on Disability and Rehabilitation Research)는 막대한 자금을 들여 성과측정 도구 개발, 중재 및 성과연구, 기능적 성과측정을 가르칠 교육자료, 최근에는 임상에 적용하는 성과연구의 조직, 수행 및 평가를 위한 재활연구 및 훈련센터(Rehabilitation Research and Training Center)를 지원하고 있다(Haley & Jette, 2000; Seelman, 2000). 보다 중요한 점은, 일상적인 환자관리에서 분명하게 성과연구가 필요하다는 것이다. 환자관리전략을 뒷받침할 근거를 찾을 때, 학생과 임상의는 종종 선택한 진단에 관련된 연구는 많지만, 예상했던 특정 임상질문에 관한 연구는 적다는 점을 발견하며 이에 놀라게 된다.

"어떤 결과측정도구를 사용해야 할지 누군가가 언제 말해줄까?"

물리치료 성과연구의 필요성은 1980년대 중반에 제기되기 시작했으며, 그 이후로 한 차례 연구활동이 벌어졌다. "성과"란 단어가 포함된 제목으로 포스터와 논문이 학회와 학회지에 나타나기 시작했다. 이 용어가 점차 많이 쓰이게 되면서 다수를 위해서 몇몇 사람들이 성과측정 과정을 확실히 진행하고 있다는 안도감을 주었다.

마치 유일한 하나의 방법만이 있을 수 있거나 있어야 하는 것처럼, 또는 환자와 함께 최선의 성과를 이루는 방법을 알고자 하는 것처럼 물리치료사는 흔히 "올바른" 성과측정도구를 찾아내는 방법을 기대했다.

"…증상이 있는 환자를 대상으로 최선의 성과를 이루는 방법을 누군가가 언제 알려주게 될까?"

학계나 과학계(가장 적당한 예로, 연구의제가 있는 물리치료사)의 누군가가 최선의 성과측정 도구를 결정하거나 최선의 치료 양식을 확립하여 이를 학계의 다른 사람들과 공유할거라 예상되었다. 그리고, 제목에 "성과"란 단어가 들어간 글이나 서적, 학회지를 보다시피 이러한 예상은 적중했다. 그러나 실제로, 진료를 하는 임상의의 수에 비해 성과 데이터를 체계적으로 수집하고 분석하는 연구자와 임상의의 비율은 상대적으로 적었다. 또한, 현재 이용 가능한 문헌으로는 치료를 받는 환자와 서비스를 전달하는 환경의 다양성을 완전히 포괄하지 못한다. 연구설계 시 이용한 제외기준으로 동일한 증상을 보이거나 중증도가 동일한 환자 표본을 추릴 수 있지만, 이들 표본이 임상의가 임상이나 학계에서 보는 혼합된 사례를 완전히 대표하지는 않는다. 보다 중요한 점은, 보다 광범위한 임상문제를 연구하는 임상의 및 연구자가 비교적 소수이기 때문에 매일매일 필요로 하는 근거의 양을 채울 가능성이 없다는 것이다.

최근 몇 년간, 물리치료교육과 전문적 독자성이 계속 성숙해짐에 따라 학계에서는 "성과연구"에서 "문제중심학습"으로, 보다 최근에는 "근거중심의 진료"로 관심을 돌렸다. 이로 인해 성과연구는 더 이상 최우선 순위가 아니라는 착각을 하게 될 수도 있었다. 실제로, 근거중심 진료접근방법의 인기는 단지 물리치료사에게 중요한 질문 몇 가지만이 잘 연구되었고, 대부분의 질문은 거의 다루어지지 않았다는 사실을 강조할 뿐이었다. 특정 임상질문에 대한 대답을 찾지 못하는 무능력함과 그다지 관계가 없는 문헌으로부터 "최선"을 추론해야 할 필요성으로 인해 학생과 임상의는 다소 좌절감을 겪는다.

이 책은 각 임상의에게 도움이 될 것이다 (This Book Will Help The Individual Clinician)

임상의가 다음 질문에 대답할 수 없다면, 이 책은 유용한 학습도구가 될 것이다.

"성과가 무엇인가?"
"왜 성과를 측정해야 하는가?"
"성과를 어떻게 측정하는가?"
"결과로 무엇을 해야 하는가?
"성과를 연구하여 얻는 이점은 무엇인가?"

전문가 과정의 일환으로 이 주제를 학습하는 물리치료학과의 전문가나 대학원생 또는 이 분야의 임상의가 이 책을 읽을 것이다. 경험여부와는 상관없이, 근거중심 의사결정과 임상진료지침(clinical pathway), 벤치마킹 과정을 통한 진료개선에의 압박, 배상, 의료전달에서의 변화로 학생과 임상의는 성과측정과정에 보다 익숙해진다.

전통적으로, 스태프 물리치료사가 아니라 임상관리자나 연구자가 성과측정을 책임졌다. 이러한 양상에 변화가 생겼다. 과거에, 스태프 물리치료사는 성과 데이터를 수집하는 데 어느 정도는 도움이 될 뿐 흔히 연구를 설계하거나 수집한 성과 데이터를 분석 및 해석하지는 않았다. 이제는 고객과 제 3의 납세자가 자신이 받는 중재의 유효성에 대한 근거를 각 임상의에게 요구한다. 이들은 어떤 중재방법이 최선인지, 어떤 환경에서 최선의 결과를 취하게 되는지, 어떤 임상의가 가장 적절한지를 알기 원한다. 어느 정도는 고객이 각 임상의나 임상 환경 외에도 중재방법의 유효성에 관한 보고서를 보고자 한다. 이 책은 임상 유효성을 어디에서부터 평가해야 하는지 알지 못하는 임상의에게 유용하게 쓰일 것이다.

성과측정을 학습하는 전략은 여러 가지가 있다. 과거 수십 년간, 성과측정, 특히 다른 의료전문직을 주제로 한 서적, 웹사이트, 학회지, 글이 꾸준히 증가했으며, 워크숍, 학회 발표 및 성과과정이 포함된 소프트웨어 등도 이용할 수 있게 되었다. 이용 가능한 자원이 증가했음에도 불구하고, 많은 학생과 임상의는 여전히 성과측정의 기본에 대해 잘 알지 못한다. 시간에 한계가 있고, 이해하기 쉬운 개요만을 읽고자 하는 생각 때문에 이들은 각각의 글이나 성과연구를 읽거나 워크숍에 참석하기가 어렵다.

이 책은 물리치료학과 학생과 임상의가 성과측정의 철학과 표현을 접하도록 고안한 많은 자원의 통합체이다. 여기에서는 임상적 중요성 문제를 식별하고, 그 문제에 대한 성과 데이터를 수집 및 해석하는 기본단계를 소개한다. 환자 진료 성과를 확인, 측정 및 해석하도록 기술한 과정은 한 명의 환자에게나 여러 명의 환자로 구성된 집단에게 모두 유용하다. 성과연구를 수행해야 한다는 생각이 압도적으로 들면, 완전한 성과연구를 수행할 필요 없이 선택한 방법을 즉시 임상에 도입하여 시행할 수 있다. 이 책에서는 독자들이 자료의 관련성을 인정하는 데 도움이 되도록 임상에 적용했던 몇 가지 개념을 예로 들었다. 제 2편은 독자들이 실제 임상에서 작성한 기록을 이용한 성과연구의 구성요소를 학습하는 데 도움이 될 것이다. 마지막으로, 성과측정과정과 최선의 치료를 위한 환자관리방법간의 관련성을 소개하고자 한다.

이 책은 어느 정도 임상경험이 있는 사람에게 가장 유용하며, 연구설계와 통계학 과목의 입문과정에서 보기에도 적합하다. 임상경험은 최소한 하나의 기록양식에 접해보거나, 환자 관리를 경험해보거나, 환자와 임상의, 환경간의 변화가 환자상태에 어떻게 영향을 미치는가를 평가하는 데 중요하다. 데이터를 분석하고 응용하는 방법을 이해하기 위해서는 연구설계와 통계학에 관한 배경지식이 반드시 필요하다.

자료 수집가로서의 임상의(The Clinician as Data Collector)

누군가 타당하고 유용한 성과 데이터를 물리치료사에게 제시해준다면 참으로 편리할 것이다. 이에 대해, 연구기관, 환자군 및 임상의를 대신하여 데이터를 정리하고 처리하는 연구자, 유한회사 및 연구과제가 성공적으로 매우 잘 확립되어 있다. 이러한 조직(예, Focus On Therapeutic Outcomes, Inc와 Uniform Data System for Medical Rehabilitation)은 자신이 시작한 획기적인 업적을 인정받고 연구해야 한다. 그러나, 새로운 관점을 가진 자료 수집가를 육성할 필요가 있다.

환자와 정기적으로 접촉하고, 의료서비스 전달과정을 기록으로 남기는 물리치료사가 바로 새로운 자료 수집가가 된다. 물리치료사는 성과 데이터를 수집하기 위해 기록양식을 만드는 변화촉진자(change agent)가 될 수도 있다. 물리치료사는 데이터를 임상에 반영하고, 행정가, 고객 및 납부자에게 보고할 필요가 있는 관리자이다. 물리치료사는 갈수록 자율적이 되어가는 진료환경에서 임상적 결정에 책임을 지고자 하는 전문가이기도 하다. 성과측정에 개인적으로 기여한다는 말은 각 물리치료사가 직관적이라기보다는 *체계적(systematically)*으로 임상 서비스의 유효성을 평가하고자 함을 뜻한다. 이는 벅차게 보일 수도 있지만, 현재 의료 전달과 배상을 위해서는 임상적 및 재정적 의사결정과정의 근거로 데이터를 필요로 하고 있다. 임상의는 임상적 결정을 내리기 위한 근거로서 객관적인 환자 데이터를 일상적으로 기록에 남기는 법을 반드시 학습해야 하며, 이는 데이터를 체계적이고 사용 가능한 방법으로 실제로 수집할 때에만 가능하다.

▶ *임상의의 기록에서 데이터를 수집한다.*

다행히도, 처음에 생각했던 것만큼 성과 데이터를 만들기가 어렵지는 않다. 배워야 할 기술과 용어가 있을 수도 있지만, 이미 수집한 기록을 다른 형태로 바꾸거나 재편성하는 방법을 배우는 것으로 그 본질은 단순하다.

▶ *환자 데이터를 기록할 수도 있지만 반드시 유용하지는 않다.*

이 책은 단계별 변형(translation) 과정을 안내하는 지침서이다. 컴퓨터나 특정 소프트웨어를 이용하는 등 이 책의 범위를 벗어난 기술을 이용하더라도 환자 담당건수를 토대로 한 단순한 데이터 세트를 창출, 분석 및 해석하는 방법을 배우는 데 지장이 없을 것이다.

환자관리는 연구과정과 유사하다 (Patient Care Management Parallels The Research Process)

환자관리 과정에는 여러 가지 기술이 있으며, 이러한 기술은 종래의 연구과정과 유사하다. 임상의는 환자의 상태에 관한 데이터를 끌어내기 위해 검사 및 측정도구를 이용하여 환자를 면담하고 진료한다. 이 데이터는 임상의가 환자가 확인했던 문제의 가능한 원인에 관한 가설을 세우는 데 도움이 된다. 임상의는 환자의 문제를 개선시킬 중재방법을 선택하기 위해 임상경험, 환자의 가치와 능력, 통용되는 지식과 문헌 등을 이용한다. 환자가 호전되면, 선택한 중재방법이 성공적이었다고 추정한다. 호전되지 않았다면, 임상의는 환자, 앞서 말한 추정 및 선택한 중재방법을 재평가한다. 새로운 가설을 세우고 환자의 호전도를 다시 측정한다.

종래의 연구에서, 연구자는 대답을 구해야 하는 상태나 상황에 관한 질문을 밝혀낸다. 연구자는 그 질문과 관련된 데이터가 있는 문헌을 읽고, 그 질문을 연구한 다른 연구자들을 인터뷰하여 질문에 대한 이력을 수집한다. 그런 다음, 그 질문에 대답할 가설을 세우고, 그 가설을 시험하도록 실험을 계획한다. 이 실험에서는 가설을 지지해주거나 지지하지 않는 데이터를 생성하는 검사를 선택하여 수행한다. 가설을 지지하든, 지지하지 않든 그 결과는 문제의 성격에 관한 새로운 가설을 세우는 원동력이 되며, 추가로 검사가 이루어진다. 표 1.1을 참조한다.

임상의와 연구자 모두 가장 처음에 확인된 문제가 있다. 임상의와 연구자 모두 그 문제의 이력과 복잡성을 이해할 만한 정보를 수집하는 방법을 가지고 있다. 그 문제의 고유한 특징을 서술하기 위해 검사와 측정을 이용하며, 그 문제를 해결하는 방법에 관한 가설을 세워 이를 시험하도록 중재를 시행한다. 환자관리와 연구간의 평행선은 임상의가 성과 데이터를 창출하는 데 필요한 기술을 이미 이용하고 있으며, 임상적 의사결정을 내리는 데 그 데이터를 이용하고 있음을 강조해준다.

당신이 쓰는 것이 당신이다(You Are What You Write)

각 환자는 연구표본으로서 n=1로 볼 수 있다. 각 환자는 임상의가 의료서비스의 필요성과 그 서비스의 예상결과, 원하는 결과를 달성할 중재방법 등을 확립하는 데 있어서의 독특한 일련의 제한조건이자 도전과제를 뜻한다. 각 환자에 관한 기록을 작성할 때에는 환자 관리방법을 뒷받침해줄 데이터가 포함되어야 한다. 데이터가 반드시 유용하도록, 환자의 차트에는 반복되는 측정 및 임상적 결정 등을 포함하여 임상의의 환자관리 과정을 정확하게 나타내야 한다.

차트에 포함되어야 할 내용과 실제로 기록된 내용간에 종종 차이가 있곤 한다. 외부

표 1.1

환자관리와 연구간의 평행선

환자관리 단계	전통적인 연구 단계
병력청취: 환자의 문제에 관해 환자와 면담한다.	병력청취: 어떤 문제에 관한 문헌을 읽고 다른 연구자들을 면담한다.
검사: 그 문제에 관한 객관적 데이터를 수집하도록 검사 및 측정을 한다.	검사: 변수를 확인하고 그 문제를 둘러싼 현상을 체계적으로 관찰한다. 검사와 측정에 대한 반응 데이터를 수집한다.
평가: 환자의 문제에 얼마나 중요한지를 결정하도록 검사 및 측정 결과를 해석한다.	평가: 각 변수를 이용하여 데이터의 중요성을 해석한다.
예후: 문제의 독특한 유형을 토대로 기대할 수 있는 변화의 종류를 확인한다.	예후: 이용 가능한 데이터와 검사조건의 제한성을 토대로 질문에 가능한 모든 대답을 확인한다.
진단: 장애와 그로 인한 기능손실간에 있을 수 있는 가장 개연성 있는 관계를 설명하는 몸의 상태를 확인한다.	진단: 그 문제를 둘러싼 현상을 설명하는 데 가장 개연성 있는 가설을 확인한다.
중재: 장애나 기능제한을 개선할 수 있는 기술과 기법을 적용한다.	중재: 성과를 연구하도록 해당 변수에 대한 치료법을 체계적으로 적용한다.
성과측정: 중재 후 환자의 문제에 일어난 변화에 관한 환자의 객관적 및 주관적 데이터를 기록한다.	성과측정: 중재의 효과를 판단하도록 변수와 그 문제를 둘러싼 현상을 체계적으로 측정한다.

➤ 차트에 없는 내용이라면, 일어나지 않은 것이다.

독자들이 기억해야 할 중요한 사항은, 차트에 없는 내용이라면, 발생하지 않았다는 것이다. 이는 상당히 중요하다. 많은 치료사가 환자 상태의 변화를 지속적으로 측정했다고 말하며, 실제로 그것은 사실일 수 있다. 임상적 측정에서 발생하는 전형적인 문제는 다음과 같다.

- 환자가 내원했을 때에 측정을 하지만, 그 날 바로 기록을 남기지 않는다.
- 동일한 환자에 대해 매번 같은 방법으로 기록이 되지 않는다.
- 정기적으로 기록되지 않아 치료전 또는 치료후 측정값이 없다.
- 문제가 동일한 환자들이라 하더라도 그 환자들의 기록이 동일한 방법으로 기록되지 않는다.

외부 독자(예, 행정관, 품질관리자 또는 동료검토자)가 차트를 체계적으로 검토할 때, 그 검토자는 어떤 정보가 빠졌거나 그 양식이 일관되지 않음을 발견할 수 있다. 그러나, 유사한 유형의 환자를 대상으로 수집한 정보가 동일한 주기로 지속적으로 기록이 된다면, 그 측정값은 코호트 데이터 세트의 토대가 된다.

강점은 번호에 있다(The Strength Is In The Numbers)

코호트 데이터 세트는 동일한 병인과 증상 및 징후를 보이는 환자집단을 말한다. 비록 각 환자의 선정기준과 제외기준이 다를 수도 있지만, 코호트 데이터의 주요 특징은 치료과정 중 동일한 시점에 모든 환자를 대상으로 동일한 측정을 했다는 점이다. 단일사례 보고서 데이터가 각 환자에게 제대로 관리가 이루어지고 있음을 보여줄 가능성도 있다. 반대로, 코호트 데이터는 특정 중재의 유효성 외에도 유사한 상태의 환자가 동일한 중재 전략을 통해 경험하는 다양한 변화를 보여준다. 이처럼, 단일 사례 데이터는 현재 치료를 받는 환자 개개인에게 맞춰져 있지만, 코호트 데이터는 미래 환자의 성과를 예측하는 데 보다 도움이 된다.

▶ *치료과정 중 동일한 시점에 동일한 방법으로 취한 측정값은 데이터 세트의 토대가 된다.*

후향적 차트검토에 있어서의 몇 가지 도전과제 (Some Challenges of Retrospective Chart Reviews)

코호트 데이터가 임상성과를 보다 확실하게 보장해주고, 예후를 보다 뒷받침해준다면, 왜 임상의는 선뜻 이 데이터를 이용하지 않을까? 품질보증 및 보건 시스템을 검토하여 임상에서 코호트 데이터를 창출하는 데 있어서의 도전과제를 살펴볼 수 있다. 그 중 하나는 한 곳의 임상기관에서 임상의 사이에 측정도구를 선택하고 이를 기록하는 방법을 표준화할 필요성이 있다는 점이다. 이를 위해서는 학력, 기술 세트 및 선호도가 각기 다른 임상의들이 선정한 측정도구와 이를 기록하는 방법에 동의를 해야 한다. 표준화된 측정도구를 선정할 때에는 그 형식과 직원 교육 과정에서 비용이 많이 들 수도 있으며, 환자에게 소요되는 시간이 늘어날 수도 있다. 환자들에게 동일한 측정도구를 적용하고자 하는 바람과 비교했을 때 이러한 비용은 손해로 여겨질 수도 있다.

또 다른 도전과제는 기록 양식을 사용 가능한 데이터 세트로 쉽게 바꾸지 못할 수도 있다는 점이다. 서술적이면서 종이에 연필로 쓰는 기록 체계는 스캐닝이나 전산화된 메뉴중심의 시스템만큼 수월하거나 효율적으로 코호트 데이터를 뒷받침해줄 수 없다. 주관, 객관, 평가 및 계획(subjective, objective, assessment and plan; SOAP)의 데이터를 스프레드시트로 바꾸는 데 상당한 시간이 소요되므로, 후향적 차트 검토를 하는 데 지장을 준다.

표본의 크기가 작으면 데이터를 일반화하는 데 한계가 있지만, 그래도 유용한 정보를 제공해주기는 한다. 해당 진료소에서 치료를 받는 소규모의 환자집단에 관해 유용한 데이터가 있을 수 있지만, 상당한 시간 내에 어떤 집단에 관한 데이터를 수집 할 만큼 진단이 동일한 환자의 수가 충분하지 않을 수 있다. 다른 임상기관과 함께 데이터를 수집하게 되면 데이터 세트에 포함되는 환자의 수를 금방 늘리게 되지만, 이 때에도 측정방법과 기록방법에 관해 임상의간에 합의가 이루어져야 한다.

임상의가 직면하는 도전과제는 몇 가지가 있지만, 이를 극복할 가능성은 있다. 이 책에서는 혼합된 임상의의 사례기록에서 코호트 데이터 세트를 작성하는 데 있어 여러 도전과제를 다루는 방법을 설명할 것이다.

후향적 성과연구의 이점
(The Benefits of Conducting Retrospective Outcome Studies)

난제와 도전과제가 있음에도 불구하고, 성과측정 및 관리 과정을 학습해야 하는 이유는 여러 가지가 있다. 이 책에서 말하는 과정을 이용하여 자신이 기록한 내용에 대해 소규모로 후향적 검토를 한 임상의의 말을 다음과 같이 인용했다.

> *"이 평가방법으로 내가 했다고 인식하지 못했던 많은 일을 계속 해왔음을 알게 되었다."*
>
> *"실제 데이터와 비교하여 내 데이터에서 예측했던 기능적 목표와 장애목표의 비율이 차이가 있음을 발견하게 되어 상당히 놀랐다…내가 수집한 데이터에서 기능적 목표는 모든 목표 가운데 40%에 달했다고 추정했지만, 실제 계산한 바는 30%였다. 이는 많은 저자들의 권장사항과 맞지 않는다…." M. Maione.*
>
> *"나의 성과연구에서는 우리 시설의 고객관련 업무를 개선시키는 방법에 관한 몇 가지 결정적인 정보가 드러났다." J. Rizzoli*
>
> *"결론적으로, TKA 환자를 평가하기 위한 목표를 실제로 기록한 내용은 장애측정도구 이용과 비교한 기능측정도구 이용 및 측정 가능성에 관한 문헌검토 내용과 일치하지 않는다." L. Pemberton.*

모든 사례에서, 성과연구는 환자에게 접근하는 방법에 관한 많은 내용을 임상의에게 알려준다는 이점이 있었다. 후향적 성과연구를 하면 임상의는 환자관리 과정을 알게 되고, 각 진료의 품질과 수량을 보게 되며, 개선하는 방법에 관하여 결정을 내릴 수 있다. 자료 수집과 문헌 검토를 하는 데 시간을 투자해야 한다는 점은 확실하지만, 성과연구는 다면적으로 유용하다.

- 특정 진단그룹의 관리 또는 측정에 관한 지식을 갱신
- 현재 진료방법을 기술할 데이터를 마련하여 호전 목표를 발전
- 임상적 의사결정과 운영상의 의사결정을 이끌어줄 객관적 증거
- 통용되는 접근방법을 이용하는 현재 문헌 또는 지침과 해당 사례가 일치한다는 검증
- 실제 이루어지고 있는 진료를 객관적으로 검토하는 능력에 대한 효율성 및 신뢰성 개선

건강보험 이전 및 책임법에 따른 사생활보호 규정
(Health Insurance Portability and Accountability Act Privacy Rule)

1996년 건강보험 이전 및 책임법(HIPAA)은 환자의 개인건강정보(personal health information; PHI)을 보호하는 연방규정이다. 사생활보호 규정에 따르면, 개인건강정보는 의료제공자(병원)이 보유하고 있으며 환자의 신원을 확인할 수 있는 인구통계 정

보, 의료정보 및 수납정보를 말한다. 사생활보호 규정에서는 개인건강정보를 포함한 자료를 신원확인정보가 분리된 데이터 세트 등 연구에서 이용할 수 있도록 8가지 조건을 규정했다. 이 교재에서는 독자가 개별적으로 치료하고 그에 대해 기록을 남겼으며, 퇴원을 한 환자의 기록을 후향적으로 검토했다. 데이터 세트를 만들기 위해서는 의료차트 정보에 접근해야 했으나, 신원확인정보가 분리된 데이터 세트를 만드는 데는 개인건강정보가 필요하지 않았으므로, 실제로 이 연구는 좌절되었다. 개인건강정보를 수집하는 기관에 임상의가 일을 하고 있다면, 그 임상의는 데이터 수집 과정이 임상시험 심의위원회(institutional review board; IRB)의 요건을 충족한다는 것을 보장하기 위해 임상시험심의위원회(IRB)의 연구승인을 받아야 할 수도 있다. 임상의가 의료기록을 보유하는 사람이라면, 데이터 수집 과정이 건강보험 이전 및 책임법(HIPAA)에 부합함을 확실히 보장해야 한다. 이를 보장하는 가장 손쉬운 방법은 다음과 같이 두 단계로 이루어져 있다.

1. 퇴원한 환자의 기록에서 관심 있는 데이터를 기록한다.
2. 건강보험 이전 및 책임법(HIPAA) 규정에서 기술한 대로 18가지 식별자는 기록하지 않는다. 18가지 식별자는 다음과 같다.

    이름
    지리적 정보(도시와 우편번호 포함)
    날짜 요소(연도는 제외), 89세 이상의 연령
    전화번호
    팩스번호
    이메일 주소
    사회보장번호
    의료기록, 처방번호
    의료보험 가입자/계정 번호
    증명서/면허 번호
    VIN과 연번호, 자동차 번호판 번호
    장치 인식기, 연번호
    웹 주소
    IP 주소
    생체인식 식별자(지문)
    정면 사진, 비슷한 사진
    고유식별번호

각 환자기록에 배정된 무작위 기록번호를 이용하여, 건강보험 이전 및 책임법(HIPAA) 규정의 "면제" 해석에 따른 이 교재의 연구목적에 부합하도록 10명의 환자에 대한 데이터 세트를 마련했다.

다음 웹사이트(privacyruleandresearch.nih.gov/healthservicesprivacy.asp)에서는 연구 및 임상시험심의위원회의 책임(privacyruleandresearch.nih.gov/irbandprivacyrule.asp)과 관련된 건강보험 이전 및 책임법(HIPAA) 표준에 관한 정보를 볼 수 있다.

요약(Summary)

본 장에서는 임상에서의 데이터 출처로 기록을 이용해야 하는 이유, 환자관리와 연구 과정간의 평행선, 진료에 관하여 보다 알 수 있는 후향적 성과연구의 도전과제와 이점 등을 소개했다. 후향적 연구를 하면서 여러 도전과제에 마주하게 되지만, 환자와 물리치료에 대한 임상적 이점 및 운영상의 이점은 상당히 많을 수 있다.

참고문헌(References)

Delitto A (2005). Research in low back pain: Time to stop seeking the elusive “magic bullet”. Physical Therapy 85:206–207.

Duckworth M (1999). Outcome measurement selection and typology. Physiotherapy 85(1):21–27.

Focus on Therapeutic Outcomes, Inc., PO Box 11444, Knoxville, TN 37030 (fotoinc.com).

Haley SM & Jette AM (2000). RRTC for measuring rehabilitation outcomes: Extending the frontier of rehabilitation outcome measurement and research. Journal of Rehabilitation Outcomes Measurement 4(4):31–41.

Jette AM (2005). The peril of inadequate evidence. Physical Therapy 85:302–303.

Keith RA (1998). Patient satisfaction and rehabilitation services. Archives of Physical Medicine and Rehabilitation 79:1122–1128.

Kramer AM (1997). Rehabilitation care and outcomes from the patient's perspective. Medical Care 35(6):JS48–57.

Maione M (2005). Outcome measures for the management of patients with low back pain. Unpublished paper.

McKinley RK, Stevenson K, Adams S, & Manku-Scott TK (2002). Meeting patient expectations of care: The major determinant of satisfaction with out-of-hours primary medical care? Family Practice 19:333–338.

Pemberton L (2005) Total knee replacement outcomes: Type and measurability of goals. Unpublished paper.

Rizzoli J (2005) Outcomes study of charting documentation patterns of patients diagnosed with peripheral vestibular dysfunction. Unpublished paper.

Sackett DL, Strauss SE, Richardson WS, Rosenberg W, & Haynes RB (2000). Evidence-Based Medicine: How to Practice and Teach EBM. Churchill Livingstone, NY.

Seelman KD (2000). Rehabilitation outcomes measurement: State of the art in the year 2000. Journal of Rehabilitation Outcomes Measurement 4(4):1.

Uniform Data System for Medical Rehabilitation, a division of UB Foundation Activities, Inc. 270 Northpointe Parkway, Amherst NY (udsmr.org)

제 2 장

환자진료 성과 접근방법 (An Outcome Approach to Patient Care Management)

주요 용어

의료성과
치료 지표
중재 에피소드
환자 성과
성과 측정도구
해결 접근방법
유의한 결과
평가-치료 접근방법
중재
성과 접근방법
예측 및 관리
성찰적 실천가

본 장의 성과

- 환자진료에 대한 성과 접근방법 기술
- 환자진료에 대한 성과 접근방법과 다른 접근방법 비교 · 대조

환자진료 성과를 보는 관점은 환자 검사, 기록의 구성, 예상되는 의료서비스 성과에 대한 임상의의 접근방법에 영향을 미친다. 본 장에서는 성과의 정의를 소개하며, 그 정의와 환자진료를 관련하여 논하고자 한다. 여기에서는 환자진료에 대해 성과 접근방법이 용이하도록 환자와 함께 이용할 수 있는 전략을 기술한다. 환자 관리에 대한 두 가지 전통적 접근방법을 성과 접근방법과 비교 · 대조한다. 이러한 환자진료 접근방법은 문서 설계와도 관련이 있다. 성과 접근방법을 통합하게 되면, 임상의가 환자에게 유용하며 성과를 달성하는 보다 효율적인 중재방법을 위한 목표를 확인하는 데 도움이 될 것이다.

성과 정의하기(Defining Outcomes)

아메리칸 헤리티지 영어사전(American Heritage Dictionary, 1981)에 따르면, 성과는 "자연적인 결과"로 정의한다. *테이버 의학백과사전(Tabor's Cyclopedic Medical Dictionary*, 2005)에서는 긍정적 성과를 "기능제한이나 손상(impairment)의 개선, 병증이나 상해의 예방, 또는 환자 만족도 개선"으로 정의한다. 이 교재에서는 성과에 대한 광범위한 정의를 제안하고자 한다.

> *의료성과(health-care outcomes)는 중재 에피소드 이후의 유의미한 결과를 말한다.*

이 책에서, 의료성과는 의료서비스 제공자가 개선하고자 하는 측정 또는 관찰의 범주를 말한다. 하나의 성과에는 다양한 결과가 있을 수 있다. 예를 들어, "업무 복귀"는 일반적인 환자성과로, "업무 복귀 불가"로부터 "이전의 상태로 완전히 회복"에 이르기까지 여러 결과가 있을 수 있다. 환자의 목표는 성과의 유형 내 어떤 결과를 이루도록 개별적으로 정해진다. 이와 마찬가지로, 어떠한 성과 범주 내에서 특정 결과를 달성하도록 행정목표를 선택한다. 행정 성과의 두 가지 예는 의료서비스의 비용과 환자 만족도 수준이다.

성과 측정도구(Outcome measures)는 예상했던 성과의 진행상황을 성량화 하는 데 이용하는 도구나 절차를 말한다. 이러한 도구는 임상의, 환자 또는 행정관이 재현할 수 있는 점수 또는 측정 전략을 양산하는 평가에 게재될 수도 있다. 측정도구의 예로 바델지수(Barthel Index)와 SF-36이 있으며, 측정전략의 예로는 이동능력(Timed-Up-and-Go)과 보행속도(gait velocity) 계산이 있다.

이론적으로, 환자진료에서 유의미한 결과는 최소한 2명의 환자 또는 의료서비스를 받은 환자와 의료서비스 제공자인 당사자와 관련성이 있는 것을 말한다. 어떤 성과가 일방 당사자에게만 유의미할 수 있다는 주장이 제기될 가능성이 있지만, 상호 협력을 통해 성과를 이루기 위한 전략이 강화된다. 환자와 의료제공자 이외에, 다른 이해당사자가 있을 수 있다. 여기에는 가족, 의뢰원(referral source), 그 외 동일한 환자, 의료서비스 행정관 및 연구자와 협력관계에 있는 의료제공자 등이 이에 속한다.

중재 에피소드(episode of intervention)는 특정 시간 내에 이루어지는 활동으로 정의한다. 물리치료에서는 그 활동에 목적이 있고 목표 지향적이라고 예상한다. 행정연구에서는 그 활동이 정책 변경이나 의료서비스 변화와 관련 있을 수 있다. 환자 중재 에피소드의 기간은 한 번의 세션이 될 수도 있고, 여러 세션이 될 수도 있다. 행정적 중재의 기간은 회계분기, 일년 또는 수십 년이 될 수 있다.

중재 에피소드는 초기 측정과 마지막 측정 사이에 일어나는 모든 환자진료활동 및 의료활동으로 정의한다. 이러한 측정 시점은 성과를 측정하는 사람이 결정한다. 환자를 위한 기간은 한 번의 세션이나 일련의 세션 또는 기준 측정시점에서 퇴원 후 얼마간의 시간 바로 전후가 될 수 있다. 종적 성과연구에서는 추적검사 측정기간이 수년에서 수십 년이 되기도 한다.

중재(intervention)는 의료서비스를 전달하면서 수행하는 활동으로 정의한다. 재활 시, 중재는 대부분 목표를 향해 환자가 나아가도록 임상의가 이용하는 활동을 말한다. 이러한 활동에는 자가운동 프로그램 학습하기, 일련의 관절 이동하기, 심장재활 프로그램에 참여하기 등, 환자가 임상의에게 직접 받는 단일 중재 또는 일련의 중재가 포함된다. 행정관은 약속을 잡고 수용절차를 마치게 하거나, 수납 또는 부서간 협조 등 환자가 의료서비스를 받기 위해 해야 하는 일들을 살펴본다.

연구에 적용하는 정의의 예 (Example of the Definition Applied to Studies)

*의료성과(health-care outcomes)는 중재 에피소드 이후의 유의미한 결과를 말한다*는 정의를 분명히 보여주는 데 아네츠(Arnetz, 2004) 등의 연구를 이용할 수 있다.

제목. 물리치료 목표 확립 시 적극적인 환자 참여: 치료 성과와 진료 품질에 미치는 영향

의료성과. 환자는 진료에 대한 기대와 현재 건강상태에 관한 질문지를 작성한다.

유의미한 결과. 중재집단에서는 목표 달성도, 손상 변화 및 진료품질에 대한 인식 수준이 통계적으로 높았다.

중재 에피소드. 류마티스 클리닉에서 10개월간 의료서비스 제공

중재. 무작위로 환자를 두 집단으로 배정하여 전통적인 물리치료를 제공하거나, 환자와 임상의가 손상호전, 일상생활 활동의 제한, 기본적인 기능적 이동기술에 대해 예상되는 치료목표를 비교하는 “목표 토론”에 참여하고 전통적 치료방법을 병행했다.

아네츠(Arnetz, 2004) 등의 연구는 하나의 연구에서 임상적 관점과 운영적 관점을 모두 보여준다. 목표 토론에 참여한 환자들의 임상성과는 더 좋았으며, 자신이 받은 진료의 품질에 관한 전반적인 인식도 더 좋았다. 이는 관리에 있어서 중요한 성과이다.

바인더(Binder, 2004) 등의 연구에서는 고관절 골절재활치료에 관한 환자중심 연구

에서 성과의 정의를 보여주고 있다.

의료성과(health -care outcomes). 기능적 상태 호전 및 고관절 골절 후 삶의 질 인지.

유의미한 결과(meaningful results). 자가운동 프로그램으로 치료를 받은 환자들에 비해 연장하여 물리치료를 받은 환자들은 운동수행검사와 기능적 상태 설문 점수가 높았으며, 근력이나 보행속도, 균형감이 더 컸다.

중재 에피소드(episode of intervention). 기준값 측정도구평가는 6개월, 3개월과 6개월에 측정도구평가 반복

중재(intervention). 고관절 골절재활을 받은 지역사회에 거주하는 노인을 무작위로 배정하여 자가운동 프로그램 집단과 점진저항운동을 하는 외래물리치료 집단으로 나누었다.

이 예에서, 성과의 정의는 환자 수준 및 광범위한 의료서비스 수준에서 유용하다. 이 책에서는 우선 환자관련 성과의 측정에 초점을 맞추겠지만, 이 과정은 관리성과에도 쉽게 적용할 수 있다.

환자진료 성과 접근방법(An Outcome Approach to Patient Care)

물리치료 환자관리 성과에 접근하는 방법은 "예측과 관리"로 요약할 수 있다. 중재를 시작하기 전에 진료의 결과 즉, 성과를 예측하며, 임상의는 목표를 이루기 위해 이용가능한 자원과 중재방법을 관리하기 때문이다. 환자진료 성과 접근방법은 환자와 협력하여 진료의 평가변수를 확인하는 데서 시작한다. 진료의 유의미한 목표를 세우기 위해 환자에게 중요한 기능제한이나 기능손실을 판단해야 할 필요가 있다. 목표를 설정하면, 이를 달성하는 기준을 정해야 환자와 물리치료사 모두 진료가 끝나는 시점을 알 수 있다. 측정 가능한 특징이 있는 명확한 목표가 이를 달성하기 위한 중재방법을 선정하는 토대가 된다. 환자진료 성과를 살펴보기 위해서는 능숙한 면담 기술과 다양한 진단의 성과에 대한 지식, 중재를 통해 환자가 가진 고유의 욕구나 소원이 이루어질 수 있는 방법을 확인하는 창의성 등이 필요하다.

여행과의 유사점(A Travel Analogy)

▶ 여행자와 환자 모두 "어디로 가고 있는가?"와 "왜 그곳으로 가고 있는가?"에 대한 대답을 필요로 한다.

환자진료 성과를 살펴보는 것은 함께 여행하고자 하는 두 사람과 유사하다. 우선, 여행자는 가고자 하는 목적지와 그 목적지가 중요한 이유를 생각해야 한다. 그 대답을 통해 여행의 방향이 정해진다. 여행자들은 목적지에 대해 서로 다른 생각을 가질 수도 있다. 한 사람은 조용하고 태양이 비치는 해변, 다른 한 사람은 혼잡하고 바쁜 도시에 가고 싶어할 수도 있다. 두 사람이 하나의 목적지로 합의를 하기 위해서는 자신이 기대하는 바를 서로 공유한 후, 다음 4가지 중 하나를 선택하게 될 것이다.

옵션 1: 한 사람의 목표를 우선시한다. 그렇게 되면 적어도 한 사람은 만족을 하게 되며, 두 사람이 만족하게 될 수도 있다.

옵션 2: 절충한다. 각자가 원하는 바를 약간씩 반영하되, 두 사람 모두 자신의 일부 목표는 포기한다. 그렇게 되면 두 사람이 적당히 만족하게 된다.

옵션 3: 두 사람이 원하는 바를 모두 충족하는 목적지를 찾는다. 그렇게 되면 두 사람 모두 만족한다.

옵션 4: 함께 여행하기를 미룬다. 의사결정 하는 데 필요한 정보를 더 모으거나, 향후에 함께 여행하기로 하고 이번에는 따로 여행을 한다.

성과 접근방법으로 환자진료목표 결정하기
(Determining Patient Care Goals With an Outcome Approach)

물리치료사와 환자는 앞서 말한 여행자와 유사하다. 물리치료사와 환자가 함께 성과를 달성하기 위해 중재전략을 선정하기 전에 유의미한 기능적 성과를 결정해야 한다. 여행자의 경우, 첫 대면의 결과는 다음 네 가지 방법으로 진행될 수 있다.

옵션 1: 한 사람의 목표를 우선시할 수 있다. 물리치료사가 환자를 위해 목표를 세운다면, 환자가 그 성과에 동의하지 않거나 만족할 가능성이 있다. 환자가 목표를 설정하면, 물리치료사가 보기에는 합리적으로 그 목표를 달성할 가능성이 없을 수도 있다.

옵션 2: 절충한다. 환자와 물리치료사 모두 합당한 목표를 세운다. 환자가 개인적으로 매우 중요시하는 목표에 타협을 본다면, 동의했던 목표를 달성했음에도 불구하고 의료서비스가 끝날 무렵에는 불만족스럽다고 느낄 수도 있다. 물리치료사가 자신의 목표에 타협을 본다면, 부상이 재발할 우려가 있을 수 있다.

옵션 3: 우선적으로 동일한 목표를 확인한다. 이 경우, 물리치료사와 환자 모두 그 목표에 동의하기 때문에 둘 다 가장 만족스러울 수도 있으며, 진료를 마치는 기준이 확실하다.

옵션 4: 진료의 시작을 연기한다. 목표가 서로 너무 다르거나, 그 옵션을 수용할 만큼 성과에 관한 정보가 충분하지 않기 때문에 이러한 일이 발생할 가능성이 있다.

환자와 물리치료사가 동의하는 성과에서는 환자의 욕구, 생활환경과 업무환경, 이용가능한 자원, 기능회복에 대한 의학적 예후 등을 잘 정의해야 한다. 물리치료사와 환자가 어떤 성과에 동의하게 되면, 이를 달성하는 방법을 결정하는 데 서로 협력할 수 있다.

이러한 접근방법은 로스타인, 에히터나흐, 리들(2003)이 기술한 임상의를 위한 가설중심 알고리즘(Hypothesis-Oriented Algorithm for Clinicians II; HOAC II)과 일치한다. 이 임상적 의사결정 모형에서는 "기능제한 및 손상을 거의 배타적으로 기술한" 환자가 확인한 문제로부터 시작한다(Rothstein, Echternach, Riddle, 2003, p. 459)(그림 2.1).

검사전략을 세우기 전에 환자가 확인하는 문제의 목록을 작성한다.

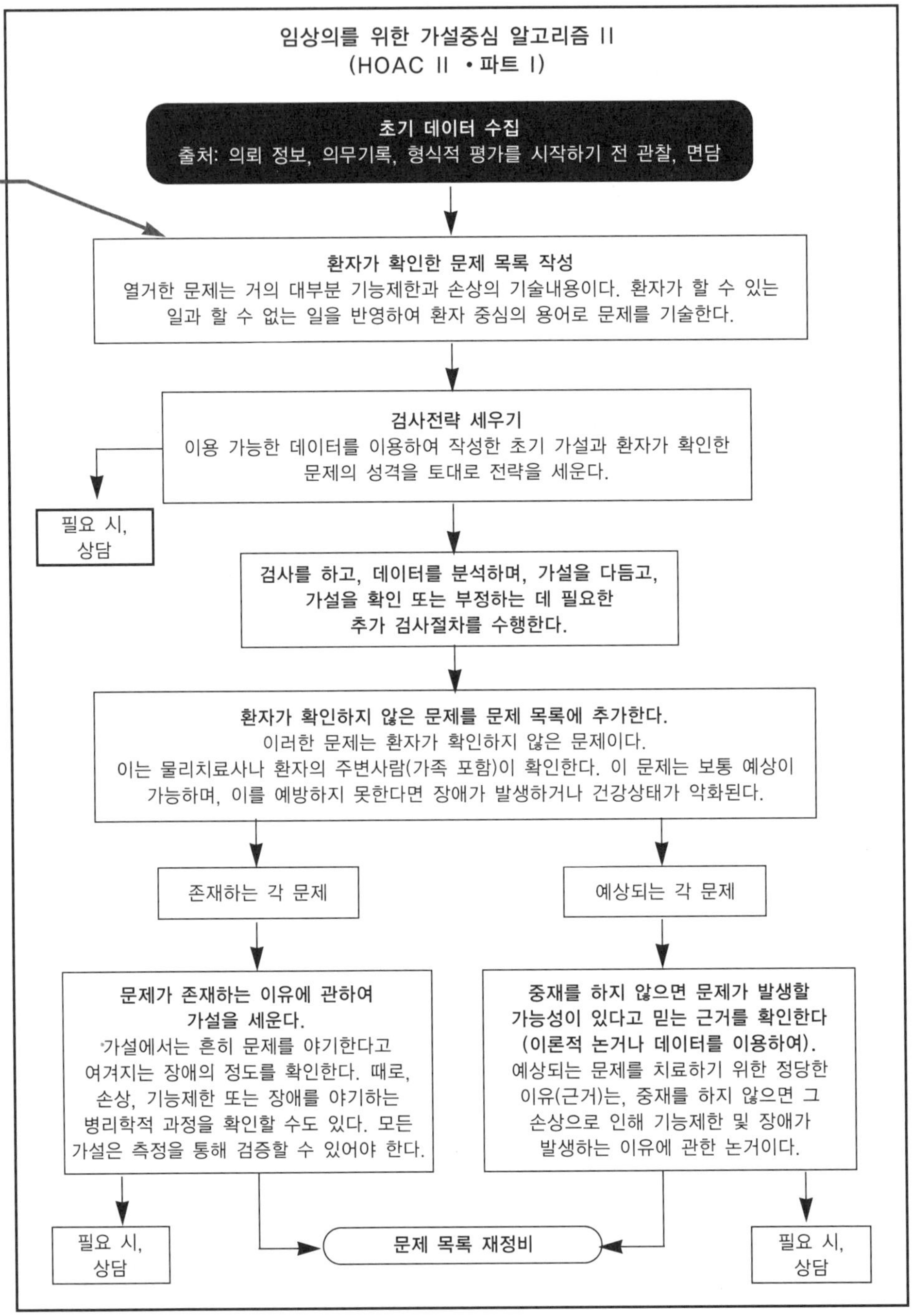

그림 2.1 임상의를 위한 가설중심 알고리즘(From Rothstein JM, Echternach, Riddle, 2003). The Hypothesis Oriented Algorithm for Clinicians II[HOAC II]: A guide for patient management. Physical Therapy 83:455-470)

▶ *환자의 목표에서는 기능을 반영하며, 임상의는 손상을 치료 지표로이용한다.*

환자 성과는 치료 지표와는 다르다
(Patient Outcomes Are Different From Therapeutic Indications)

환자관리에 대한 성과 접근방법에서 가장 혼란스러운 부분 중 하나는 치료의 유효성에 관한 환자 성과와 치료 지표간의 차이이다. 즉, 환자의 기능적 목표와 물리치료사의 손상 지표간의 차이를 구별해야 할 필요가 있다. 물리치료 기록에는 환자에게 유의미한 환자의 목표가 포함되어 야 하며, 이를 환자 성과라고 한다. 이 목표에서는 기능 향상, 즉 가급적 그 기능이 환자에게 중요하기 때문에 이러한 기능을 해야 하는 것에 초점을 맞추게 된다. 이를 기록할 때에는 환자 상태의 변화를 나타내는 기능적 목표의 측정도구를 보고해야 한다.

손상 측정도구는 보통 환자보다는 물리치료사에게 유의미하다. 손상의 변화는 곧 중재, 치유되는 데 걸리는 시간, 또는 그 외의 요인과 관련하여 조직 수준에서의 변화가 발생하고 있음을 나타낸다. 손상이 줄어드는 만큼 기능이 호전될 것이라고 임상가설을 세운다면, 손상을 목표로 중재가 이루어지게 될 것이다. 손상의 정도가 감소하게 되면 선택한 중재방법이 효과가 있었음을 말하지만, 임상가설에 대해서는 기능적 상태가 호전되었는지의 여부를 궁극적으로 검사한다. 환자 기록에 손상 상태의 변화를 기록하는 것이 중요하며, 이러한 측정도구는 중재의 유효성을 밝히는 성과연구에 유용하다. 그러나, 손상 정도의 변화가 환자의 목표가 되어서는 안 된다. 기능적 목표의 객관적 수행측정도구는 물리치료가 효과가 있고, 실생활에서 목표 행동의 성취도를 환자가 인정하는 데 도움이 된다. 예를 들어, 악력계로 본 결과 근력강화운동(중재방법)을 통해 하지 위약이 호전될 수도 있으나(손상 측정도구), 몇 파운드의 악력이 증가한다고 해서 환자가 현재 가정에서(맥락) 계단을 오를 수 있는지(기능적 성과)의 여부만큼 환자와 관련이 있지는 않다. 환자는 자신의 손상 대부분을 이해하고 이를 기술할 수 있다. 그러나, 환자가 물리치료를 받고자 하는 이유는 손상이 존재하기 때문이 아니라, 기능손실 때문이다. 통증이 지배적인 손상이다 하더라도, 환자는 통증이 편한 기능이나 효율적인 기능에 지장을 주기 때문에 물리치료의 도움을 받으려는 것이다.

대부분의 물리치료사는 환자의 기능적 목표에 중점을 두고 치료를 한다고 말하며 실제로 거의 대부분이 그러하다. 여기에서의 문제는 기록상에 환자의 기능적 목표의 측정도구를 반영하는가의 여부이다. 성과 접근방법에서 환자의 목표에서는 원하는 기능적 이득을 반영해야 하며, 기록에는 이러한 기능변화를 반복적으로 측정한 측정도구가 포함되어야 한다. 손상에 관한 기록은 기능적 목표를 어떻게 달성하는가에 대한 임상적 의사결정을 뒷받침하는 자료로 쓰이나, 이는 궁극적인 환자 성과는 아니다.

손상 측정 도구와 기능변화 측정 도구를 연결짓는 것은 HOAC II(Rothstein, Echternach, Riddle, 2003)의 "검사 기준 확립하기" 단계에 해당한다. 이 단계에서, 변화 측정도구는 흔히 기능제한과 관련하여 가설을 세운 손상과 관련이 있으나, 손상 정도의 변화는 환자의 목표가 아닌 중재 목표이다.

중재방법 선택하기(Selecting Interventions)

임상의와 환자가 진료 성과에 대한 합의를 보면, 그 목표를 달성하기 위해 중재방법을 선택해야 한다. 선정 과정에 많은 요인이 영향을 미치지만, 그 중에서 가장 큰 영향을 미치는 요인은 시간과 돈이다. 장시간 동안 진료가 이루어지게 되면 덜 집중적인 접

▶ *여행자와 환자의 경우, 목표를 달성하려는 전략은 여러 변수의 영향을 받는다.*

근방법이 되겠지만, 단시간 내에 먼 목표를 이루려고 하면 매우 집중적인 접근방법을 취해야 한다. 얼마나 신속하게 시합에 돌아갈 수 있는가에 따라 그 가능성 즉, 육상순위가 달라지기 때문에 집중적인 재활치료를 받아야 하는 전문 육상선수를 생각해보자. 직장, 가족 또는 그 외 책임으로 인해 매일 또는 매주 재활에 소비할 수 있는 시간과 자원이 제한되므로 덜 공격적이고 보다 점진적인 접근방법을 선호하는 오락적 육상선수의 접근방법을 비교해보자.

▶ *임상가설로 중재방법을 선택해야 한다.*

중재방법을 선정하는 데 있어 환자의 현재 상태와 원하는 기능수준간의 관계를 나타내는 임상가설을 이용하는 것이 도움이 된다. 기능을 제한하는 변수는 신체적 손상일 경우가 가장 많지만, 환경 요인, 환자 자원과 동기부여, 물리치료사의 자원과 기술 또한 변수가 될 수 있다. 초기 검사를 하는 동안, 많은 임상적 이상이나 제한을 확인한다. 여기에서는 여러 가지 소견 중 어떤 소견이 (옳다면)환자가 목표에 도달할 수 있게 할 것인가를 확인하는 게 중요하다. 분명히 표현한 가설에서는 손상과 환경요인 및 기능 손실간의 관계를 발견하게 된다. 하나의 환자 성과에 대해 몇 가지 가설을 세울 수 있지만, 하나의 가설을 처음으로 확인해보게 될 것이다. 이전의 임상경험이나 현재 문헌, 환자의 독특한 상황이 가설을 선택하는 데 영향을 줄 수 있다. 결국에는 진료계획을 시작할 때에 하나의 가설을 선택하게 된다. 환자가 진료의 결과로 호전되었다면 이 가설이 지지를 받는다. 환자가 여러 번 내원한 후에도 호전되지 않았다면, 그 상황을 재검토하여 다른 가설을 선정하고 중재방법을 바꾸게 된다.

다음 임상 사례를 살펴보자. 광부는 석탄을 석탄차로 퍼서 옮기는 작업에 편측 수근관 증후군이 지장을 주었기 때문에 이 증후군을 주소로 내원했다. 환자의 목표는 매일 석탄을 퍼서 옮기는 자신의 작업을 완벽하게 할 수 있게 되는 것이었다. 조직 염증으로 야기된 손상을 가설 1로 세웠으며, 중재방법에서는 환자가 거의 지장 없이 작업할 수 있도록 조직 염증을 완화시키는 것을 목표로 했다.

가설 1. ■ 8시간 동안 석탄을 옮기는 작업은 손목에 조직 염증을 야기하여, 신경 압박을 초래하는 염증이 발생한다. 그 결과 환자의 손에 저림, 통증 및 위약 등이 수용하기 어려울 정도로 빈번하게 작업에 지장을 준다.

중재방법: 염증을 약화시키는 중재방법으로 압박을 완화하고 증후군을 없애도록 얼음찜질, 부드러운 스트레칭 및 연조직 운동 요법을 선택한다. 교대시간 사이에 소프트 보조기를 착용하여 더 악화되지 않도록 손목을 보호한다. 첫 주에는 일주일에 3회씩, 그 이후로는 증상이 완화될 때까지 일주일에 2회씩 물리치료를 받는다.

이 가설이 합당해 보이긴 하지만, 여기에서는 손상이 목표에 미치는 영향만을 다루었다. 여러 요인들을 포괄적으로 다루는 가설로 다른 중재방법을 선택하게 된다. 가설 2에서는 조직 염증이 손상이 되며, 석탄차로 석탄을 옮기는 작업의 인체공학적 특징 또한 다루었다.

가설 2. ■ 한쪽 방향으로 석탄을 나르는 작업을 과도하게 하게 되면 손목에 조직 염증이 발생하여 신경 압박을 초래하는 염증이 생긴다. 그 결과 환자의 손에 저림, 통증 및 위약 등이 수용하기 어려울 정도로 빈번하게 작업에 지장을 준다.

중재방법: 손목을 과도하게 사용하지 않도록 예방하면 염증의 원인이 약화되므로, 환자가 방향을 바꾸어가며 작업을 하도록 하고, 향후 증상이 약화되도록 쉬는 시간에 주기적을 스트레칭을 하도록 가르친다. 얼음찜질, 부드러운 스트레칭, 연조직 운동으로 급성 염증을 치료하도록 4회의 내원을 권장한다.

가설 2에서는 손상과 인체공학적 변수를 모두 다루어 진료 계획이 보다 포괄적이며, 환자가 내원하는 횟수도 적어진다. 실은, 실제 임상에서 채택한 이 사례에서 물리치료사는 가설 2를 선택한다. 광부는 단순히 파트너와 주기적으로 방향을 바꾸어 작업을 해야 했다. 이 증상은 완화되었으며, 광부는 직업을 지킬 수 있었다.

요약하면, 환자관리에 대한 성과 접근방법에서는 물리치료사 외에도 환자에게 유의미하며 합당한 목표를 설정해야 한다. 이 목표를 토대로 물리치료사는 환자가 원하는 목표와 관련된 임상가설을 세울 수 있다. 임상가설은 시간과 예산의 제한 내에서 목표를 달성하기 위한 중재전략을 선택하는 데 영향을 미친다.

모든 성과는 상대적이다(All Outcomes Are Relative)

보건서비스 성과에는 광범위한 측정도구가 있다. 동일한 성과라 하더라도 어떤 환경에서는 중요하지만, 다른 환경에서는 중요하지 않을 수 있다. 즉, 그 측정도구가 연루된 당사자들에게 중요한 경우를 제외하고 무엇을 측정해야 하는가에 대한 의견이 일치하지 않는다.

보건 서비스와 환자 성과는 성과가 발생하고 많은 요인들의 영향을 받는 고유의 환경과 관련이 있다. 두서너 가지 예를 들어, 중재유형(Indredavik 등, 1998), 치료 세션의 강도(Jette, Warren, Wirtalla, 2005), 환자가 재활치료를 받게 되는 사회경제적 가치와 문화적 가치(Cook 등, 2005), 또는 가족 구조와 지원(Jia 등, 2005)의 결과로 차이가 생길 수 있다. 예를 들어, 획기적 연구에서, 웬베그와 지텔슨(Wennberg and Gittelsohn, 1982)은 환자가 받는 진료의 유형과 양은 지리학적 위치와 지역 의료 양식에 따라 달라진다는 점을 입증했다. 인드레다빅(Indredavik, 1998) 등은 지역 종합병원에서 재활치료를 받은 환자에 비해 전문 뇌졸중 재활병원에서 퇴원한 환자의 5년 후 삶의 질이 더 낫다고 설명했다. 그림 2.2는 중재성과에 영향을 미치는 일부 요인들을 나타냈다. 한 명의 환자, 하나의 환자군 또는 전체 보건서비스 조직의 성과 데이터를 분석할 때, 이러한 요인들이 보고자 하는 성과에 미칠 수 있는 영향을 알아보는 것이 중요하다.

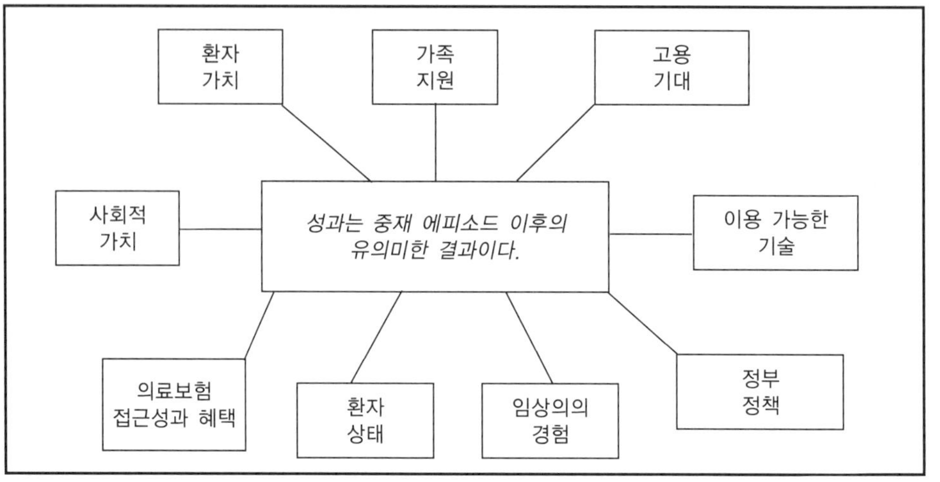

그림 2.2 유의미한 임상성과를 확인하는 데 영향을 미치는 요인

목표 달성을 보장하기 위한 전략
(Strategies for Ensuring Satisfaction with the Goals)

환자와 임상의 모두 진료 후 긍정적인 결과를 바라며, 환자가 목표를 달성하기를 원한다. 약속을 지키는 환자는 중요한 기능손실을 다루도록 시간과 돈을 투자한다. 어떤 문제에 대한 치료를 받았으나 그 문제가 해결되었다는 증거를 보지 못하는 것만큼 환자에게 좌절감을 주는 것은 없다. 물리치료사의 관점에서, 환자가 예상되는 성과를 달성하기 전에 물리치료를 중단하면 물리치료사는 왜 그 치료가 소용이 없었을까 의문을 갖는다. 환자가 진료성과에 만족할 가능성이 커지는 동안 임상의가 이용할 수 있는 전략은 여러 가지가 있다.

결국 시작한다(Begin at the End)

거의 모든 사례에서 손상 상태의 변화보다 기능회복에 초점을 맞추고 있다면, 그 목표는 환자에게 유의미하다(Randall & McEwen, 2000). 환자에게 유용한 목표는 직접적으로 검사와 측정도구 및 중재방법을 선택하는 데 영향을 미친다. 예를 들어, 곧게 편 다리를 올리면서 몇 파운드를 들어올리는 것보다 가정이나 직장에서 계단을 오르는 능력이 환자와 더 관련이 깊다. 다리의 근력강화는 계단을 오를 때에 필요하며, 기능에 변화가 없다면 향상된 근력 점수는 환자에게 유의미하지 않다.

환자의 목표를 확인하기 위해, 임상의는 환자가 가장 최근의 상태로 인해 상실한 활동이나 기술에 초점을 맞추는 데 도움이 되는 질문을 해야 한다(글상자 2.1). 이 과정은 반복적으로 진료를 받으면서 매번 다른 목표를 가질 가능성이 있는 만성 환자에게 특히 중요하다. 임상의는 다음과 같은 환자에게 척도를 어떻게 예상했는지 확인할 필요가 있다.

> **글상자 2.1**
>
> **환자 면담을 시작하기 위한 표본 질문**
>
> - "물리치료를 받아 무엇을 이루고자 하는가?"
> - "물리치료가 당신에게 얼마만큼 도움이 되기를 원하는가?"
> - 당신의 상태로 인해 어떤 활동을 하기가 어려운가?"
> - "어느 것을 되찾는 것이 가장 중요한가?"
> - "나아졌다는 것을 당신이 어떻게 알게 되는가?"
> - "기능에 어떤 변화가 얼마나 일어나면 치료를 종료할 것인가?"

- 건강하나 부상을 입음.
- 어느 정도의 불편함이나 기능적 타협을 견디고 있으나, 기능이 유의미하게 감소.
- 손상을 견디고 있으나, 이제는 삶의 질이나 사회적 기회에 지장을 주는 손상의 영향을 제거하고자 함.

상태의 변화나 과제를 보다 효율적으로 수행할 필요성의 변화에 초점을 맞추어, 환자는 절충을 하는 척도로부터 도움을 구하는 척도에 이르기까지 개인의 척도에 초점을 맞춘다.

여행 비유로 돌아가서, 이는 목적지를 서술하는 환자와 임상의간의 대화 부분이다. 이러한 질문은 환자가 재활과정에 능동적으로 협력하는 협력자가 되도록 환자에게 책임감을 부여한다. 환자가 목표와 과제 수행의 가치를 명확하게 확인할 때, 목표가 달성되는 시점을 알 수 있다. 개인의 여행경험에 대해 생각해보자. 기차나 버스를 타고 이정표를 알아볼 수 없거나 표지판이 다른 언어로 되어 있어 내릴 곳을 알지 못했을 때의 스트레스를 떠올려 보자. 목적지에 대한 명확한 그림이 그려질 때 도착했는지의 여부를 판단하기가 수월해진다.

환자와 함께 목표를 설정한다(Include the Patient in Goal Settings)

목표를 설정할 때 환자와 함께 하면 환자의 순응도도 좋아지고(Bassett & Petrie, 1999; Friedrich 등, 1998), 임상성과가 개선되며(Arnetz 등, 2004), 달성하지 못한 목표를 줄인다고 분명히 예상할 수 있다(Bell 등, 2002). 어떤 환자는 기능변화에 대해 매우 명확하고 합리적인 목표를 가질 수 있다. 어떤 환자는 물리치료를 받도록 추천을 받은 이유나 중재의 결과로 무엇이 호전될 것이라 예상되는지 알지 못할 수도 있다. 유도면담과 직접적인 질문을 통해, 환자는 임상의에게 생활활동이 얼마나 제한되는지, 이러한 활동을 다시 해야만 하는 활동의 중요성을 임상의에게 말할 수 있을 것이다. 환자가 어떤 기능손실이 가장 중요한지를 명확히 말하면, 유의미한 목표의 토대가 마련된다.

목표를 설정할 때 환자와 함께 하면 환자가 중재의 목적을 이해하고 물리치료 성과에 보다 투자를 하게 될 가능성이 커진다(Bassett & Petrie, 1999). 물리치료사가 단독으로 목표를 설정하면 환자는 재활과정에 아무런 책임감을 가지지 않고 진료를 시작한다. 경험이 별로 없는 환자는 처음에 이를 편하다고 생각할 수 있지만, 물리치료사가 환자와 함께라기보다 환자의 진료를 관리하게 될 것이라 예상된다. 물리치료를 여러 번 받은 경험이 있는 만성질환 환자의 경우, 진료의 성과에 대해 이미 예상을 할 수도 있다(Arnetz 등, 2004).

경제적 제약으로 환자가 내원을 할 수 있는 능력이 제한되면, 목표를 효율적이자 경제적으로 달성하기 위해 환자와 적극적인 협력관계를 구축해야 한다.

환자가 수동적으로 진료를 받는 경우라 하더라도, 환자는 성과를 기대할 수 있다. 환자의 기대치가 의사의 기대치와 맞아떨어지면, 치료경험은 모두에게 매우 만족스러울 것이다. 임상의가 그 차이를 알고 있는지의 여부와는 상관없이, 서로 달리 기대하는 경우 치료경험은 긍정적이지 않을 수도 있다. 환자는 중재의 목적을 이해하지 못하고, 변화에 대해 달리 기대할 수도 있으며, 환자의 목표와 관련이 없어 보이는 자가 프로그램에 순응하지 않을 수도 있으며, 초기 검사를 받는 동안 실제 자신이 우려하는 바를 말하지 않을 수도 있다. 환자가 목표에 대해 주체의식을 갖지 않으면, 중재에 순응하지 않고(Bell 등, 2002), 상태 변화를 환자가 이해지 못하며, 진료에 대한 전반적인 만족도가 낮을(Kaplan, Greenfield, Ware, 1989; Starfield 등, 1981) 가능성이 커진다. 부분적으로 첫 번째 조우에서 경험한 대인관계와 임상의가 경청한다는 환자의 믿음, 환자가 의사결정과정에 참여한다고 인지했는지의 여부를 토대로 환자는 이후에 치료를 계속할 것인지를 결정한다(Grimmer 등, 1999). 환자는 목표의 가치를 눈여겨보지 않거나, 내원일정을 취소하거나 나타나지 않거나 중재를 중단하여 중재경험을 이해하지 못하기 쉽다.

기능적 목표가 환자에게 유의미할 때, 재활과정에 보다 참여하려고 한다. 변화를 평가할 때 환자가 보다 적극적으로 임하게 된다. 목표가 개인적인 의미를 가진 과제와 관련이 있기 때문에 환자는 병원 밖에서 발생하는 변화에 대해 좋은 보고자가 되며, 치료에 대한 반응에 대해서도 좋은 모니터요원이 된다. 이처럼, 초기 환자 면담에서 한 가지 필수적인 구성요소가 유의미한지를 결정해야 하며, 환자의 목표는 성취 가능해야 한다.

직접적인 질문하기(Ask Direct Questions)

환자와 처음으로 마주했을 때 환자의 기대에 대해 아주 직접적인 질문을 하는 것이 도움이 될 수 있다(글상자 2.1). 직접적인 질문으로 검사를 시작하게 되면 환자가 자신의 상태에 대해 얼마나 알고 있는지, 특정 목표가 있는지를 알 수 있다. 목표가 없는 환자의 경우, 직접 질문을 통해 목표가 얼마나 합리적인지, 환자에게 동기부여를 하는 것은 무엇인지 결정하는 데 도움이 된다.

물리치료가 어떻게 도움이 될 수 있는지 환자가 알지 못하는 데에 물리치료사가 우려를 할 수 있으나, 환자는 목표를 세울 때 협력할 준비가 되어 있다(Baker 등, 2001).

많은 환자의 경우, 전문가에 대해서 처음으로 듣는 것이 주치의의 소개(referral)가 될 수가 있다. 이런 경우, 직접 질문을 통해 환자가 물리치료를 통해 어떤 문제를 다룰 수 있고 다루지 못하는지를 배우는 데 도움이 되므로 직접 질문의 역할이 더욱 중요하다. 물리치료에 대한 환자의 지식 정도와 상관없이, 환자는 부상이나 질병으로 인한 기능 손실의 범위와 이러한 기능을 회복해야 하는지 또는 회복시키기 원하는지의 여부를 이해한다. 여기에서 임상의는 올바른 질문을 선택해서 질문을 해야 한다.

환자가 기능손실에 부여한 가치를 확인한다
(Identify the Value Placed by the Patient on Functional Losses)

기능손실에 대한 직접 질문은 환자가 자신만의 기능손실 및 그에 대한 상대적인 중요성을 분명히 설명하게 하는 데 유용하다. 동일한 진단을 받고 동일한 전형적 손상증상을 나타내는 환자들의 목표는 유사하다고 생각하기 쉽다. 실제, 많은 의학진단에서 대부분의 환자들이 공유하는 목표가 있다. 예를 들어, 고관절 전치환술을 받기 전에 보행이 가능했던 환자는 수술 후에도 보행 가능이라는 목표를 가질 것이라 예상된다. 전형적 증상은 환자를 검사하는 데 있어 토대로 이용하므로 물리치료사에게 반드시 필요하나, 모든 환자가 동일한 증상을 보이지는 않으며, 모든 전형적인 기능제한이 모든 환자에게 똑같이 중요한 것도 아니다. 그 예는 뇌졸중 환자에서 흔히 볼 수 있다. 일부 환자에게는 독립보행기술이 가장 중요하지만, 어떤 환자는 보행기를 선호할 수도 있다. 일부 환자는 보조기를 선택하는 것이 기능쇠퇴 또는 덜 정상적인 기동성을 나타낸다고 여기지만, 일부 환자는 동료와 발맞출 수 있으며 보다 안전하다고 생각하기 때문에 기능을 향상시켜주는 바람직하고 효과적인 수단으로 여긴다.

각 환자에게 적합한 목표를 확인하려면 임상의는 환자가 성취하고자 하는 바와 성취가 가능한 것을 구분해야 할 필요가 있다. 이를 위해 일부 물리치료사는 선뜻 하고 싶어하지 않을 수도 있지만 탐침을 찔러 넣거나 환자를 면담해야 한다(Baker 등, 2001). 때로, 의학적 상태의 예후에 비추어 봤을 때 재활에 대한 환자의 기대치가 너무 높고 비현실적이거나 다르다(Bradley, 2000). 이런 상황에서 임상의와 환자는 달성할 수 있는 목표에 대해 합의를 하도록 계속 대화를 해야 한다. 베이커 등(2001)은 목표를 세울 때에 협력이 중요하다고 물리치료사가 확신한다 하더라도, 초기 검사를 받은 사례 50%에서 치료의 최종 목표가 무엇인지에 관하여 명쾌하게 밝혀지지 않음을 알게 되었다. 켐벨, 퀼티, 디에페(Campbell, Quilty, Dieppe, 2003)는 환자가 응답한 표준화된 설문지의 내용이 면담을 통해 얻은 대답과 일치하지 않음을 밝혀냈다(표 2.1). 검사과정에서 암시적으로 목표 설정을 했든, 물리치료사가 시간제약의 압박을 받는다고 느꼈든 상관없이, 물리치료의 최종 목표를 환자와 지속적으로 주고받지도 않고 명확하게 나타내지 않았을 수도 있다. 환자가 물리치료의 목표와 중재방법을 선정한 이유를 확실히 이해하고 있을 때, 더욱 이에 순응하게 된다(Friedrich 등, 1998).

표 2.1

상태변화에 대한 질문지 응답과 면담 시 응답 비교

	질문지			
면담	**호전**	**변화없음**	**악화**	**계**
통증 점수				
호전	6	1	2	9
변화없음	7	2	1	10
악화	1	0	0	1
계	14	3	3	20*
장애 점수				
호전	3	4	4	11
변화없음	3	2	3	8
악화	1	0	0	1
계	7	6	7	20*

* 남성 6명, 여성 14명: 6명은 45-59세, 5명은 60-69세, 9명은 70세 이상. Campbell R, Quilty B & Dieppe P.(2003). Discrepancies between patient's assessments of outcome: qualitative study nested within a randomized controlled trial. British Medical Journal 326: 252-253

환자를 교육한다 (Educate the Patient)

어떻게 기능을 개선시켜야 하는지, 또는 비현실적인 기대치를 갖고 있는지 환자가 확인할 수 없는 경우, 임상의는 환자를 교육시켜야 한다. 초기 검사를 하는 동안 임상의는 환자를 도와 의학적 상태가 환자의 일상기능과 역할에 어떻게 영향을 미치는지 환자가 분명히 표현하게 한다. 다른 요인들을 통해 목표나 중재방법을 변경할 수도 있으나, 환자의 기능 요구도와 관련된 예상 성과가 항상 중재 시점이 된다.

환자가 기능손실을 설명할 수 없거나, 어떤 것이 호전인지 확인할 수 없는 경우, 환자는 중재의 이득을 누릴 준비가 되어있지 않고 물리치료사는 효과적으로 중재할 수 없다. 결국, 환자가 자신이 어디로 가고 있는지를 모른다면, 언제 목적지에 도착했는지를 어떻게 알게 될까? 환자는 중재의 결과로 어떤 "목적지" 즉, 중요한 단계에 접어들었는지 알아야 한다. 물리치료사는 환자를 퇴원시켜야 할 때를 알기 위해 동일한 목적지를 살펴볼 필요가 있다. 이론적으로 성과 접근방법에서 *임상의와 환자는 치료를 시작하기 전에 첫 번째 내원 시 퇴원기준에 합의를 봐야 한다.*

중재의 결과로 보고자 하는 변화를 확인할 수 없는 환자는 자신의 한계를 곰곰히 생각해보거나 관찰할 시간이 필요할 수가 있다. 이러한 환자들은 활동이 얼마나 제한되는지 확인하기 위해 하루 또는 일 주일 동안 자신이 할 수 있는 것과 할 수 없는 것에 관한 일기를 적으면 좋다. 이 일기는 환자가 기능을 하는 일생생활과 환경에 직접적으로 관련이 있는 목표를 확인하는 데 도움이 된다. 기능제한을 명확하게 알아두면 환자는 물리치료사와 함께 유의미한 성과를 협상하기가 수월해지므로, 성공 및 만족할 가능성이 커진다.

유의미한 기능변화 측정도구를 확인한다
(Identify Meaningful Measures of Functional Change)

선생님이 "너는 나아지고 있어. 그렇지만 더 노력해야 해"라고 말한다면 상당히 낙담할 가능성이 있다. 기술을 연마하는 과정에서 모호하게 피드백을 받게 되면 학생은 진행상황을 어떻게 측정하는지 확인할 수 없다. 환자가 기능변화를 측정 또는 관찰하는 방법을 알고 있다면, 환자는 중재의 목표와 관련된 정보 보고에 보다 초점을 맞추게 된다. 자가운동 프로그램에서 반복동작을 셀 수 있는 환자는 가정에서 방 사이를 걸어다닌 횟수나 옷을 입는 데 걸리는 시간, 목욕을 하는 동안 누군가 도움을 준 횟수 등을 셀 수 있다. 기능활동의 측정을 강조하게 되면 환자와 임상의가 유의미한 변화에 계속 초점을 맞추게 된다.

활동을 수행하는 몸의 상태가 항상 똑같지 않으므로 기능활동을 측정 가능한 목표로 전환하는 과정도 어려울 공산이 있다. 과제분석은 과제 완료 정도를 객관적으로 평가하는 유용한 과정이다. 과제를 통해 환자에게 나아갈 방향을 제시하고 처음부터 끝까지 각 단계를 목록으로 열거하여 임상의는 독립적인 과제 완료의 측정도구를 개발할 수 있다. 환자는 가정에서 독립적으로 완료한 단계를 확인하고 치료 세션에 그 차트를 가져올 수 있다. 손상이 호전되거나 적응장비를 보다 수월하게 사용하게 되면서, 환자는 보다 많은 단계를 독립적으로 완수할 수 있다. 일단 환자가 모든 과제의 단계를 수행할 수 있게 되면, 기능적 목표를 달성할 때까지 속도, 정확성 또는 지구력을 측정할 수 있다. 과제분석에서 나타난 대로 수행능력이 향상되면 환자들이 자신의 목표를 지속적으로 검토하고 진행상황을 보게 되므로 이는 많은 환자에게 동기부여가 된다. 목표가 여전히 유의미하므로, 기능적 진전에 관한 특별한 피드백 전략을 통해 자택 프로그램과 내원 시에 환자가 더욱 순응할 수 있다.

검사에 대한 성과 접근방법은 다르다
(An Outcome Approach to Examination Is Different)

의료체계에서 아무 문제없이 존재해오던 의료서비스 전달 접근방법은 두 가지이다. 린과 드그라지아(Lynn and Degrazia, 1991)는 이를 각각 **해결 접근방법(fix-it approach)**과 **평가-치료 접근방법(evaluate-and-treat approach)**이라 명명했다. 두 접근방법 모두 재활치료 서비스 전달의 발전에 유용하게 쓰였다. **성과 접근방법(outcome approach)**은 재활치료 서비스 전달의 발전 과정 중 다음 단계로 볼 수 있다.

해결 접근방법(The Fix-It Approach)

이 접근방법은 환자의 문제를 치유하거나, 완화하거나 바꾸어주고 비교기준으로 정상적인 건강상태를 이용하는 데 초점을 맞추는 전형적인 의료방법이다(Lynn and DeGrazia, 1991). 환자와 임상의간에는 한쪽 방향으로 상호작용이 이루어지며, 환자는 문제를 제시하고 임상의는 이를 완화시킬 치료법을 제안한다. 이 접근방법에서는 중재를 하는 데 정해진 시간제한이 없으므로, 정상으로 회복하는 데 걸리는 시간이 초기 중증도에 따라 달라진다. 정상으로 될 때까지 진료가 계속 이루어진다. 특히, 많은 급성 진단을 완전히 치유할 수 있으므로, 해결 접근방법은 의학계에서 수용하고 있는 전형적인 양식이다. 재활 서비스는 의학적 모형에서 벗어나게 되었으며, 물리적으로나 해부학적으로 가능한 경우 환자를 정상 상태로 회복시키는 데 협력하는 분야가 되었다. 이는 훌륭한 목표이지만, 환자를 정상상태로 회복시키기가 어려운 경우가 흔하고, 해결 접근방법이 더 이상 효과가 없는 상황에 놓여있다.

성과 접근방법은 몇 가지 면에서 해결 접근방법과 다르다. 해결 접근방법에서는 처음에 초점을 맞춘 대로 정상적인 생리적 및 해부학적 기능 회복을 반드시 고려하는 것은 아니다. 이와 반대로, 성과 접근방법에서는 성과의 적합성을 판단하는 데 환자의 직관을 이용하는 기능상의 측정 가능한 변화를 강조한다(Lynn and DeGrazia, 1991). 즉, 모든 성과는 정상 기준이 아니라 환자의 요구도와 관련이 있다. 성과 접근방법에서는 또한 진료시간의 제한을 규정한다(Lynn and Degrazia, 1991). 성과 접근방법을 통해 누군가가 정상상태로 돌아가는 것을 배제하는 것은 아니지만, 여기에서는 주어진 시간 또는 주어진 진료 에피소드 내에서 기능을 최대화하는 데 초점을 맞춘다. 주어진 시간 내에 현실적으로 달성할 수 있는 목표는 효율적 및 효과적으로 목표를 달성할 수 있는 중재방법과 직접적으로 관련이 있다.

평가-치료 접근방법(The Evaluate-and-Treat Approach)

평가-치료 접근방법은 일차진료보다는 재활치료에서 더 흔하게 볼 수 있다. 이 접근방법은 초기 검사를 하는 동안 손상 목록을 작성하는 데서부터 시작한다. 여기에서는 정상적인 동작이나 감각 유형에서 벗어난 점을 확인하고 이를 처리할 수 있는 중재방법과 연결시키는 데 초점을 맞춘다. 일탈사항을 치료할 수 있고, 환자의 상태를 개선시키는 상식을 토대로 목표를 세운다. 일탈사항과 중재방법을 확인하는 과정은 보통 일방적이므로, 임상의는 환자의 상태에서 이루어질 수 있는 변화에 관해 환자에게 조언을 한다. 중재시간이 제한되었다고 해서 일탈사항을 처리하거나 다른 성과를 밀고 나가야 하는지의 여부에 반드시 영향을 주지는 않는다. 하나 또는 모든 손상이나 일탈사항이 정상 기준에 근접하면서 호전이 되면 치료 성공여부를 측정하게 된다.

성과 접근방법은 평가-치료 접근방법과 그 시작점부터 다르다. 성과 접근방법은 환자의 기능제한으로부터 시작한다. 즉, 손상이 아닌 활동수행도로부터 시작한다. 검사과정에서는 존재하는 모든 손상이나 일탈사항을 확인하기보다는 기능손실을 제한하는 손상이나 일탈사항을 밝혀낸다. 성과 접근방법에서는 다른 손상이 존재할 수 있지만, 그 손상이 환자의 기능손실과 관련 있다고 드러나지 않으면, 중재계획에서 이를 다룰 필요가 없다.

> ▶ *성과 접근방법에서는 선택한 손상만을 처리한다.*

평가-치료 접근방법은 오랫동안 물리치료 서비스 전달에서 쓰였으며, 3가지 분야에서 그 기원을 찾아볼 수 있다. 첫 번째는 물리치료 교육과정이다. 무엇이 정상인지,

무엇이 비정상 또는 손상된 것인지, 중재의 적응증과 금기, 비정상 또는 손상을 완화하기 위한 중재방법 찾기 등을 학습하는 데 반드시 상당한 시간을 보낸다. 그 이후에 올바르고 완전한 손상 목록을 확인하는 과정을 수행하고 이러한 과정은 조기 임상경험에서 보상을 받는다. 상식적으로, 손상 측정값은 정상 기준을 명확하게 확인할 수 있는 임상검사상의 수치와 같다. 교육적 관점에서 보면, 이는 기초적인 지식을 강조하고 학습한 내용은 올바르게 확인된 것을 토대로 객관적으로 측정할 수 있기 때문에 이는 합리적인 교수계획이었다. 손상을 기능손실에 연관시키는 상호적인 과정은 전문가 교육과정에서 이루어지게 되며, 임상경험을 하는 동안 강화된다고 여겨진다. 문제 중심의 학습, 성과 측정, 근거 중심의 의료를 강조하는 교육과정의 변화로 임상의는 성과 관점으로 보도록 바뀌었다. 그러나, 기록 체계에서 이러한 변화를 반영하지 않는다면, 사고과정과 검사과정은 종종 손상 중심의 평가-치료 접근방법으로 되돌아간다.

전문적 자율성의 발전과정에서는 평가-치료 모형을 강조했었다. 재활분야는 의학적 모형에서 벗어나게 되었으며, 보다 전문성이 자율화되면서 의료전문직의 지시 하에 모습을 드러내야 했다. 이는 "평가하고 치료"하라는 주치의의 소개를 받는 것과 관련된 전문직 종사자의 표시였다. 이와는 반대로, 치료를 위한 특정 조제방식을 좌우하는 소개서나 처방치료를 위한 진료를 받아들이기 위해 임상의의 지식과 의사결정 기술을 모욕한다고 여겨지기도 한다. 자율성을 얻고자 하는 노력의 일환으로, 물리치료사는 손상을 때로는 기능제한의 수량화 및 기록을 훼손시켜가면서 수량화하고 기록으로 남기는 전문가가 되었다.

심장재활 서비스를 받는 환자에서 기능상태의 호전이 항상 있었던 반면, 이러한 호전에 연구의 초점이 늘 맞춰지는 것은 아니었다. 1970년대 후기부터 1990년대 중반에 이르기까지 기술 및 전산 측정장치에 상당한 진보가 이루어졌다. 측정 정밀도와 신뢰성을 추구하게 되면서 연구자들은 자연히 기능과제 보다는 손상을 측정하는 데 초점을 맞추었다. 손상에서의 변화가 자동적으로 기능에서의 원하는 변화를 이끌어낸다는 지배적인 추정에 부분적으로 기초하여 기능상태의 변화와 기능측정 방법에 대해서는 연구가 많이 이루어지지 않았다(Jette, 1995). 제 3자 납부 체계로 보강된 임상에서도 역시 손상 측정의 정확성을 높이 평가했다. 최근에서야 기능 측정과 손상변화와 기능변화간의 관계측정에 초점이 맞춰져 연구가 이루어졌다. 과거에 어떤 일이 있었든 상관없이, 고객의 책임성 대한 기대치에 변화가 있으려면 성과 접근방법이 필요하다.

기록양식과 성과 접근방법 (Documentation Formats And the Outcome Approach)

보건 정책과 배상제도는 적절한 환자의 목표로서 손상 상태의 변화를 수용하는 데서부터 기능적 능력의 개선에 대한 근거를 예상하는 것으로 이동하는 경향을 보였다(Johnston & Granger, 1994). 환자의 기능 목표를 기록에 남기면 물리치료사가 보건정책과 배상 기대치에 더욱 부합하게 될 것이다(Randall & McEwen, 2000). 기록이 성과 접근방법을 반영하고 있다면, 임상의는 환자 목표의 어디쯤에 도달했는지, 그 목표가 언제 기록되었는지, 기록된 후에 어떤 일이 있었는지를 고려해야 한다.

목표의 위치(Location of the Goals)

본 장에서는 첫 번째 내원 시 환자의 치료 목표를 확인하는 것을 강조했다. 환자의 목표를 기록하도록 그 기록양식의 서두에 반드시 공란이 있어야 한다. 실은, 많은 기록양식에서 서두가 아니라 말미에 환자의 목표를 기록하는 공란이 있다. 전형적으로, 환자의 목표를 기록하는 공란 앞에 과거 병력과 검사 및 측정도구의 결과를 기록하는 공란이 있다. 이러한 양식은 평가-치료 과정과 유사하다. 즉, 초점을 맞춰야 하는 목표와의 관계와 상관없이 어떤 목표에 초점을 맞춰야 하는가를 결정하기 전에 비정상에 대해 기록을 남긴다(부록 2A 참조).

성과 접근방법에 따라 기록을 할 때에는, 문서의 앞쪽에 환자의 목표를 기록하는 공란이 있다. 이 목표는 관련된 검사와 측정도구의 결과를 보고하는 데 있어 토대가 되었으며, 임상가설에서는 선택한 검사결과의 중요성에 대한 평가를 나타냈다. CMS 700(부록 2B 참조)는 문서 배치가 성과 접근방법과 어떤 점에서 유사한지를 보여주는 예이다. 여기에서는 목표를 우선 확인하고, 그와 관련된 검사와 측정도구를 기록으로 남긴다.

환자가 목표에 영향을 받음(Patient Exposure to the Goals)

서류작업 초반에 환자의 목표를 기록으로 남기는 것 외에도, 거기에 적힌 목표에 관하여 환자가 얼마나 알고 있는지를 확인하는 것이 유용하다. 다수의 임상 시나리오에서 물리치료사는 환자가 나간 다음에 첫 내원에 관하여 기록을 남긴다. 이를 기록할 때, 치료 세션을 진행하는 동안 환자와 목표를 논의할 수도 있지만, 의무기록에 기록된 최종 목표는 물리치료사가 기록하기로 결심한 내용이다. 이러한 최종 목표는 환자의 가치와 바라는 바를 전적으로 반영할 수도 있고 그렇지 않을 수도 있으며, 환자가 이를 분명하게 확인하지 않았을 수도 있다.

어떤 병원에서는, 환자는 첫 내원을 마치기 전에 자신의 목표에 서명을 해야 한다. 이러한 과정을 통해 환자가 치료 목표를 이해하고 이에 동의할 공산이 커지지만 이를 보장할 수는 없다. 환자는 목표에 서명을 할 수도 있지만, 거기에 적힌 전문용어와 약어가 많다면 실제로 그 목표를 이해하지 못할 수도 있다. 인습적인 임상의와 환자간의 관계로 인해 환자가 겁을 먹을 수도 있으므로, 자신이 받는 진료에 해가 된다고 생각하면 질문을 하거나 부동의 의사를 표현하는 데 제한을 받는다. 성과 접근방법에서는 중재의 목표가 무엇인지, 변화를 어떻게 측정할 것인지를 환자가 이해하여 환자와 임상의가 동일한 변화 측정도구와 진료를 마치는 기준에 초점을 맞추도록 추가로 진료가 이루어진다.

성찰적 의료와 자가평가(Reflective Practice And Self-Evaluation)

본 장에서는 성과 관점과 각 환자를 관리하는 데 이를 적용하는 내용을 설명하고 있다. 이러한 논의의 초점은 한 명의 환자와의 실시간 진료에 맞춰졌다. 즉, 환자가 임상적 상황에서 임상의와 함께 있을 때를 말한다. 궁극적으로, 임상의는 선택한 환자집단 내에서 정한 목표를 달성하는 데 있어, 유효성을 확인할 수 있어야 한다. 진료방법이 발달하고 보다 정확한 처방으로 치료를 할 수 있게 되었으므로, 임상의는 유효성의 개선 정도를 보도록 예상해야 한다. 그러나, 임상의가 진료방법을 곰곰이 생각해보고 환자 성과를 측정할 때에만 그 유효성을 평가할 수 있다.

성찰적 실천가는 물리치료사로서 자신의 유효성을 지속적으로 평가하는 사람이다(Tichenor & Davidson, 1997). 많은 물리치료사들이 환자가 치료에 참여하는 것이 중요하다고(Baker 등, 2001) 생각하며, 많은 임상의가 검사를 하는 동안에 일관적으로 치료를 하고 있다고 직관적으로 생각하지만, 이러한 직관을 뒷받침할 데이터를 요청하면 보통 어쩔 줄 모른다. 실제로, 바쁜 부서에서 업무가 신속하게 이루어지는 과정에서 유사한 환자의 이력을 되돌아볼 시간이나 방법 없이, 내원한 당일 환자의 상태를 기록한다. 의료비용과 서비스에 대한 책임이 점차 커지는 분위기이므로 임상의는 후향적 성과연구를 할 수 있도록 일일기록을 남기는 방법을 생각해봐야 한다.

그 첫 단계로 기존의 기록과정에 대한 체계성과 품질을 살펴본다. 범주별 기술어구, 확인해야 할 상태의 목록, 임상의가 구체적인 질문을 떠올릴 수 있는 정보 분야 등이 포함된 기록양식은 서술적 기록보다 데이터가 더 표준화된다. 그러나, 그 양식에 나타난 분야에만 정보가 있는 것은 아니며, 정보가 기록되었다 하더라도 모든 환자에게 동일한 방식으로 정보가 드러난다는 보장도 없다. 이처럼, 임상적 유효성을 평가하는 과정에서 가장 흔한 문제점은 데이터를 요약하기가 쉽지 않다는 것이다. 이 책의 목적은 임상의가 이미 수집한 임상기록에서 데이터를 정제하게 하는 데 있다. 임상기록을 유용한 데이터로 전환하는 단계를 배우면 임상 양식을 분석하는 기본적인 기술을 익히게 되며, 임상 성과를 다듬는 시점을 알게 된다.

이 장의 말미에는 임상의가 이용하는 기록 과정의 특징을 확인하도록 고안한 기록분석 사례학습이 있다. 이 사례학습은 성과연구에 관심이 있는 임상의에게 중요한 출발점이다. 기록 과정을 통해 이들이 정량 데이터를 수집하지 못한다면, 그 병원에서는 연구를 수행하기에 앞서 기록 과정을 다시 살펴봐야 할 수도 있다. 학생과 임상의는 임상경험 또는 웹에 있는 양식이나 이 장에 있는 양식 표본 등 초기 평가양식의 배치를 평가하도록 이 분석방법을 이용할 수 있다.

요약(Summary)

의료전달체계가 변화하게 되면서 임상의는 성과를 반드시 예측하고 정해진 시간 내에 성과를 달성하도록 환자를 관리해야 하는 등, 중재의 성과에 대한 책임이 더 커지고 있다. 이전 재활서비스 전달모형은 그 당시에는 효과적이었다. 재활서비스 전달체계의 발전으로 이제는 고객인 환자와 물리치료사가 이용하는 중재과정에 대한 책임성을 강조하는 모형이 필요하게 되었다.

물리치료에서 환자진료에 대한 성과 접근방법은 목표를 기억하는 데서 시작한다. 임상의와 환자 모두 진료 성과에 상호 동의한다. 진료가 끝나는 시점을 알려줄 기능상의 측정 가능한 또는 관찰 가능한 변화의 양을 확인한 후에 치료를 시작한다. 성과 접근방법은 각 환자를 관리할 때나 전반적인 의료서비스 전달체계를 관리하는 데 적용할 수 있다. 어느 경우든, 환자나 체계로부터 모은 정보를 토대로 성과를 예상하며, 고유의 환경제약과 고객제약요건을 고려하여 중재계획을 세운다. 책임성에 보다 관심이 모아지면서, 성찰하는 자세로 임상에 임하고 임상성과를 측정하기 위한 방법을 개발하는 것이 중요해졌다.

참고문헌(References)

American Heritage Dictionary (1981). Houghton Mifflin Company, Boston.

Arnetz JE, Almin I, Bergstrom K, Franzen Y, & Nilsson H (2004). Active patient involvement in the establishment of physical therapy goals: Effects on treatment outcome and quality of care. Advances in Physiotherapy 6:50–69.

Baker SM, Marshak HH, Rice GT, & Zimmerman GJ (2001). Patient participation in physical therapy goal setting. Physical Therapy 81(5):1118–1126.

Bassett SF & Petrie KJ (1999). The effect of treatment goals on patient compliance with physiotherapy exercise programmes. Physiotherapy 85(3):130–137.

Bell RA, Kravitz RL, Thom D, Krupat E, & Azari R (2002). Unmet expectations for care and the patient-physician relationship. Journal of General Internal Medicine 17(11):817–824.

Binder EF, Brown M, Sinacore DR, Steger-May K, Yarasheski KE, & Schechtman KB (2004). Effects of extended outpatient rehabilitation after hip fracture: A randomized controlled trial. JAMA 292:837–846.

Bradley EH, Bogardus ST, van Doorn C, Williams CS, Cherlin E, & Inouye SK (2000). Goals in geriatric assessment: Are we measuring the right outcomes? The Gerontologist 40(2):191–196.

Campbell R, Quilty B, & Dieppe P (2003). Discrepancies between patients' assessments of outcome: Qualitative study nested within a randomized controlled trial. British Medical Journal 326 252–253.

Cook C, Stickley L, Ramey K, & Knotts VJ (2005). Variables associated with occupational and physical therapy stroke rehabilitation utilization and outcomes. Journal of Allied Health 34(1):3–10.

Friedrich M, Gittler G, Halberstadt Y, Cermak T, & Heiller I (1998). Combined exercise and motivation program: Effect on the compliance and level of disability of patients with chronic low back pain: A randomized controlled trial. Archives of Physical Medicine and Rehabilitation 79:475–487.

Grimmer K, Sheppard L, Pitt M, Magarey M, & Trott P (1999). Differences in stakeholder expectations in the outcome of physiotherapy management of acute low back pain. International Journal for Quality in Health Care 11(2):155–162.

Indredavik B, Bakke F, Slordahl SA, Rokseth R, & Haheim LL (1998). Stroke unit treatment improves long-term quality of life: A randomized controlled trial. Stroke 29(5):895–899.

Jette AM. (1995). Outcomes research: Shifting the dominant research paradigm in physical therapy. Physical Therapy 75:965–970.

Jette DU, Warren RL, & Wirtalla C (2005). The relation between therapy intensity and outcomes of rehabilitation in skilled nursing facilities. Archives of Physical Medicine and Rehabilitation 86(3):373–379.

Jia H, Uphold CR, Wu S, Chen GJ, & Duncan PW (2005). Predictors of changes in health-related quality of life among men with HIV infection in the HAART era. AIDS Patient Care STDS 19(6): 395–405.

Johnston MV & Granger CV. (1994). Outcomes research in medical rehabilitation: A primer and introduction to a series. American Journal of Physical Medicine and Rehabilitation 73(4): 296–303.

Kaplan SH, Greenfield S, & Ware JE. (1989). Assessing the effects of physician-patient interactions on the outcomes of chronic disease. Medical Care 27(3):S110–S127.

Lynn J & DeGrazia D (1991). An outcomes model of medical decision making. Theoretical Medicine 12:325–343.

Randall KE & McEwen IR (2000). Writing patient-centered functional goals. Physical Therapy 80(12):1197–1203.

Rothstein JM, Echternach JL, & Riddle DL (2003). The Hypothesis Oriented Algorithm for Clinicians II (HOAC II): A guide for patient management. Physical Therapy 83:455–470.

Starfield B, Wray C, Hess K, Gross R, Birk PS, & D'Lugoff BC (1981). The influence of patient-practitioner agreement on outcome of care. American Journal of Public Health 71(2): 127–131.

Tabor's Cyclopedic Medical Dictionary (2005). FA Davis Company, Philadelphia.

Tichenor CJ & Davidson JM (1997). Postprofessional clinical residency education. In KF Shepard & GM Jensen (eds.). Handbook of Teaching for Physical Therapists (pp 199–224). Boston, Butterworth-Heinemann.

Wennberg JE & Gittelsohn A (1982). Variations in medical care among small areas. Scientific American 246:120–134.

2A 부 록

전통적인 초기평가양식 표본
(Sample Portion of a Traditional Initial Evaluation Format)

환자명: ______________________ 환자 ID #: ____________

생년월일/연령: ____________ 부상일: ___ / ___ / ___ 수술일:: ___ / ___ / ___

ICD-9 코드: ____________ 진단명: ______________________

추천 의사: ______________________ 추천 의사 ID #: ____________

치료실(위치): ______________________ 분야: 물리치료사/작업치료사

객관적 소견 병변: 좌/우/해당없음

근력(0-5) 동작	등급	**동작 범위** 동작	PROM	AROM

부상 경로/장소: 직업과의 관련성?: **예** 아니오

관련 병력:

통증: 통증 척도: /10 성격: 지속적/간헐적/국부적/방사적

기능 결함/추가 정보:

구체적인 치료계획:

치료 목표:

예상 치료 횟수/기간: 내원 요청일:

치료사 서명: 치료사 이름과 면허번호 #:

전통적인 양식에서는 환자의 목표를 기록하는 위치가 검사소견 다음에 온다.

부 록 **2B**

성과중심의 기록양식 표본
(Sample of an Outcome-Oriented Documentation Format)

보건복지부
메디케어 및 메디케이드 서비스 센터

외래재활 치료계획

1. 환자 이름(성)	이름 M.I.	2. 의료제공자 번호	3. HICN
4. 의료제공자 이름	5. 의무기록 번호*(선택)*	6. 치료 개시일	7. SOC 날짜
8. 유형 □PT □OT □SLP □CR □RT □PS □SN □SW	9. 일차 진단명*(관련 진단)*	10. 치료 진단명	11. SOC 내원

12. 기능적 목표 치료계획 목표*(단기)* 성과*(장기)*	계획
13. 서명*(전문가 직함을 포함하여 POC를 확립하는 전문가)*	14. 횟수/기간*(예, 3회/주 x 4주)*
본인은 이 치료계획 하에 본인이 책임을 지고 이 서비스를 제공해야 할 필요성이 있음을 확인합니다. □ 해당없음 15. 의사 서명 / 16. 날짜	17. 증명서 발급: 확인: 해당없음 18. 파일보관*(의사이름)* □
20. 초기 진단*(병력, 합병증, 진료 초반의 기능 수준, 의사가 소개한 이유)*	19. 입원 병력 입원일: 퇴원일: 해당없음
21. 기능 수준*(수납기간 종료일)* 진행상황 보고	□ 계속 □ 퇴원 22. 치료날짜 개시일: 종료일:

From CMS-700(11-91)

CMS-700에서 환자의 목표는 검사소견 전에 기록하며, 이 양식은 환자 관리에 대한 성과 접근방법에서 벗어나지 않는다.

사례학습(Exercises)

▶▶ 평가지 2.1 기록 분석

일일기록과정을 통해 성과연구의 자료를 얼마나 수월하게 수집하는지 판단하도록 다음과 같은 기록 분석을 이용한다. 병원에서는 공란이 있는 초기평가양식을 이용한다. 실제 기록 상황을 가장 잘 반영하는 답에 원을 그린다. 합계를 내고 이를 다음 장에 있는 점수해석을 이용하여 해석한다.

해당하는 점수에 원을 그린다.	네	아니오
I. 데이터 형식		
서술적으로 기록한다	0	1
서술적으로 기록한다면, 제목을 붙여야 하는가?	1	0
기록 양식에 선택할 코드가 인쇄되어 있다.	3	0
치료사가 코드를 기입해야 하는가?	1	0
만약 그렇다면, 항상 코드를 기입하는가?	2	1=보통 0=거의 하지 않음
치료사가 자신만의 약어나 측정 양식을 이용할 수 있는가?	0=항상	1=약간 2=없음
물리치료사가 선택한 손상과 기능을 기록으로 남기는 방법에 동의했다.	2	0
선택한 손상과 기능에 관한 기록이 기준에 부합하는지 확인했다.	3	0
II. 문서 형식		
종이 문서	0	해당없음
전자 문서	3	해당없음
IIIA. 차트 접근성		
수동적 차트 발견 및 검색	0	해당없음
전산화된 발견, 수동적 검색	1	0
전산화된 발견 및 검색	2	0
IIIB. 환자 데이터 접근성		
서면	0	해당없음
스프레드시트 목록	1	

(계속)

해당하는 점수에 원을 그린다.	**네**	**아니오**
데이터베이스	3	해당없음
환자 진단명으로 데이터베이스를 검색할 수 있으며, 데이터베이스를 이용해 본인이 치료한 환자 목록을 작성할 수 있다.	2	0
환자의 진단명으로 데이터베이스를 검색했으며, 본인이 치료한 환지 목록을 작성했다.	3	
IV. 기록 검토	2	0
환자 기록을 검토하는 QA/CQI 과정을 진행하고 있다.		
V. 데이터 생성	3	0
본인의 환자기록을 이용하여 데이터 세트를 만들었다.		
총점 (모든 점수 합산)		

▶▶ 평가지 2.2 기록 분석 점수해석

일일 기록과정을 통해 성과연구의 자료를 얼마나 수월하게 수집하는지 해석하도록 다음을 이용한다. 개선할 기회가 있으므로, 점수가 낮다고 낙담하지 않는다.

구분	성과연구를 할 준비가 되어있지 않음	일부 작은 변화를 이용하여 간단한 성과 연구를 시작해도 됨	성과연구를 시작하기에 충분한 토대가 마련됨
I. 데이터 형식	0-4	5-7	8-14
II. 문서 형식	0	3	
III. 데이터 접근성	0	1-6	7-11
IV. 문서 검토	0	2	
V. 데이터 생성	0	0	3
총점	0-9	10-17	18-31

제 3 장

일반적인 재활치료 성과 (Common Outcomes in Rehabilitation)

주요 용어

환자 성과
손상 성과
기능 성과
의료제공자 성과
의료서비스 성과
삶의 질
건강관련 삶의 질
의학적 효과

환자 만족도
서비스 만족도
기술적 만족도
인도적 만족도
재화 만족도
접근 만족도
특질
사망률
이환률

비용-효과
비용-편익
비용-효용
단가
규범적 기준
상대 기준
절대 기준
QALY
Q-TWiST

본 장의 성과

- 물리치료 성과의 일반영역을 설명
- 기타 의료문헌에서 발견한 성과 기술

측정할 수 있는 의료서비스 성과의 종류는 많다. 본 장에서는 물리치료사가 유용하다고 밝힌 보다 일반적인 성과 영역과 이들을 어떻게 측정하는가에 대한 예를 소개하고자 한다. 그 외에도, 물리치료에서 전형적으로 측정하지 않았으나 점차 주목을 받고 있는 몇 가지 성과도 소개한다. 몇몇 의료성과 측정도구는 문헌에서 빈번히 보고되고 있으며, 물리치료사가 이해하기에도 유용하다고 밝혔다. 본 장에서는 데이터 수집 접근방법을 설명하는 예나 문헌의 예를 제외하고 성과연구의 데이터를 만들어내는 데 이용할 수 있는 구체적인 측정도구나 기구를 설명하지 않는다. 모든 성과연구가 묻고자 하는 질문과 데이터를 만들어내는 환경과 관련 있기 때문에 구체적인 측정도구를 개별적으로 설명할 필요가 있다.

재활치료에서의 일반적인 성과측정도구
(Common Outcome Measures In Rehabilitation)

재활 성과는 **환자 성과(patient outcomes)**, 의료제공자 성과 및 의료서비스 성과 등 3가지 범주로 나누어진다. 각 범주만의 관점이 있으며, 서로 다른 목적으로 성과 데이터를 이용한다.

물리치료 환자 성과는 중재의 결과로 나타나는 병증 또는 부상의 결과에 대한 변화를 말한다. 그 예로 기능, 사회적 역할, 증상 재발율, 합병증 발생 등의 변화를 들 수 있다. 환자 성과는 보통 내원 시 혹은 추적검사로 인해 연락을 취하는 동안 물리치료사가 관찰 또는 측정하지만, 환자 자신이 보고하기도 한다. 환자 성과의 참조점(reference point)은 환자이다. 즉, 환자는 측정도구가 유의미함을 밝히게 된다.

의료제공자 성과(provider outcomes) 는 의료제공자가 임상의 한 명이든 한 집단이든 상관없이, 의료서비스 전달활동의 결과이다. 의료제공자 성과에는 의료서비스 일관성, 중재 유효성, 담당 사례 중 만족한 환자의 비율, 의료제공자 1인당 의료서비스 비용, 의료제공자 만족도, 지식 등 임상의에 대해 측정할 수 있는 항목이 포함된다. 손상 변화도 임상의에게 유의미하며 전형적으로 환자와도 어느 정도 관련이 있는 중재 유효성의 지표이기 때문에 의료제공자 성과가 된다. 물리치료에서 의료제공자 성과의 참조점은 물리치료사이다.

의료서비스 성과(service outcomes)는 하나의 기관 내, 유사한 기관간 또는 대규모 의료체계에서 이루어지는 의료서비스의 전달과 관련이 있다. 의료서비스 성과의 참조점은 물리치료 실무 또는 실무그룹의 행정관, 기관의 의료품질과 의료체계의 유형을 감독하는 승인 또는 관리 그룹, 또는 의료서비스를 구매하는 정부기관이 될 수 있다. 의료서비스 성과의 예로는 전반적인 환자 만족도, 절차의 운용, 진료의 변동성, 진단별 의료서비스 비용과 이윤, 직원 보유 및 접촉 기회, 배상 양상, 주치의 소개 비율, 승인 상태, 다른 유형의 진료체계와의 유사한 변수 비교 등이 있다. 의료서비스 성과는 흔히 2곳 이상의 유사한 시설에서 동일한 의료서비스 성과를 비교하는 벤치마킹 과정의 토대가 된다. 의료서비스 성과에 관심을 가지는 사람들이 더 많아지므로 참조점이 하나가 아니다.

본 장에서는 문헌에서 밝혀낸 성과의 범주를 설명하고 이러한 성과를 이용한 연구의 예를 들었다.

환자 성과 (Patient Outcomes)

이어지는 내용은 환자 성과와 측정에 대한 접근방법이다. 성과 관점에서 환자 진료를 살펴보사면, 기능 성과가 환자에게 있어 가장 중요하다. 손상 변화는 임상의가 이용하는 지표이지(목적을 이루는 수단) 환자에게 유의미하진 않으므로 손상 변화는 의료제공자 성과에서 살펴보기로 한다.

▶ 많은 임상의가 환자에게 유의미한 손상으로서 통증의 역할에 맞서고 있다. 저자가 주장하는 바에 따르면, 통증이 신뢰도 있게 측정할 수 있는 손상이라 하더라도, 대부분의 환자는 통증 그 자체가 완화되는 것보다 통증이 덜 한 상태에서 기능을 할 수 있게 되는 데 더 관심을 가진다. 성과 측정도구로서의 통증은 환자 성과로서보다 통증완화기법의 지표로서 의료제공자와 더욱 깊은 관련이 있다.

기능 성과(Functional Outcomes)

기능 성과는 일상생활의 과제를 수행하는 환자의 능력을 측정하는 측정도구이다. 여기에는 일상생활 수행능력(activities of daily living; ADL), 도구일상생활 수행능력(instrumental activities of daily living; IADL), 가정활동과 직장활동, 목표지향적 이동기술 등이 있다. 일상생활 수행능력은 옷을 입고, 먹고, 몸을 씻고, 화장실을 이용하는 등 기본적인 자기관리 활동을 말한다. 도구일상생활 수행능력은 보다 복잡한 과제로, 빨래를 하고, 옷을 개며, 식사를 준비하고, 설거지를 하며, 집을 청소하고 관리하는 능력 등 독립적인 생활에 필요한 활동을 말한다. 직장관련 과제는 물체를 들어올리거나, 파일을 작성하거나, 자판을 치도록 컴퓨터에 앞에 앉아있거나, 전화를 사용하거나, 금전등록기를 사용하도록 서 있는 등 환자가 직장에서 하는 활동을 말한다. 목표 지향적 이동기술은 가정 내에서, 집에서 교통수단까지, 교통수단에서 직장까지, 의료기관, 지역사회 및 직장 내에서 등 환자가 기능을 해야 하는 환경 내에서 혹은 환경간에 이동하는 데 필요한 기술이다. 환자와 환경 모두 엄청나게 다양하므로, 기능 성과는 흔히 각 환자의 생활역할과 직장환경마다 달라진다.

물리치료사는 기능손실을 확인하고 기능을 회복시킬 중재전략을 구상하는 전문가이나, 기능변화에 대한 *객관적인 기록(objective documentation)*은 손상기록보다 뒤쳐진다. 이론적으로, 유사한 환자에 대해 표준화된 측정도구를 사용하므로, 환자 성과는 일반적인 정의와 측정도구를 토대로 비교하게 된다. 기능측정을 표준화하는 타당하고 신뢰도 있는 도구는 손상을 측정하는 도구처럼 쉽게 이용할 수 없었다. 또한 물리치료 분야에서는 "자체적인" 기능평가도구 또는 과제평가도구를 만드는 것이 관행이다. "지방색이 있는"도구는 타당성 및 신뢰도 연구의 대상이 되지 않는다. 그러나, 임상에서 기록을 표준화하는 데는 이 모든 도구를 이용할 수 있다.

타당하고 신뢰도 있는 도구를 이용할 수 있다 하더라도, 이를 사용하지 못하는 이유가 있다. 이 도구는 유사한 환자를 대상으로 검사하지 않았을 가능성도 있으므로, 그 적용가능성에 대한 우려가 있다. 의무기록의 물리적 크기나 그 구성으로 인해 이 도구를 병원의 기록체계에 쉽게 맞추지 못할 수도 있다. 환자와 함께 하는 시간이 한정되어 있다면, 표준화된 도구를 완벽하게 만드는 데 걸리는 시간도 부담이 될 수 있다. 어떤 경우에는 환자나 진단에 필요하다고 임상의가 믿지 않는 정보에 대해 물을 수도 있다. 결과적으로, 그 도구는 불완전하거나 결국에는 이용하지 않는다. 표준화된 측정도구 또는 도구를 규칙적으로 사용하지 않는 이유는 많지만, 이는 성과측정에서 반드시 필요한 구성요소인 체계적 기록의 토대가 된다. 표준화된 도구가 없다 하더라도, 임상의가 시간에 따른 환자 측정도구를 표준화하는 방법이 있다.

옵션 1: 규범적 기준

기능을 측정하는 몇 가지 기준이 있다. 그 중 하나는 정상적인 독립수행능력의 황금표준과 비교하는 것이다. 이 경우, 진단과는 상관없이, 건강하고 연령대가 동일한 집단과 환자를 비교하고 기능활동을 수행하는 능력을 수치로 나타낸다. 전형적으로 자연스럽게 발달과정을 거친 동일한 연령대와의 비교할 때에는 정상적인 발달과 노화의 생리학과 관련하여 속도나 정확성의 변화 외에도 발달준비도(developmental readiness)를 비교한다. 연령규범과 환자를 비교하게 되면, 그 연령대의 인생단계와 관련된 과제의 유형을 보여준다는 장점이 있다.

만성질환 환자와 연령규범을 비교하는 데는 한계가 있다. 환자는 역연령적 규범은 진단관련 성과만큼 관련이 있지 않으므로, 진단을 토대로 기능에 대한 기대치를 재조정해야 할 수도 있다. 진단별 측정도구에서는 진단증상으로 인해 환자가 하기 어려운 문제나 활동을 다루게 된다. 전문가가 보다 효율적인 중재방법을 탐구하는 동안 진단관련 성과는 계속 달라진다. 기능 성과가 바뀌는 한 예는 체중 탈부하를 이용한 답차보행훈련(body weight-supported treadmill training; BSWTT)에 관한 문헌에서 분명히 드러난다. 수십년 동안, 치료사는 처음 6~8개월 동안 환자가 달성했던 목표 이외에 뇌졸중 환자의 독립적 보행에 상당한 변화가 있을 것이라 예상하지 않았다. 뇌졸중이 발생한 지 2년이 지난 환자를 대상으로 한 BSWTT 연구에서는 비교적 짧고 집중적인 훈련기간을 통해서도 독립적 보행에 상당한 변화가 생김을 입증했다(Hesse 등, 2001). 이처럼, 중재방법이 개선됨에 따라 기능회복의 규범도 향상된다.

옵션 2: 상대 기준

기능 성과를 측정하는 두 번째 방법은 환자 자체를 성공의 측정도구로 이용하는 것이다. 이 접근방법에서 임상의는 받아들일 만한 또는 바람직한 상태에 대한 환자의 인식과 환자의 현재 상태를 비교한다. 각 환자는 자신만의 목표가 있으며, 초기 측정값보다 환자의 독립성 수준이 향상되면 그 호전 정도를 기록으로 남긴다. 이러한 기법의 예로 환자별 목표를 5가지 수행단계로 세우는 목표성취척도(Palisano, 1993)가 있다. 여기에서 2가지 수행단계는 목표를 넘어선 호전단계를 나타내며, 2가지는 목표 이하의 수행단계를 나타낸다(글상자 3.1). 환자만의 목표와 수행능력 기준을 개발하면 목표가 환자에게 더욱 의미가 있으며, 이는 동기부여, 협력 및 성공적인 치료에도 영향을 미친다

글상자 3.1

기능 성과의 목표성취척도 예

골반을 잡아주면, 아동은
−2 = 10초 동안 몸통을 구부리지 않고 앉아 있는다(목표성취의 초기 수준)
−1 = 30초 동안 손으로 지탱하지 않고 앉아 있는다.
0 = 60초 동안 앉아서 양손으로 장난감을 가지고 논다.
+1 = 몸통을 바로 세우고 앉아서 60초 동안 양손으로 장난감을 가지고 논다.
+2 = 몸통을 바로 세우고 앉아서 장난감에 닿으려고 어느 쪽으로든 몸을 놀린다.

From Palisano R. (1993). Validity of goal attainment scaling in infants with motor delays. Physical Therapy 73:651-660.

는 장점이 있다. 이렇게 개별적인 목표를 이용할 때의 한계점은 수행 목표 및/또는 기준이 각 환자마다 다르기 때문에 목표의 내용을 다른 사람과 비교할 수 없다는 점이다. 그러나, 환자가 충족한 목표의 횟수나 유형을 수량화할 수 있다.

옵션 3: 절대 기준

세 번째 방법은 각 과제에 대한 절대기준과 환자의 수행능력을 비교하는 것이다. 이 도구는 진단별로 다를 수도 있고 그렇지 않을 수도 있다. 진단별로 다르다면, 그 과제의 등급을 매기는 방법으로 그 진단에 전형적으로 나타나는 적응을 측정하기도 한다. 절대 기준 도구의 경우, 환자의 활동 수행능력은 그 활동의 과제 분석과 비교한다. 여기에서는 환자가 수행할 수 있는 과제 단계의 수, 과제를 완수하는 데 걸리는 시간, 특정 조건 하에서 수행하는 능력 등을 측정한다. 리버미드 생활활동 수행능력 척도(Lincoln &

글상자 3.2

리버미드 생활활동 수행능력 척도 항목

자기관리	점수
물 마시기	______
머리 빗기	______
세수하기/손씻기	______
화장품 바르기나 면도하기	______
양치하기	______
먹기	______

점수: 1 = 도움을 받거나 받지 않고 독립적으로 수행
OV = 말로 감독할 필요가 있음
O = 의존적으로 수행

From Lincoln NB, Edmans JA (1990), A re-validation of the Rivermead ADL Scale for elderly patients with stroke. Age and Ageing 19:19-24.

글상자 3.3

학업기능평가 표본 항목
제3편. 활동 수행능력의 신체적 과제, "계단 오르내리기"

1. 한 계단을 오르내린다(예, 연석)	1 2 3 4
2. 짧은 계단을 오르내린다(4-5 층계)	1 2 3 4
3. 한 층을 내려간다(최소 12 층계)	1 2 3 4
4. 한 층을 올라간다(최소 12 층계)	1 2 3 4
5. 규칙적인 속도로 한 층을 오르내린다(최소 12 층계)	1 2 3 4
6. 물체를 들고 규칙적인 속도로 계단을 오르내린다	1 2 3 4
계단 오르내리기 원점수	

1 = 수행하지 않음, 2 = 부분적으로 수행, 3 = 일관성 없이 수행, 4 = 일관적으로 수행
From School Function Assessment© 1998, The Psychological Corporation, San Antonio, TX

Edmans, 1990)는 뇌졸중 환자를 위해 고안되었으며, 이는 진단별 절대 기준 척도의 예이다(글상자 3.2). 학업기능평가(글상자 3.3)는 진단과는 상관없으나 초등학교 환경에 적용하는 예이다.

측정 접근방법 선정 시 고려사항
(Considerations in Choosing a Measurement Approach)

의학적 예후, 임상의가 필요로 하는 측정도구의 유형, 환자의 목표, 타당하고 신뢰도 있는 도구의 존재 등에 따라 측정방법을 달리 선택한다. 표준화된 도구를 사용하면 여러 환경의 결과를 비교할 수 있다는 장점이 있다. 개별적인 또는 현지 기준으로 환자를 측정하게 되면 다른 환경에 있는 비슷한 환자와 비교하기 쉽지 않지만, 각 환자를 놓고 보자면 맥락적 관련성이 더욱 커질 수도 있다.

동일한 측정 도구를 여러 환경에서 사용했을 때, 커다란 데이터 세트를 만들 정도로 데이터가 모일 수 있다. 이 데이터 세트는 각기 다른 환자의 특징이 환자 성과에 미치는 영향을 보다 구체적으로 이해하는 데 도움이 된다. 또한, 이 데이터 세트로 통계오차나 설계오류에 결과가 영향을 받지 않는다는 신뢰감이 커지게 된다. 예를 들어, 급성 및 아급성 재활기관에서 사용하는 독립기능평가(Functional Independence Measure; FIM)의 점수를 포함하고 있는 의학적 재활을 위한 균일 데이터 시스템(Uniform Data System for Medical Rehabilitation; UDSMR)으로 대규모 데이터 세트를 관리한다. 2001년 현재, 250만 이상의 환자기록을 데이터베이스로 구축한 1,400여 개 이상의 시설이 UDSMR에 가입했다. 독립기능평가 점수의 예측가치라는 주제를 연구하는 데이터 세트(Franchignoni 등, 1998), 뇌졸중 발생 2년 후 인지하고 있는 독립성(Grimby 등, 1998), 처음으로 뇌졸중을 경험한 환자를 대상으로 한 독립기능평가 총점의 유용성(Ring 등, 1997)에 대하여 많은 연구가 이루어졌다. 또 다른 대규모 데이터 세트는 통원물리치료를 대상으로 하는 Focus on Therapeutic Outcomes, Inc(FOTO)로, 여기에

는 해마다 약 110,000명의 환자기록을 데이터 세트에 추가하는 550여 개 이상의 기관이 있다. FOTO 데이터는 무릎 손상(Jette & Jette, 1996) 및 척추 손상(Jette & Jette, 1996) 환자의 건강 성과를 연구하고, 근골격 부상(Jette & Delitto, 1997) 환자에게 제공하는 중재방법의 범위를 기술하는 데 이용한다. UDSMR과 FOTO 모두, 사용한 도구에 대해 타당성 및 신뢰도 검사를 했으며, 환자 데이터를 제공하는 임상의는 데이터를 넣기에 앞서 평가자내 및 평가자간 신뢰도의 허용한계를 입증해야 한다.

일부 표준화된 도구는 비슷한 회복 단계에 있는 사람들을 비교하는 치료환경에 맞춰져 있다. LORS-II는 병원중심의 재활치료 환경에서 환자의 변화를 측정하도록 고안되었다(Posavac & Carey, 1987). 학업기능평가는 초등학교 학생들의 기능적 능력을 측정하도록 고안했다(Coster 등, 1998).

기술획득이나 기술적용 중 어느 것을 측정하는가로 기능척도를 구분할 수 있다(Evans, Small & Ling, 1995). 기술 획득을 측정하는 방법은 보통 예측 가능하며 변하지 않는 환경에서 조기 회복단계에 적용하도록 고안되었다. 기술 적용을 측정하는 척도는 자연스러운 환경에 있는 사람에 초점을 맞춘다. 이러한 환경에서, 환자는 자신이 기능할 수 있는 능력과 비교하여 변화하는 조건을 계속 평가해야 한다. 도티(Doty) 등(1999)의 연구에서는 기술 획득과 기술 적용간의 차이를 설명한다. 치료사가 동석한 상태에서 장애가 있는 아동과 없는 아동을 대상으로 일대일 세션(예측 가능한 환경)과 친구들과 공을 주고받는 놀이(자연스러운 환경)에서 공을 잡는 능력을 시험했다. 장애아동의 수행능력은 친구들과 놀 때보다 예측 가능한 일대일 세션에서 더 높았으며, 이는 기술 획득 측정값이 기술 적응 측정값보다 높았음을 뜻한다.

요약하면, 기능상태를 측정하는 방법은 여러 가지가 있다. 표준화된 평가의 점수, 기술의 질, 큰 활동 내에서 완수할 수 있는 과제나 단계의 수, 수행능력이 떨어지기 전에 가능한 반복 횟수 등이 측정에 속한다. 다음은 기능 성과를 이용한 연구의 예이다.

문헌의 사례

사례연구방법: 찰스, 라빈더, 고든(Charles, Lavinder, Gordon, 2001)은 2 주간의 억제-유도 치료가 편측 뇌성마비 아동 3명에게 미치는 영향을 연구했다. 저자들은 책장넘기기, 작은 물건 집어들기, 적목쌓기 등 7회의 손기능 활동으로 구성된 비진단 특정 검사인 잡슨-테일러 손기능 평가도구를 이용했다.

서술적 연구: 커크-산체즈와 로치(Kirk-Sanchez and Roach, 2001)는 UDSMR에서 수집한 FIM의 후향적 데이터를 이용했다. 저자들은 정형외과 진단을 받은 환자가 입원하여 물리치료 및 직업치료를 받은 시간과 퇴원 시 독립적인 이동성의 수준간에 양의 상관관계가 있음을 밝혔다.

비교 연구: 케텔라(Ketelaar, 2001) 등은 두 가지 치료방법이 뇌성마비 아동에게 미치는 영향을 비교하도록 무작위 블록 설계를 이용했다. 저자들의 결론에 따르면, 소아수행능력 평가도구로 측정한 결과, 일상적인 상황에서 기능적 기술 수행능력은 동작의

정상화에 초점을 맞춘 치료에 비해 기능지향적 치료를 받은 아동에서 더 높게 나타났다.

사회적 성과/역할 성과 (Social/Role Outcomes)

사회적 성과 즉, 역할 성과는 환자가 부상이나 병증의 결과로 경험하는 사회적 기회와 참여에서 일어나는 변화를 반영한다. 이러한 성과에는 작업능력, 배우자 기능과 부모기능, 오락 및 취미활동 등이 포함된다. 대부분의 척도에서는 기회에 대한 접근성, 이러한 기회의 성공, 그에 대한 환자의 만족도 인식 정도를 측정하는 사회적(역할) 활동과 기능평가가 결합되어 있다. 오스웨스트리 요통 설문은 독립적인 자기관리, 보행상태와 앉은 상태, 여행기회와 사회적 생활제한 평가 등에 관한 질문을 결합한 진단-특이적 도구의 예이다(Fairbank & Pynsent, 2000).

대부분의 환자는 자신의 신체적 건강만큼이나 사회적 및 정신적 건강을 유지하는 데 관심을 가지고 있다(Sherbourne 등, 1999). 사회적 제한에 대한 측정도구를 이용하면 환자 진료의 궁극적인 성과를 볼 수 있다는 장점이 있다. 즉, 이전의 생활방식 수준으로 돌아가는 것이다. 이러한 측정도구의 해석에 있어서, 많은 생활요인들이 역할 상태에 대한 만족도 인식에 영향을 줄 수 있다. 재정상태, 사회적 지원, 환경적 접근성 등에서 일어난 변화는 모두 건강과 성공적인 역할을 인식하는 데 영향을 줄 수 있다(Aharony & Strasser, 1992; de Haan 등, 1993). 그러므로 물리치료 중재방법의 영향을 검사하기가 더욱 어려워진다.

두 가지 특별한 측정 개념인 삶의 질과 건강관련 삶의 질은 전반적인 삶의 질에 대한 환자의 인식 정도를 평가한다. 이러한 측정도구는 점점 증가하고 있는 물리치료 문헌에서 볼 수 있다.

삶의 질 성과

평가자의 관점에 따라 삶의 질(QOL)은 여러 가지 방법으로 정의할 수 있다. 가장 기본적으로 삶의 질은 한 사람이 삶에 대해 만족하는 정도를 평가한 것을 말한다. 한 집단에게 "당신의 삶의 질을 어떻게 평가하겠습니까?"라는 질문을 했을 때, 그 대답은 비교하기 어려울 만큼 매우 다양할 것이다. 이러한 광범위한 질문에서 삶의 질은 건강 상태에 관한 인식이라고도 할 수 있지만, 업무, 사교생활, 지역사회의 안락함, 학구적인 성공, 재정 상태 등에 대한 만족도라고도 할 수 있다(de Haan 등, 1993). 각 주제에 관한 질문을 더 추가하면(당신의 삶의 질을 어떻게 평가하겠습니까? 사교생활은 어떻습니까? 학업생활은 어떻습니까?), 그 대답이 바뀔 것이다.

삶의 질에서 일어나는 변화를 측정하기 위해 평가자가 관심을 두고 있는 주제에 초점을 맞춰 수많은 구성체가 개발되었다. 문헌에서는 삶의 질에 대한 어떤 구성체든 사회적, 심리적, 신체적 건강과 기능 능력 등을 다차원적으로 평가한다는 데 의견이 대체로 일치한다(de Haan 등, 1993; Hoffman, Rouse & Brin, 1995; Jenkins, 1992; Kaplan,

Feeny & Revicki, 1993; Testa & Nackley, 1994). 이러한 구성체가 삶의 질의 최종평가에서 어떻게 평가되며, 측정 단위는 어떻게 반영이 되는지는 각 도구 또는 접근방법만의 고유한 특징이 된다.

건강관련 삶의 질 성과

건강관련 삶의 질(health-related quality of life; HRQOL)은 장애를 가지거나 가지지 않은 사람들의 사회적 기대치와 건강상태에 대한 기대치와 관련되어 삶의 만족도를 다차원적으로 평가하는 방법이다(Hoffman, Rouse & Brin, 1995; Jenkins, 1992). 이는 물리치료사가 다루고자 하는 두 가지 분야 즉, 건강상태 및 기능손실과 관련이 있기 때문에 재활치료연구에서 가장 일반적으로 이용하는 삶의 질 구성체이다. 삶의 질 측정도구와 마찬가지로, 건강관련 삶의 질 척도에도 신체적, 정신적, 사회적, 경제적 및 기능적 영역이 포함되어야 한다는 데 의견이 일치한다. 젠킨스(Jenkins, 1992)는 모든 환자군집에 적용할 수 있는 하나의 건강관련 삶의 질 척도는 없다고 주장했다. 즉, 건강관련 삶의 질을 측정하는 데 실제적으로 필요한 항목은 진단별 분류, 환자의 연령 및 문화적 및 사회적 기대치에 따라 달라진다.

건강관련 삶의 질의 평가척도는 전반적인 건강 프로필, 질병 특이적 척도, 척도 배터리 등 3가지 유형으로 나눌 수 있다. 약식 의학적 성과연구 36이나 12(SF-36 또는 SF-12)(Stewart, Hays & Ware, 1988) 또는 다트마우스 COOP 차트(Kinirons, Weston & Rai, 1998)와 같은 전반적인 건강 프로필에서는 여러 건강문제를 다루며, 많은 환자군집을 대상으로 이용할 수 있다. 뇌졸중 환자의 프랜차이 활동지수(Post & de Witte, 2003)이나 미네소타 심부전 환자의 생활 설문지(Oldridge, Perkins & Hodes, 2002)와 같은 질병-특이적 척도는 특정 상태에 대한 내용이다. 카르노프스키 수행능력상태 척도(de Haan 등, 1993)과 같은 척도 배터리는 기능적 활동이나 인식 과정 등 특정 영역을 측정한다(Hoffman, Rouse & Brin, 1995).

건강관련 삶의 질 데이터는 자가평가 기입법(self-administration)이나 조사자 설문기입법(interviewer administration of a survey) 중 하나로 수집한다. 자가평가 척도의 경우, 환자는 임상의의 도움을 받거나 임상의가 동석한 상태에서 독립적으로 설문에 응답을 한다. 보통 스캔 양식에서 해당하는 곳에 원을 그리거나 색을 칠해서 응답을 한다. 그러나, 환자가 사용하기 쉽고, 환자의 응답을 데이터 세트로 직접 내려받을 수 있기 때문에 점점 컴퓨터 터치스크린이 인기를 얻고 있다. 조사자가 기입하는 설문방식은 환자와 일대일로 혹은 전화 상으로 작성할 수 있다. 임상의가 환자를 돕는 경우, 질문을 해석하는 방법에 대하여 논의할 여지가 있다. 환자가 그 측정도구에 스스로 응답을 하는 경우에는 질문 해석 방법에 대하여 논의할 여지가 없다.

진행상황을 평가하기 위해 환자가 내원할 때마다 물리치료사가 손상 및 기능제한 데이터를 수집하곤 한다. 대조적으로, 건강관련 삶의 질 데이터는 보통 전반적인 변화를 입증하기 위해 중재를 시작하는 시점과 마치는 시점에 수집한다. 중재의 장기적 효과를 기술하고자 일부 연구에서는 퇴원후 정해진 주기에 따라 환자를 측정한다. 건강관련 삶의 질에 관한 장기연구를 통해 중재의 장기적 유효성, 발견되지 않는 증상재발률, 유사한 환자의 예후에 관한 정보를 알 수 있다.

문헌의 사례

사례연구방법: 카플란(Kaplan, 2000)은 SF-36을 이용하여 뇌교출혈 발생 후 3-5년이 지난 젊은 여성을 대상으로 수회의 가정물리치료 세션 전후의 변화를 설명하고 있다. 그 결과, 건강관련 삶의 질 점수는 처음에 증가했지만, 지속적으로 유의하게 향상되는 기능 및 역할 참여에 상응하여 증가하지는 않았다.

비교 연구: 디파비오 등(DiFabio, 1997)은 1년 동안 통원치료를 받은 만성 진행성 다발경화증 환자와 대기목록에는 있었지만 1년 동안 치료를 받지 못한 환자를 비교했다. 치료그룹에서는 SF-36의 건강상태 항목 중 6개의 분야가 향상되었으나, 대기 그룹에서는 변화가 없었다.

캠프 등(Camp, 2000)은 울혈성 폐쇄성 폐질환 환자 29명을 대상으로 폐 재활치료 전후의 건강관련 삶의 질을 비교했다. 여기에서는 건강관련 삶의 질을 측정하기 위해 SF-36과 만성 호흡기 질환 설문지를 이용했다. 두 집단에서 모두 건강관련 삶의 질이 유의하게 개선되었다.

재활치료에서의 의료제공자 성과
(Provider Outcomes in Rehabilitation)

의료제공자 성과는 임상의 한 명 또는 집단의 능률, 효율 및 만족도를 설명한다. 의료제공자 성과는 물리치료관련 문헌에서 관심을 두던 분야가 아니었다. 그러나, 모든 의료제공자가 자신의 능률과 효율을 살펴보고 이를 보고하는 추세가 증가하고 있다. 의료제공자 성과의 예로 역할 변화, 치료 가변성, 물리치료사 만족도, 절차의 성공률, 특정 성과를 달성하는 데 드는 비용, 특정 성과에 대한 임상의의 경험 정도가 있다. 다음 절에서는 의료제공자가 일반적으로 관심을 두는 일부 성과를 분석했다.

손상 성과 (Impairment Outcomes)

손상 성과는 중재의 결과로 발생할 수 있는 신체 또는 조직 수준의 변화에 관한 측정 도구이다. 환자에게 손상이 발생하면, 성과로서의 손상은 환자보다 임상의에게 더 중요하다. 통증 변화를 제외하고, 대부분의 환자는 상태 호전에 대하여 손상 변화를 보고하는 것이 아니라, 보다 쉬운 활동이나 기능을 보고한다. 임상의가 환자를 대상으로 측정하는 손상의 예로, 통증 인식, 근력, 동작범위, 협응, 지구력, 순환, 상처 치유 등이 있다. 손상 연구를 통해 어떤 상태의 치유 과정과 이용했던 중재방법의 적용 및 유효성을 통찰할 수 있다. 일부 사례에서, 임상의는 손상연구를 하는 과정에서 중재방법을 일상적으로 적용하는 것을 시험해보거나 특정 중재방법이 효과가 있는 이유를 설명하는 근

글상자 3.4

손상 연구

클라크 등(1999)은 수동적으로 다리를 똑바로 들어올리는 동안 전면 고관절 스트레칭 방법 두 가지가 동작범위에 미치는 영향을 살펴보았다. 비장애인 60명을 대상으로 데이터를 모으기 위해 무작위로 3집단을 나누는 사전-사후검사 설계방법을 이용하여 연구를 진행했으며, 연구자들이 내린 결론에 따르면 전면 고관절 근육의 시상면 유지-이완 스트레칭이 정적으로 넓드리기보다 효과적이며, 고관절 신근의 유연성을 높이는 데는 누워서 휴식을 취하는 동작보다 두 가지 방법 모두가 더 효과적이었다.

거를 찾을 수 있다. 클라크 등(1999)은 고관절 신근의 운동 범위를 보다 넓히기 위해 굴근을 늘리는 동작의 유효성을 설명하고자 한 손상 연구의 예를 들었다. 이 연구의 전제조건은 처음에는 직관에 반대되는 것이었으나, 저자들은 임상 관찰을 통해 이 연구의 근거를 마련했다(글상자 3.4).

손상은 전형적으로 기능제한보다 자주 기록된다(Turner 등, 1999). 손상 측정값에 변화가 약간이라도 있으면 물리치료사와 환자에게는 중재방법이 효과가 있음을 말해주는 지표가 되기 때문이다. 호흡수, 심박수, 근력 또는 동작범위의 수치 상 변화는 기록하고 비교하기에 용이하므로, 치료계획을 계속 이어나가는 데 있어 동기요인이 된다. 손상을 최소화하게 되면 직접적으로 기능이 호전되는 데 영향을 미친다고 임상의는 강력하게 직관적으로 추정하지만, 이러한 직접적인 원인-효과 관계를 지지하는 문헌은 거의 없다(Jette, 1995). 예를 들어, 어깨 굴곡이 10° 증가하면 유착성 관절막염 환자가 머리 위로 손을 뻗는 동작에 영향을 줄 수도 있고, 그렇지 않을 수도 있다. 어깨 굴곡이 증가하게 되면 결과적으로 손을 머리 위로 뻗어 선반에 닿거나 머리를 빗는 능력이 향상될 가능성이 있지만, 적응 장비를 이용하거나 가능한 범위 내에서 약점을 다루는 치료법으로 인해 기능적 독립성에 변화가 올 수 있다. 그러므로, 기능 변화는 다른 중재 접근방법을 이용하거나 다른 손상을 대상으로 하는 것보다 동작 범위를 크게 하는 데 직접적으로 영향을 미치지 않을 수 있다.

손상을 측정하는 도구는 보통 그 손상에 특이적이다. 그러므로, 측각기를 사용하여 동작 범위를 측정하고, 등속성 운동기구로 힘을 측정하며, 힘측청판으로 압력을 수치화할 수 있다. 지난 30년 동안, 빠르고 보다 강력한 컴퓨터와 프로그램이 개발되어 손상 특징을 측정하는 정확도와 효율성이 더 증가했다. 수동 측각기로 정적 관절을 측정하나 이를 이용해 동작을 하는 동안 관절각의 변화를 측정하지는 못한다. 그러나 전자 측각기는 관절을 둘러싼 사지분절에 끈으로 묶어 정적 관절각과 동적 관절각을 모두 측정하며, 움직임의 정도를 컴퓨터에 알려준다. 이러한 이차원적인 원시 데이터를 수학적으로 보고, 점으로 나타내며 분석할 수 있다. 전산화된 동작분석 연구실에서는 관절각에 관한 데이터를 수집하는 데 보다 정교한 방법을 이용한다. 적외선 센서, 광방출 다이오드(LED), 비디오 카메라로 관절각에 관한 데이터를 수집하고, 관절각 변화에 대한

> **글상자 3.5**
>
> **기구 신뢰도 연구의 예**
>
> 베리 등(1999)은 KT-1000 관절운동측정기의 신뢰도를 검사하여 기구를 사용했던 물리치료사의 평가자간 및 평가자내 신뢰도가 이를 사용하지 않은 물리치료사보다 크다는 것을 발견했다. 물리치료사 표본의 크기가 작았지만, 이 데이터는 치료사에게 기구 사용방법을 가르칠 필요가 있다는 주장을 뒷받침해준다.

3차원적인 정보를 구현한다. 이처럼, 기술을 이용해 세부성, 정확도, 속도를 향상시켜 관절각을 측정하는 방법은 3가지가 있으며, 각 기법의 목적은 다르다. 손상을 연구하기 위해 측정도구를 선택할 때에는 기술을 이용할 수 있기 때문에 수집할 수 있는 데이터의 유형보다는 수집해야 할 필요가 있는 데이터의 유형을 결정하는 것이 중요하다.

또한, 손상을 측정할 수 있는 기구의 신뢰도도 반드시 확립해야 한다. 장비 설계자나 판매자가 제공하는 신뢰도 정보만으로는 충분하지 않다. 치료사는 기구를 실전에서 사용할 때에 자체적으로 신뢰도를 확립해야 한다. 베리 등(Berry, 1999)은 기구를 신뢰할 만하다고 본다 하더라도, 신뢰도의 수준은 각 치료사의 경험에 따라 달라질 수 있다고 주장했다(글상자 3.5)

문헌의 사례

사례연구방법: 커시와 미스린스키(Kirsch & Myslinski, 1999)는 3개월 동안 건강관리 프로그램과 교육프로그램에 참여한 다발경화증 환자 2명의 사례연구에서 안정시 심박수, 혈압, 최대 작업량, 대사량, 최대 VO_2 등 5 가지 유산소 컨디셔닝 변수에 관한 중재 전후 측정값을 기록했다.

서술적 연구: 르만과 맥길(Lehman & McGill, 2001)은 전형적인 여러 가지의 복부 운동을 하는 동안 각기 다른 복부 근육부위에서 근전도 활동의 양을 서술했다.

비교 연구: 긴(Ginn, 1997) 등은 통증평정, 동작 범위 및 외전력으로 측정하여 물리치료가 어깨통증에 효과가 있다는 점을 연구하기 위해 무작위 대조군 임상시험을 했다.

임상역할의 발전(Clinician Role Development)

물리치료사의 역할은 학생으로 시작하여 나아가 임상에서 전문가가 되기까지 지속적으로 발전한다. 전문적인 기술을 어떻게 습득하며, 역할이 어떻게 변하는가에 대한 연구를 반영하는 문헌의 양이 방대해지고 있다. 로포폴로(Lopopolo, 2001)는 각기 다른 조직구조에 있는 물리치료사의 역할을 설명하기 위해 전문가 역할 행동 실태조사를 개발했다. 임상환경이 변함에 따라 또는 임상이 변화 그 자체로 작용함에 따라 역할이 어떻게 변화하는가를 이해하는 것은 교육과정의 변화, 지속적인 교육, 조직구조를 뒷받침할 중요한 데이터가 될 수 있다.

임상의/물리치료사 만족도(Clinician/Physical Therapist Satisfaction)

임상의 만족도는 업무 만족도의 측정도구이다. 임상의 만족도는 직원을 발전 및 재훈련시키고, 생산성을 높이며, 결근을 줄이고, 성장하면서 새로운 직원을 끌어들이고자 하는 관리자에게 중요하다(Akroyd 등, 1994). 업무 만족도는 완수하는 과제인 내적 변수와 사회 및 조직 환경과 관련이 있는 외적 변수 등 두 가지 주요 변수로 구성된다. 업무 만족도에 기여하는 변수로는 관심 수준, 업무관련 과제에 대한 보상, 의사결정의 자율성, 업무조건, 보수, 동료와의 관계, 상사와의 관계, 전반적인 업무 만족도 등이 있다(Akroyd 등, 1994). 임상의 만족도 연구는 간호학 문헌에서 널리 볼 수 있으나, 물리치료사(Schwertner 등, 1987), 물리치료 학부(Harrison & Kelly, 1996), 물리치료사 보조(Ellis, Connell & Ellis-Hill, 1998)에 관한 연구에서도 역할 만족도에 영향을 줄 수도 있는 요인을 찾아볼 수 있다.

문헌의 사례

서술적 연구: 아크로이드 등(1994)은 물리치료사와 작업치료사를 대상으로 실태조사를 하여, 두 가지 임상환경에서 어떤 내적변수와 외적변수가 유의한 만족도 예측인자였는지를 판단했다. 회귀분석을 통해 확인된 바로는, 외래진료센터와 병원에서 모두 "관여(involvement)"와 "전반적인 업무조건(general work conditions)"이 업무 만족도의 가장 강력한 예측인자였다.

의료서비스 성과(Service Outcomes)

의료서비스 성과는 의료서비스 전달의 관리 및 행정과 관련이 있으며, 여기에서는 환자에게 의료서비스를 제공하는 데 대한 전반적인 효과를 살펴본다. 의료서비스 성과의 예로는 환자 만족도, 의료서비스 비용과 이윤, 배상률 즉 거부율, 직원 보유가 있다. 여기에서는 가장 일반적인 의료서비스 성과 측정도구 중 두 가지를 살펴보고자 한다.

환자 만족도(Patient Satisfaction)

환자 만족도는 가장 일반적인 의료서비스 성과 측정도구 중 하나이다. 상당히 일반적임에도 불구하고, "환자 만족도"는 이해당사자의 관점에 따라 달라지며, 측정할 수 있는 의료전달의 측면이 많기 때문에 정의 내리기 어려운 용어이다(Avis, Bond & Arthur, 1995; Hutton & Richardson, 1995; Leiter 등, 1994). 환자와 의료서비스 제공자가 널리 받아들이는 환자 만족도의 개념은 있지만, 그 개념 정의(Rees Lewis, 1994)나 의료서비스 전달에 미치는 영향의 증거(Aharony & Strasser, 1992)에 관한 의견일치는 보기 드물다. 가장 기본적인 수준에서 살펴보자면, 환자 만족도는 자신이 받는 진료에 대한 환자의 *인식(perception)*과 관련이 있다.

환자 만족도는 환자가 의료에 기대치를 갖고 있으며, 일부 질적 기준에 따라 이러한 기대치를 판단할 수 있으며, 그 판단으로 어느 수준의 만족도 또는 불만족도를 정한다는 추정을 토대로 측정한다. 이러한 추정의 문제점은, 연구에서 주장하는 바에 따르면, 환자는 진료를 받을 때까지 진료에 대한 기대를 하지 않을 수 있으며, 환자가 무엇을 생각하게 될 것인가 혹은 무슨 일이 일어나야만 하는가를 토대로 기대를 하는 것이 아니라, 어떤 일이 일어나지 않아야 하는가에 대해 기대를 한다는 점이다(Avis, Bond & Arthur, 1995). 또한, 진료의 어떤 측면을 환자가 기대하는가도 분명하지 않다(Avis, Bond & Arthur, 1995). 기대를 한다고 하더라도, 만족도 판단이 환자의 기대치나 건강상태 인식, 부양자의 능력에 대한 인식, 사회인구학적 변수, 연령, 성별 또는 환자가 인식하는 환자로서의 역할 등 기타 변수와 관련이 있는지의 여부도 분명하지 않다(Avis, Bond & Arthur, 1995; Keith, 1998). 또한, 의료서비스 제공자가 만족도 측정을 위해 선택한 항목이 어떤 방법으로든 환자의 기대와 관련이 있는지의 여부도 알려지지 않았다. 즉, 환자 만족도 평가에서는 환자가 거의 주의를 기울이지 않는 항목을 실제로 반영할 수 있다(Avis, Bond & Arthur, 1995).

환자 만족도를 측정하는 데는 방법 면에서 몇 가지 해결해야 할 과제가 있다. 환자는 자신의 의견 때문에 이후에 받을 의료서비스가 영향을 받는다고 생각하여 만족도를 얘기하는 것을 꺼릴 수도 있으며, 인지 장애로 인해 설문지를 작성하지 못해 응답이 한쪽으로 편중될 수가 있다(Keith, 1998; Roush & Sonstroem, 1999). 설문지를 작성하는 시기, 긍정적 또는 부정적 서비스 기술어간의 균형, 설문응답에 대한 보상(펜을 주거나 작성 후 선물을 주는 등), 환자를 위해 설문지를 작성할 대리인 이용, 환자의 연령이 응답률과 만족도 수준에 영향을 미칠 수 있다(Aharony & Strasser, 1992; Avis, Bond & Arthur, 1995; Seibert 등, 1999).

환자 만족도를 측정하는 방법에 대한 의견은 일치하지 않지만, 의료서비스 품질과 고객 만족도는 의료서비스를 마케팅하는 데 중요한 개념이며, 이를 측정하려는 시도도 증가하고 있다(Gerszten, 1998). 연구를 통해 만족도가 지속적으로 의료서비스를 이용한다거나, 특정 의료제공자에게 계속 진료를 받거나, 진료에 순응하는 등 환자의 행동과 관련이 있음이 드러났다(Aharony & Strasser, 1992; Bell 등, 2002; Keith, 1998). 반대로, 기대가 충족되지 않은 환자는 만족이 덜하여 더 많은 의료서비스를 이용하려는 경향이 있다(Bell 등, 2002). 만족도는 환자의 순응도 향상과 상관관계가 있고(Keith, 1998), 순응도가 향상되면 중재 성과도 향상된다고 보기 때문에, 환자 만족도는 측정해야 할 중요한 개념이다.

물리치료 서비스에 대한 환자의 만족도를 이해하려는 경향이 커지는 데 발맞춰, 미국물리치료 협회는 1995년에 환자 만족도 도구에 관한 개론을 발표했다. 이 도구는 병원에서 사용하는 기구를 구성원간에 공유하도록 한 요청에 대응하여 병원이 자발적으로 기고했다. 다양한 임상환경과 제출한 설문지 형식을 통해 병원이 환자 만족도에 관심을 가지고 있음을 알 수 있었다. 그러나, 이러한 양식 중 어느 것도 내용 타당도나 신뢰도를 판단하는 심리측정 검사의 대상이 되지 않았다. 환자 만족도에 점차 관심이 증가하면서, 임상에서 다양한 도구가 개발되었으며, 신뢰도와 타당도 검사의 대상이 되었다(Beattie 등, 2005; Goldstein, Elliott & Guccione, 2000; Roush 등, 1999; Seibert, 1999). 환자 만족도는 다차원적인 구성체로 간주하므로, 대부분의 설문지에는 여러 구성체에 대한 질문이 있다. 다음 절에서는 환자 만족도 설문에서 흔히 측정하는 구성체의 유형을 기술하고 있다.

의료서비스 만족도

이는 의료서비스 제공자와 상호작용 하는 행위에 대한 만족도를 말한다. 진료를 하는 장소나 의료서비스를 제공하는 사람과 이를 따로 생각할 수는 없다. 고객의 기대에 따라 만족도에 대한 인식은 매우 다양해질 수 있다. 또한, 여기에서는 하나의 의료서비스 성과 외에도 의료서비스 전달 과정에 초점을 맞춘다(Hutton & Richardson, 1995).

기술적/능숙 만족도

이 만족도는 환자의 상태에 대해 의료제공자가 알고 있어 편안하고 효율적인 방법으로 필요한 검사, 평가 및 치료절차를 수행할 수 있다는 데 대한 환자의 인식을 말한다(Goldstein, Elliott & Guccione, 2000). 이는 의료서비스 만족도의 한 형태이다.

인도적 만족도

이는 의료제공자가 "따뜻하고", 배려심이 있으며, 환자의 말을 경청하려고 하고, 비언어적 행동과 언어적 행동이 적절하며, 환자를 존중한다는 환자의 인식이다(Rees Lewis, 1994).

재화 만족도

이는 생산지와 상관없이, 사용할 수 있는 제품이나 품목에 대한 만족도이다. 재화에 대한 환자의 기대치는 시간에 따라 변하지 않으며, 반드시 사용해야 하는 재화에 상당히 초점을 맞추고 있으므로, 서비스보다는 재화에 대한 만족도를 평가하기가 수월하다. 반대로, 서비스 만족도는 환자가 자신의 상황 변화(또는 변하지 않는 상황)에 대해 어떻게 인식하고 있는가에 따라 달라질 수 있다(Hutton & Richardson, 1995).

특질

서비스를 전달하는 환경을 말한다. 소매업계와 개인사업에서는 오랫동안 대상 고객에 맞는 환경을 설계하는 것을 중요하게 여겼다. 그러나, 의료서비스 전달에 대한 환자의 만족도에 환경이 미치는 영향을 측정하는 것은 여전히 초기 단계에 머물러 있다. 진료실 구성, 과밀, 진료실이 어떻게 보일지에 대한 인식, 모든 환자와 관련이 있는 듯한 가구가 얼마나 비싼가 하는 문제는 진료를 받으러 다시 오고 싶어하는지, 임상의의 의료서비스를 다른 사람에게도 추천하고 싶은지의 여부 등 환자에게 영향을 미친다(Hutton & Richardson, 1995).

접근 만족도

이 만족도는 예정된 의료서비스, 의료서비스를 받는 시간, 의료서비스를 받는 곳까지의 거리, 인식하고 있는 이용가능성 등에 관한 편의성을 말한다(Rees Lewis, 1994). 여기에는 환자가 물리적으로 접근할 수 있는 의료서비스의 용이성 즉, 주차나 대중교통의 용이성, 병원 표지판, 출입 편의성, 승강기 접근 용이성 등이 포함된다. 또한, 전화나 탄력적인 일정조정을 통해 임상의를 만날 수 있는 접근성도 포함된다.

문헌의 사례

기술적 연구: 엘리엇-버크와 포타스트(Elliot-Burke & Pothast, 1997)는 외래정형외과 재활치료소에서 전반적인 환자 만족도에 가장 많이 기여하는 5가지 의료서비스 문제를 확인했다. 그 문제는 치료에 관한 설명 듣기, 개별적인 관심, 다른 임상의의 수, 임상의가 환자의 사례를 알게 된 경로, 치료 목표를 설정하는 데 반영한 환자의 의견에 관한 것이다. 지베르트 등(Seibert, 1999)이 입증한 바에 따르면, 환자 서비스와 위치에 따라 환자가 기대하는 면과 만족도 수준이 달라진다.

비용 성과(Cost Outcomes)

원가 계산과 서비스 평가는 물리치료 성과를 측정하는 접근방법 중 가장 빠르게 발전하는 분야일 것이다. 두 가지 동향으로 비용-효과 성과에 대한 관심이 증가했다. 첫째, 연방정부가 의료접근성과 재정자원 배분에 관심을 두면서 국가적인 접근성과 유효성을 개선시키는 데 초점을 맞춰 모든 수준의 의료 산업에 압력이 가해졌다. 보장 계획에서 잘 관리된 진료 계획으로 경영계획이 바뀌면서 의료보험업계에서 두 번째 변화가 일어났다. 전자의 경우, 보험청구를 목적으로 건강 위험, 재정 위험 및 새로운 치료법의 유효성을 검토했으며, 후자의 경우 위험을 줄이면 진료비용도 줄어든다는 생각으로 위험을 통제 또는 줄이려고 의료경영을 했다. 이처럼, 비용을 배분하고, 성과를 판단하며, 비용과 관련된 의료서비스의 가치를 비교하는 것은 경영관리 과정의 일부가 되었다(Stewart, 1993). 이제, 잘 관리가 되고 있는 의료조직이 직간접적으로 많은 물리치료서비스를 제공하므로, 물리치료사는 비용관련 성과를 내도록 요청받고 있다.

의료서비스의 전체 비용을 결정할 때 고려해야 하는 많은 범주의 비용이 있다. 여기에는 운영비와 관련된 지출, 자본비용의 감가상각(예, 장비, 건물), 기증을 받은 재화와 용역의 가치(예, 자원봉사자나 의대생, 차량, 진료실 장비)이 포함된다. 운영비의 두 가지 범주로 직접비와 간접비가 있다. 불행히도, 각 범주에 어떤 항목이 해당되는지에 대한 의견일치는 거의 이루어지지 않았다.

직접비는 보통 일회용품 비용, 환자 장비, 의료제공자의 임금과 수당 등 의료서비스 제공과 관련된 유형자산이다. 일부에서는 시설비용을 직접비로 간주하지만, 간접비로 보는 경우도 있다(Luce & Simpson, 1995).

간접비는 돈이 실제로 이체되지는 않지만, 재정에 영향을 미치는 비용(Whetten-Goldstein 등, 2000) 또는 여러 목적으로 쓰이거나 많은 환자들에게 두루 쓰이는 비용을 말한다(Luce & Simpson, 1995). 많은 환자들에게 두루 쓰이는 간접비로는 시설 임대료와 공공요금, 장비 비용, 행정관 임금, 마케팅 비용 등이 있다. 실제로 돈이 이체되지 않는 간접비로는 결근이나 승진누락을 통한 손실금과 가족이 제공하는 비형식적인 진료비 등이 있다(Luce & Simpson, 1995; Whetten-Goldstein 등, 2000). 무형비용으로는 장애로 인해 환자와 가족이 겪는 통증과 고통이 있다(Whetten-Goldstein 등, 2000).

이어지는 내용은 문헌에서 볼 수 있는 비용관련 측정도구들이다. 이들 용어와 관련되어 상호 배타적이며 표준화된 정의는 없다. 이를 쓴 사람의 관점에 따라 조작적 정의가 내려져 있다. 이어지는 목록은 이들 용어와 보다 일반적으로 사용되는 일부 용어에 익숙해지도록 제시된 것이다.

단가

이는 한 단위의 제품을 생산하거나 서비스를 제공하는 비용을 말하며, 생산에 드는 직접비와 간접비를 모두 포함한다. 의료서비스의 단위는 의료제공자와 의료환경에 따라 달라진다. 재활치료 서비스의 경우, 한 단위는 1회의 치료, 환자와 보낸 한 기간, 입원일을 말한다. 외래진료의 경우에는 그 단위는 시간을 토대로 하며, 15분 간격으로 하는 것이 가장 일반적이다. 자택요양 환경에서는 매 치료에 대해 단가를 매길 수 있다(Hagen, 1999). 단가는 또한 지지대나 내구성 장비의 한 부분 등 제품의 비용을 말하기도 한다.

비용-효과

이는 유사한 의료제공자나 의료서비스 전달체계간에 동일한 성과를 내도록 비용을 비교하는 것을 말한다. 최소한 동일한 성과를 달성하는 데 비용이 드는 의료제공자나 의료체계가 가장 비용효율이 높다고 여겨진다. 의료서비스의 품질이나 의료서비스를 제공한 결과에서는 이 성과의 측정값을 고려하지 않는다. 후에, 의료서비스나 중재를 받아 늘어난 수명과 같이 자연적인 건강단위에 관하여 측정한 편익을 고려하는 광범위한 의사결정 과정에서 이 용어를 사용했다(Luce & Simpson, 1995). 의료제공자 비용-효과의 예로 초보 임상의와 노련한 임상의가 특정 환자 성과를 성취하는 데 드는 비용과 진료실과 가정에서 의료서비스를 제공하는 데 드는 비용 등이 있다.

비용-편익

이는 비용과 관련하여 서비스를 제공하는 데 대한 긍정적인 편익 또는 부정적인 측면을 말한다(Block, 2006). 의학연구에서는 가장 전통적인 편익 측정도구를 수명을 연장시키는 데 드는 화폐단위(달러)로 나타낸다(Luce & Simpson, 1995). 비용-편익 연구에서 가장 익숙한 것은 약물치료 비교로, 지네릭(generic) 약품의 비용을 상표약품(brand-name form) 비용과 비교한다. 비용-편익 측정도구는 중재 후에 바로 즉각적인 효과를 관찰하는 경우가 많기 때문에 *의학적 중재(medical intervention)*의 목표로 삼기에 적합하다. *재활치료(rehabilitation)*에서는 중재방법이 다양하고 환자 성과는 임상의와 임상환경마다 다르게 측정되곤 하므로 그에 대한 비용-편익 분석은 그다지 일반적이지 않다. 재활치료 비용-편익 성과의 예로는 중재를 지연했을 때의 결과에 비해 바로 했을 때의 결과 및 환자 회복에 미치는 영향, 도움의 필요성에 비해 기능적 독립성 향상과 관련된 비용, 회사나 사회를 위해 지속적인 장애 상태에 비해 업무복귀를 용이하게 하는 데 드는 비용이 있다.

비용-효용

이는 수명과 삶의 질 및 가능한 중재방법에 관련하여 건강상태에 대한 환자의 선호도를 추정한 값이다(Haas, 1993; Luce & Simpson, 1995). 건강상태의 범위는 정상이며 건강한 상태로부터 사망에 이르기까지 다양하다. 그 선호도를 추정하는 방법에 대해서는 논란이 많지만 이는 비교적 새로운 접근방법이나, 재활치료에서는 매우 유용한 개념이 될 것이다. 많은 환자들이 이전의 기능수준 및 삶의 질로 돌아갈 수 없다. 또한, 만성질환 환자는 시간에 따라 자신의 상태를 관리하기 위해 여러 가지 대안을 가질 수 있다. 특정 기능 수준 및 건강상태에 대한 환자의 선호도와 여러 가지 중재방법으로 실제 달성할 수 있는 기능 수준 및 건강상태가 부합하는 정도를 측정하게 되면, 임상적 의사결정과 장기적인 환자관리에 도움이 되는 유의미한 성과 측정도구가 만들어질 수도 있다. 예를 들어, 하스(Haas 1993)는 정형외과 치료를 받아야 하는 다양한 상태에 대해 물리치료 중재방법의 비용-효용을 평가하고, 그 값이 중재방법을 비교하기에 좋다고 판단했다. 이와 반대로, 반 덴 후트 등(van den Hout, 2005)이 내린 결론에 따르면, 류마티스 관절염 환자의 경우 일반치료가 고강도 운동치료보다 비용-효용이 높았다.

문헌의 사례

비용-효과 연구: 고관절 인공관절 치환술(total hip arthroplasty)을 받은 환자 135명을 대상으로 한 후향적 연구에서 가히머 등(Gahimer, 1996)은 술전 환자교육을 해도 환자 성과, 합병증 발생률, 보행 수준, 퇴원에 차이가 없었음을 입증했다. 이러한 유형의 연구에서는 널리 받아들여지고 목적이 분명한 중재방법이 성과가 개선되지 않은 상태에서 의료서비스 비용을 증가시킨다는 비용-효과의 근거를 물리치료사에게 제공했다.

비용-편익 연구(Cost-Benefit Research): 프레버거(Freburger, 2000)는 고관절 인공관절 치환술을 받은 환자를 대상으로 물리치료 서비스의 유용성과 치료비 및 퇴원과의 상관관계를 후향적으로 살펴보았다. 비용-편익 분석결과를 보면, 물리치료를 많이 할수록 전체 치료비는 적게 들고 퇴원할 가능성이 더 커졌다.

비용-편익 연구(Cost-Benefit Research): 해밀턴 등(Hamilton, 1999)은 2곳의 지역 병원 중 1곳에서 치료를 받은 척수손상 환자 109명을 대상으로 의료서비스 비용에 관한 횡단면적 연구를 했다. 현재 FIM 총점 및 구성점수와 도움을 받은 시간(분), 내구성 재화의 비용, 하루에 도우미의 도움을 받는 시간간에 역상관관계가 있음이 밝혀졌다. 즉, 기능제한이 심해짐을 나타내는 낮은 FIM 점수는 높은 재활후 치료비용과 관련이 있었다.

의학적 성과 (Medical Outcomes)

의학적 성과는 본래 사망률과 이환율, 치료 효과, 진단의 정확성 등 몇 가지 분야에 초점을 맞춘다. 의료사회학자는 중재의 결과로 얻게 되는 삶의 질을 고려한 품질조정 수명으로서 이러한 구성물에 더욱 관심을 가지고 있다. 물리치료사에게는 의학적 중재의 성과가 중요하지만, 이는 재활치료 성과의 대용물이 아니다. 이어지는 내용은 의학적 성과와 약학적 성과 연구에서 보통 보고되는 의학적 성과에 대한 설명이다.

사망률과 이환율(Morbidity and Mortality Rates)

이환율은 어떤 지역사회에서 건강한 사람에 대한 아픈 사람의 비율, 또는 의학적 중재 후에 합병증의 발생 빈도를 말한다. 이환율은 진단별로 다르며, 관련된 의학적 절차에 따라서도 다르다. 이환율의 역사는 길지만, 동일한 절차에 대한 연구라도 모든 이환율의 정의가 일관적이지 않다. 예를 들어, 4가지의 수술 상의 이상성과에 관한 연구에서, 상처 감염의 정의가 달라 연구기관마다 성과를 비교하는 데 한계가 있었다(Bruce 등, 2001). 이환율의 정확도에 영향을 미치는 기타 변수로는 부정적 결과를 평가하는 평가척도의 다양성, 부정적 성과를 판단하는 추적검사 기간, 부정적 성과에 관한 환자의 자가보고 내용의 타당성 등이 있다(Bruce 등, 2001).

사망률은 중재의 결과로 사망하는 비율을 말한다. 기관간에 사망률의 정의는 보다 일관적이지만, 의학적 절차를 중단한 후의 추적검사 기간은 다양하다(Bruce 등, 2001). 사망의 원인으로 여겨지는 의학적 절차가 행해진 후의 시간을 결정하는 것 자체가 하나의 도전이다. 사망률 추적검사 시간이 상당히 다양하다면, 보다 장기간의 추적검사를 한 연구에서는 추적검사 기간이 짧은 연구보다 사망률이 큰 가능성이 있다.

특정 질환에 대한 전염병학 연구 외에도 통제된 조건 하에 의학적 절차를 연구할 때에 흔히 사망률과 이환율을 이용한다. 이 두 가지는 의학적 성과 연구에서 가장 흔히 이용한다(Bailit, Federico & McGivney, 1995).

의학치료 효과(Medical Treatment Effectiveness)

치료효과는 어떤 의학적 중재가 질병이나 상태를 치유할 수 있는 정도를 말한다. 의학적 성과로 흔히 질병의 부재, 재발 배제, 동일한 상태에 적용한 두 가지 치료법의 비교효과가 있다. 재활치료 서비스에서는 반드시 어떤 상태를 치유하려고 하는 게 아니므로 의학치료 효과는 재활치료 효과와는 다르다. 오히려 재활치료 서비스에서는 기술을 회복하거나 환자가 자신의 상태에 안전하게 적응하도록 가르침으로 기능을 향상시키고자 한다.

품질조정 수명 (Quality-Adjusted Life-Years)

품질조정 수명(QALY)은 삶의 질과 비교하여 수명을 평가하는 방법이다(Ganiats, Miller & Kaplan, 1995; Jenkins, 1992). 품질조정 수명은 수명을 추정할 수 있는 질병을 치료하는 2가지 이상의 다른 전략을 쓴 의학문헌에서 일반적으로 볼 수 있다. 품질조정 수명을 통해 어떤 사람의 삶의 질에 비례하여 기대수명을 연장시키도록 치료방법을 서로 비교한다. 일반적인 예로 암치료를 받는 환자의 딜레마가 있다. 흔히, 수명을 몇 년 연장시키나 불편한 치료와 부작용을 견뎌내야 하는 치료와 수명을 많이 연장할 수는 없지만 신체적으로 훨씬 편안한 덜 적극적인 치료 중 하나를 선택해야 한다.

일반적으로 어떤 중재를 하면서 특정 주기로 환자의 건강관련 삶의 질을 측정하여 품질조정 수명을 결정한다. 시간에 따른 건강관련 삶의 질 점수를 그래프로 나타내면 곡선이 그려지며 그 아랫부분은 한 환자의 품질조정 수명 추정값이다. 여러 환자의 곡선 아래 면적을 평균으로 내면, 한 표본 또는 군집의 평균 품질조정 수명을 계산할 수 있다(Ganiats, Miller & Kaplan, 1995). 한 표본에 이용한 중재방법이 다른 표본에 이용한 중재방법과 다를 때 품질조정 수명을 비교할 수 있다. 개니어츠, 밀러 및 카플란(Kaplan, 1995)는 이 방법과 다른 몇 가지 방법으로 품질보증 수명을 결정하는 데 있어 강점과 한계점을 설명했다. 여기에서는 그 측정값이 편중되긴 하나, 질병, 특히 말기 질병의 의학적 관리를 위한 치료 접근방법의 성과를 비교하는 순위표에서 흔히 이용하는 방법이다.

환자의 생존 확률이 한정되어 있을 때, 기능 회복보다는 생명유지를 하는 방향으로 예상되는 진료성과가 달라지기 때문에 이는 재활치료에 적용하는 측정도구는 아니다.

증상과 독성효과가 없는 품질조정 시간 (Quality-Adjusted Time Without Symptoms and Toxicities)

Q-TWiST는 증상과 독성효과가 없는 품질조정 시간(quality-adjusted time without symptoms and toxicities)의 앞 글자를 딴 두문자어이다. 이는 경험했던 삶의 질에 따라 환자의 예상 생존시간을 조정하는 품질조정 생존 분석방법이다(Schwartz, Cole & Gelber, 1995). 이는 의학적 관리를 위해 두 가지 이상의 전략 중 하나를 선택한 말기 질환 환자가 주로 이용한 방법이다. 최근에는 신경학적 질환을 앓고 있는 환자에 이 방법을 적용하도록 연구가 이루어졌다(Schwartz, Cole & Gelber, 1995). 예를 들어, 암 환자의 경우, 암의 특정 유형과 중증도에 따른 예상 생존시간은 화학요법, 방사선 치료, 수술 및 복합치료에 부수적으로 따르는 불편함과 재발위험에 따라 조정된다. Q-Twist

는 동일한 진단에 대해 각기 다른 중재방법을 썼을 때의 이점과 부작용을 비교하는 통계학적 수단이다.

요약 (Summary)

본 장에서는 측정할 수 있는 다양한 환자 성과와 의료제공자 성과를 설명했다. 물리치료에서 성과연구는 보통 손상 성과를 중심으로 한다. 의료서비스 전달에 대한 기대치는 점차 기능적 성과를 측정하는 데 관심이 모아지고 있으며, 환자 만족도와 비용분석 등 다른 유형의 성과에도 보다 주목하게 되었다.

참고문헌(References)

Aharony L & Strasser S (1992). Patient satisfaction: What we know about and what we still need to explore. Medical Care Review 50(1):49–79.

Akroyd D, Wilson S, Painter J, & Figuers C (1994). Intrinsic and extrinsic predictors of work satisfaction in ambulatory care and hospital settings. Journal of Allied Health 23:155–164.

Avis M, Bond M, & Arthur A (1995). Satisfying solutions? A review of some unresolved issues in the measurement of patient satisfaction. Journal of Advanced Nursing. 22:316–322.

Bailit H, Federico J, & McGivney W (1995). Use of outcomes studies by a managed care organization: Valuing measured treatment effects. Medical Care 33(4):AS216–AS225.

Beattie P, Turner C, Dowda M, Michener L, & Nelson R (2005). The MedRisk instrument for measuring patient satisfaction with physical therapy care: A psychometric analysis. Journal of Orthopaedic & Sports Physical Therapy. 35(1): 24–32.

Bell R, Kravitz RL, Thom D, Krupat E, & Azari R (2002). Unmet expectations for care and the patient-physician relationship. Journal of General Internal Medicine 17(11):817–24.

Berry J, Kramer K, Binkley J, Binkley GA, Stratford P, Hunter S, & Brown K (1999). Error estimates in novice and expert raters for the KT-1000 arthrometer. Journal of Orthopaedic and Sports Physical Therapy 29:49–55.

Block DJ (2006). Measuring cost effectiveness. In Healthcare Outcomes Management: Strategies for Planning and Evaluation. Jones and Bartlett Publishers, Sudbury, MA.

Bruce J, Russell EM, Mollison J, & Krukowski ZH (2001). The measurement and monitoring of surgical adverse events. Health Technology Assessment 5(22):1–194.

Camp PG, Appleton J, & Reid WD (2000). Quality of life after pulmonary rehabilitation: Assessing change using quantitative and qualitative methods. Physical Therapy 80:986–995.

Charles J, Lavinder G, & Gordon AM (2001). Effects of constraint-induced therapy on hand function in children with hemiplegic cerebral palsy. Pediatric Physical Therapy 13:68–76.

Clark S, Christiansen A, Hellman DF, Hugunin JW, & Hurst KM (1999). Effect of ipsilateral anterior thigh soft tissue stretching on passive unilateral straight-leg raise. Journal of Orthopedic and Sports Physical Therapy 29:4–12.

Coster WJ, Deeney T, Haltiwanger J, & Haley SM (1998). School Functional Assessment. The Psychological Corporation/Therapy Skill Builders, San Antonio, TX.

de Haan R, Aaronson N, Limburg M, Hewer RL, & van Crevel H (1993). Measuring quality of life in stroke. Stroke 24:320–327.

DiFabio RP, Choi T, Soderberg J, & Hansen CR (1997). Health-related quality of life for patients with progressive multiple sclerosis: Influence of rehabilitation. Physical Therapy 77(12): 1704–1716.

Doty AK, McEwen IR, Parker D, & Laskin J (1999). Effects of testing context on ball skill performance in 5-year-old children with and without developmental delay. Physical Therapy 79(9):818–826.

Ellis B, Connell NAD, & Ellis-Hill C (1998). Role, training and job satisfaction of physiotherapy assistants. Physiotherapy 84(12):608–16.

Evans RW, Small L, & Ling JS (1995). Independence in the home and community. In PK Landrum, ND Schmidt & A McLean, Jr. (eds.). Outcome oriented rehabilitation: Principles, strategies, and tools for effective program management (p 102). Gaithersburg, MD: Aspen Publishers.

Fairbank JCT & Pynsent PB (2000). The Oswestry Disability Index. Spine 25(22):2940–2953.

Franchignoni F, Tesio L, Martino MT, Benevolo E, & Castagna M. (1988). Length of stay of stroke rehabilitation inpatients: Prediction through the functional independence measure. Annali dell Istituto Speriore di Sanita. 34(4):463–467.

Freburger JK (2000). An analysis of the relationship between the utilization of physical therapy services and outcomes of care for patients after total hip arthroplasty. Physical Therapy 80(5):448–458.

Gahimer JE, Forsyth E, Domholdt E, Lewis MN, Corbin KE, & Rosier T (1996). A retrospective study on the effectiveness of preoperative patient education on postoperative outcomes and efficiency of care in patients undergoing total hip arthroplasty. Issues on Aging 19(1): 10–13.

Ganiats TG, Miller CJ, & Kaplan RM (1995). Comparing the quality-adjusted life-year output of two treatment arms in a randomized trial. Medical Care 33:AS245–AS254.

Gerszten PC. (1998). Outcomes research: A review. Neurosurgery Online 43:1145–1155.

Ginn KA, Herbert RD, Khouw W, & Lee R (1997). A randomized, controlled clinical trial of a treatment for shoulder pain. Physical Therapy 77(8):802–811.

Goldstein MS, Elliott SD, & Guccione AA (2000). The development of an instrument to measure satisfaction with physical therapy. Physical Therapy 80:853–863.

Grimby G, Andren E, Daving Y, & Wright B (1988). Dependence and perceived difficulty in daily activities in community-living stroke survivors 2 years after stroke: A study of instrumental structures. Stroke 29(9):1843–1849.

Haas M (1993). Evaluation of physiotherapy using cost-utility analysis. Australian Journal of Physiotherapy 39(3):211–216.

Hagen C (1999). The business of rehabilitation: Where does all the money go? In Rehabilitation in Managed Care: Controlling Cost, Ensuring Quality (pp. 28–29). Aspen Publishers, Gaithersburg, MD.

Hamilton BB, Deutsch A, Russell C, Fiedler RC, & Granger CV (1999). Relation of disability costs to function: Spinal cord injury. Archives of Physical Medicine and Rehabilitation 80:385–391.

Harrison AL & Kelly DG (1996). Career satisfaction of physical therapy faculty during their pretenure years. Physical Therapy 76(11):1202–1218.

Hesse S, Werner C, Bardeleben A, & Barbeau H (2001). Body weight-supported treadmill training after stroke. Current Atherosclerosis Reports 3(4):287–294.

Hoffman LG, Rouse MW, & Brin BN (1995). Quality of life: A review. Journal of the American Optometric Association 66:281–289.

Hutton JD & Richardson LD (1995).Healthscapes: The role of the facility and physical environment on consumer attitudes, satisfaction, quality assessments and behaviors. Health Care Management Review 20:48–61.

Jenkins DC (1992). Assessment of outcomes of health intervention. Social Science and Medicine 35:367–375.

Jette A (1995). Outcomes research: Shifting the dominant research paradigm in physical therapy. Physical Therapy 75:965–970.

Jette AM & Delitto A (1997). Physical therapy treatment choices for musculoskeletal impairments. Physical Therapy 77(2):145–154.

Jette DU & Jette AM (1996). Physical therapy and health outcomes in patients with knee impairments. Physical Therapy 76(11):1178–1187.

Jette DU & Jette AM (1996). Physical therapy and health outcomes in patients with spinal impairments. Physical Therapy 76(9):930–945.

Kaplan RM, Feeny D, & Revicki DA (1993). Methods for assessing relative importance in preference-based outcomes measures. Quality of Life Research 2:467–475.

Kaplan S (2000). Use of a quality of life measure with a young woman at three to five years post pontine hemorrhage: Case report. Neurology Report 24:152–158.

Keith RA (1998). Patient satisfaction and rehabilitation services. Archives of Physical Medicine and Rehabilitation 79:1122–1128.

Ketelaar M, Vermeer A, 't Hart H, van Petegem-van Beek E, & Helders PJM (2001). Effects of a functional therapy program on motor abilities of children with cerebral palsy. Physical Therapy 81(9):1534–1545.

Kinirons MT, Weston B, & Rai GS (1998). Use of COOP charts in the day hospital. Archives of Gerontology and Geriatrics 26:113–117.

Kirk-Sanchez NJ & Roach KE (2001). Relationship between duration of therapy services in a comprehensive rehabilitation program and mobility at discharge in patients with orthopedic problems. Physical Therapy 81:888–895.

Kirsch NR & Myslinski MJ (1999). The effect of a personally designed fitness program on the aerobic capacity and function of two individuals with multiple sclerosis. Physical Therapy Case Reports 2(1):19–26.

Lehman GJ & McGill SM (2001). Quantification of the differences in electromyographic activity magnitude between the upper and lower portion of the rectus abdominis muscle during selected trunk exercises. Physical Therapy 81:1096–1101.

Leiter P, Nettles C, Santopoalo R, & Velozo CA (1994). Outcomes research in outpatient orthopedics. Rehabilitation Management Aug-Sept:104–109.

Lincoln NB & Edmans JA (1990). A re-validation of the Rivermead ADL Scale for elderly patients with stroke. Age and Ageing 19:19–24.

Lopopolo RB (2001). Development of the Professional Role Behaviors Survey (PROBES). Physical Therapy 81(7):1317–1327.

Luce BR & Simpson K (1995). Methods of cost-effectiveness analysis: Areas of consensus and debate. Clinical Therapeutics 17:109–125.

Oldridge N, Perkins A, & Hodes Z (2002). Comparison of three heart disease–specific health-related quality of life instruments. Monaldi Archives for Chest Disease 58(1):10–18.

Palisano R (1993). Validity of goal attainment scaling in infants with motor delays. Physical Therapy 73:651–660.

Posavac EJ & Carey RG (1987). Using a level of function scale (LORS-II) to evaluate the success of inpatient rehabilitation programs. NLN Publications (21–2195):241–246.

Post MWM & de Witte LP (2003). Good inter-rater reliability of the Frenchay Activities Index in stroke patients. Clinical Rehabilitation 17(5):548–552.

Rees Lewis, J (1994). Patient views on quality care in general practice: Literature review. Social Science and Medicine 39:655–670.

Ring H, Feder M, Schwartz J, & Samuels G (1997). Functional measures of first-stroke rehabilitation inpatients: Usefulness of the Functional Independence Measure total score with a clinical rationale. Archives of physical Medicine and Rehabilitation 78(6):630–635.

Roush SE & Sonstroem RJ (1999). Development of the Physical Therapy Outpatient Satisfaction Survey (PTOPS). Physical Therapy 79:159–170.

Schwartz CE, Cole BF, & Gelber RD (1995). Measuring patient-centered outcomes in neurologic disease: Extending the Q-twist method. Archives of Neurology 52:754–762.

Schwertner RM, Pinkston D, O'Sullivan P, & Denton B (1987). Transition from student to physical therapist: Changes in perceptions of professional role and relationship between perceptions and job satisfaction. Physical Therapy 67(5): 695–701.

Seibert JH, Brien JS, Maaske BL, Kochurka K, Feldt K, Fader L, & Race KE (1999). Assessing patient satisfaction across the continuum of ambulatory care: A revalidation and validation of care-specific surveys. Journal of Ambulatory Care Management 22(2):9–26.

Sherbourne CD, Sturm R, & Wells KB (1999). What outcomes matter to patients? Journal of General Internal Medicine 14:357–363.

Stewart AL, Hays RD, & Ware JE (1988). The MOS Short Form General Health Survey: Reliability and validity in a patient population. Medical Care 26:724–732.

Stewart D (1993). Health care delivery system. In DL Stewart & SH Abeln (eds.). Documenting Functional Outcomes in Physical Therapy. St. Louis: Mosby-Year Book.

Sullivan, et al. (2000) The relationship of lumbar flexion to disability in patients with low back pain. Physical Therapy 80:240–250.

Teschendorf B & Nemshick M (2001). Faculty roles in professional socialization. Journal of Physical Therapy Education 15(1):4–10.

Testa MA & Nackley JF (1994). Methods for quality of life studies. Annual Review of Public Health 15:535–559.

Turner PA, Harby-Owren H, Shackleford F, So A, Fosse R, & Whitfield TWA (1999). Audits of physiotherapy practice. Physiotherapy Theory and Practice. 15:261–274.

Van den Hout WB, de Jong Z, Munneke M, Hazes JM, Breedveld FC, & Vliet Vlieland TP (2005). Cost-utility and cost-effectiveness analyses of a long-term, high-intensity exercise program compared with conventional physical therapy in patients with rheumatoid arthritis. Arthritis & Rheumatism 53(1):39–47.

Whetten-Goldstein K, Cutson T, Zhu C, & Schenkman M (2000). Financial burden of chronic neurological disorders to patients and their families: What providers need to know. Neurology Report 24 (4):140–144.

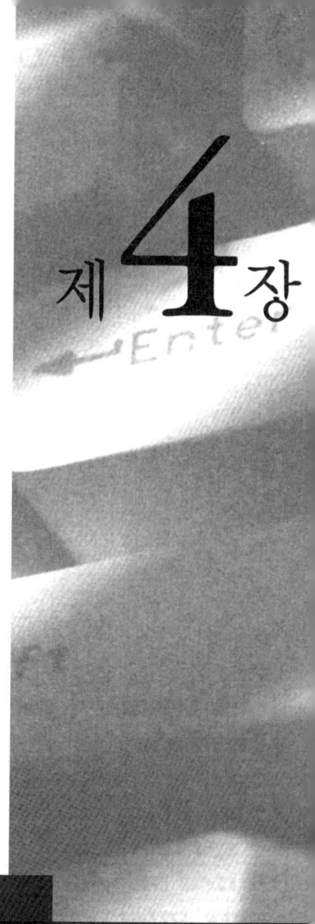

제 4 장

성과 데이터의 고객 (Consumers of Outcome Data)

주요 용어

환자
임상 현장
가족
의료기관
특정이익단체
전문가 협회
직장/공동체
정부
의료서비스 제공자
사업/산업

본 장의 성과

- 성과 데이터의 고객을 확인
- 고객마다 성과 데이터의 요구도가 어떻게 다른지를 설명

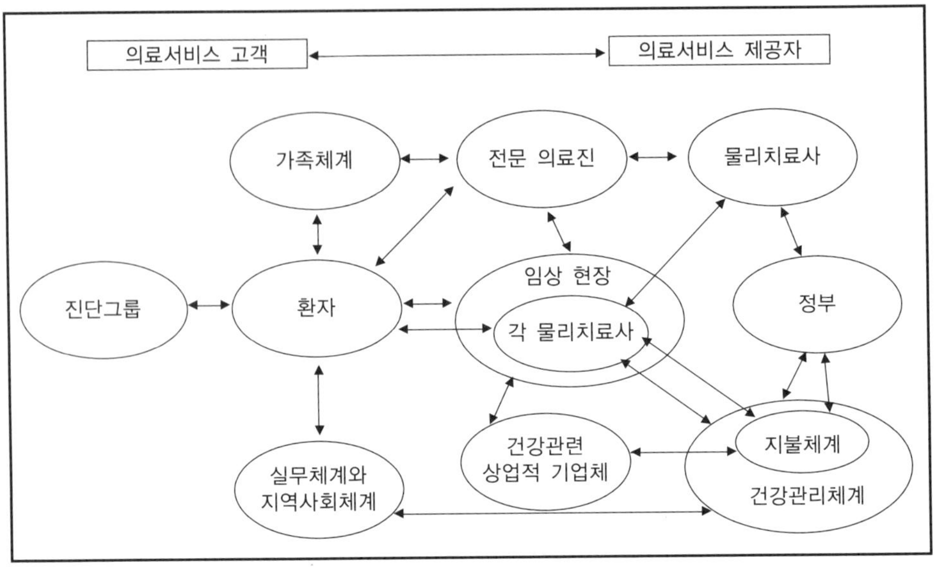

그림 4.1 성과 관점

다양한 사람 및 기관에서 성과 데이터의 필요성을 피력하고 있다. 어떤 데이터가 유의미한지, 이러한 데이터를 필요한 곳에 맞춰 어떻게 적용해야 하는지에 대해 각 그룹마다 보는 관점이 다르다. 성과 데이터의 필요성과 그에 대한 관심이 각각 다름에도 불구하고, 의료 체계에 연루되는 모든 환자들은 서로 상관되어 있다. 그러므로, 어떤 당사자에게 유의미한 성과는 다른 당사자의 관점과 데이터 필요성에 영향을 미친다. 1회의 상담 또는 1회의 중재 에피소드에서 얻은 성과는 많은 당사자에게 유의미할 수 있으므로, 그 당사자가 누구이며 그들의 관점이 어떻게 다른지를 이해하는 것이 도움이 된다.

그림 4.1은 성과 데이터에 관심이 있는 여러 당사자들을 나타내고 있다. 일반적으로 왼쪽은 의료서비스의 고객을, 오른쪽은 의료서비스를 전달하거나 지원하는 의료서비스 제공자를 나타내고 있다. 여기에서는 각 당사자에 대해 설명을 하고, 각 절의 마지막 부분에서는 표본 성과질문을 하여 그 그룹이 어떻게 문제를 제기하는지를 보여줄 것이다. "중재 A"는 그 질문의 가초점으로, 물리치료사나 병원에서 제공하는 중재나 의료서비스를 말한다.

고객(The Consumers)

환자와 의뢰인(Patients and Clients)

물리치료를 받는 환자와 의뢰인은 재활치료 성과의 고객이다. 이들은 호전 예후와 관련하여 자신의 호전상황에 관심이 있으므로 그 관심은 개인적인 수준이다. 진료에 대한 성과 접근방법에서, 환자는 중재의 유의미한 성과를 결정하는 데 관여한다. 유의미한 기능적 성과 점수가 향상되는 것은 중재계획이 제대로 이루어지고 있다는 중요한 환자 지표이다. 기능제한에 주목할 만한 변화가 아직 발생하지 않았을 때 손상 변화에 대한 피드백을 유용하게 볼 수 있는 반면, 환자는 기능손실이 해결될 때에 물리치료가 효과가 있다고 확실히 여기게 된다. 그리머 등(Grimmer, 1999)의 주장에 따르면, 초치료 환자(처음으로 요통을 주소로 중재를 받는 환자)는 경험이 있는 환자(과거에 동일한 진단으로 중재를 받은 환자)보다 첫 번째 중재 세션의 성과에 기대한다. 두 그룹의 환자 모두 증상 완화를 기대하지만, 경험이 있는 환자가 초치료 환자보다 조언과 설명을 더 기대한다. 그리머 등은 또한 환자들이 어떤 점을 기대하는지 확실하게 설명하는 부분도 있지만, 그렇지 않고 추정하게 되는 부분도 있다고 주장했다. 예를 들어, 연구자들이 밝힌 바에 의하면, 물리치료사의 정보를 제공하는 대인기술과 능력 외에도 환자의 증상이 완화되었는지의 여부에 따라 다시 내원할지를 결정하게 된다.

폭넓은 관점에서 보자면, 환자는 자신의 건강문제를 관리하는 데 도움이 될 의학적 정보와 기술적 정보에 점점 접근하게 된다. 환자는 인터넷을 이용하여 신체적 질환, 영양, 의료서비스 제공자 또는 의료기관, 대안치료 등에 관한 정보를 찾는다(Dickerson 등, 2004). 이러한 정보는 가족이나 컴퓨터를 통해 직접적으로, 혹은 기술을 갖추고 정보를 찾는 데 도움을 주는 사람을 통해 간접적으로 구할 수도 있다(Dickerson 등, 2004; Lea, Lockwood & Ringash, 2005). 인터넷에서 건강정보를 구하는 사람의 교육수준이 강력한 예측인자로 나타나긴 했지만(Meischke et al., 2005), 인터넷은 환자가 자신의 상태와 치료에 대해 기대할 수 있는 바를 알게 되는 성장매체이다.

요약하면, 환자는 자신의 상태와 관련이 있는 중재방법의 예상 성과를 확인할 수 있으나, 그리머 등이 주장하는 바에 따르면 환자가 치료계획에 따르는 데 영향을 미칠 수도 있는 내재적인 기대치도 있다.

| 환자는 "중재가 어떻게 도움이 되는가?"라고 질문하게 된다.

가족과 지인(Family and Friends)

가족과 지인은 환자와 매일 소통하고 신체적, 정서적 또는 재정적 지원을 할 수도 있는 사람들이다. 어떤 사람이 중재가 필요할 정도로 장애를 겪고 있다면, 가족과 지인 또한 영향을 받는다(Abramson 등, 1993). 환자가 더 이상 배우자, 보호자 또는 급여소득자로서 자신의 역할을 다할 수 없다면, 가족관계 또는 교우관계에서 이루고 있는 균형에 변화가 온다. 어떤 사람들은 환자의 이전 역할을 떠맡으려 하거나 환자가 새로운 역할을 하도록 도움을 주려고 할 수도 있다(Whetten-Goldstein 등, 2000). 환자의 능력에 대해 가족과 지인이 인식하게 되면 사실을 부정하거나, 비현실적으로 자신의 기능을 평가하거나, 당혹감 또는 부적응과 같은 느낌을 감추기 위해 과장해서 말하는 환자의 반응에 도움이 된다(Kessler & Mroczek, 1995; Knapp & Hewison, 1999; Purtillo & Haddad, 1996).

시간에 따라 가족구조가 바뀌고 예상 성과 또한 바뀔 수 있다. 급성 장애가 만성이 될 때, 예후, 성격특성, 동기부여, 경제, 의사소통 양식, 즉각적 지원체계와 연장된 지원체계에서 가족구성원의 수 등 많은 변수에 의해 가족은 영향을 받는다. 처음에 가족은 의학적 관리의 성과에 관심을 가진다. 시간이 지나면서, 가족은 생활방식 적응과 장기계획에 관심을 가져야 할 수도 있다. 스보보다와 립세트(Swoboda and Lipsett, 2002)는 실직, 스트레스 질환, 파산과 같은 경제적 손실, 교육 연기 등 환자를 돌보는 가족에게 상당한 부담이 있음을 입증했다.

가족과 지인이 원하는 성과가 환자가 원하는 성과와 항상 일치하지는 않는다. 예를 들어, 환자는 가족들의 도움을 받을 수 있는 집으로 돌아가는 것을 최선의 성과라 여길 수도 있다. 반대로, 가족은 충분히 환자를 돌볼 수 없다고 생각하여 다른 사람들이 환자를 돌볼 수 있는 시설에 환자가 머무르는 것을 최선의 성과라 여길 수도 있다. 문화적 가치관, 재정상의 우려, 가족 구성원간의 친밀감 등 물리치료사의 통제범위를 벗어난 여러 문제로 인해 환자와 가족간 기대치가 서로 다를 수 있다. 그렇더라도 임상의는 환자와 가족 모두를 도울 공통적인 성과를 찾도록 도움을 주어야 한다.

가족은 환자와 마찬가지로 특정 성과연구의 상세내용에 관한 문헌을 이용하거나 이에 관심을 가지고 있다. 이들은 언론과 공공미디어의 정보를 뒷받침으로 해서 의학분야 전문가를 정보의 출처로 이용할 공산이 크다. 가족이 이용하는 데이터는 환자가 이용하는 데이터와 유사하다. 환자의 기능에 대한 정기검사와 주관적 관찰 결과가 모두 의사결정에 영향을 미친다.

> *가족은 "이 진단을 받은 환자의 기능이 처음에 얼마나 회복이 되는가, 5년 후에는 얼마나 회복이 되는가?" 또는 "중재가 환자의 기능회복에 어떻게 도움이 되는가?"라고 질문하게 된다.*

특정이익단체(Special Interest Groups)

특수진단 그룹을 조성하는 특정이익단체와 지원서비스(예, 여러 유형의 관절염 환자를 대상으로 하는 관절염 재단)는 중재 성과의 동향에 주목하고 있다. 이들의 서비스가 각 환자와 가족을 지원하는 반면, 특정이익단체와 그 서비스는 동일한 진단 또는 동일한 장애 수준을 가진 환자들의 거대 표본을 토대로 하는 성과 데이터에 관심을 두고 있다. 여러 중재방법의 유효성을 이해하게 되면, 조직이 지원하는 서비스와 연구에 관한 예산결정을 하고 최신 정보를 전파하는 데 도움이 된다. 예를 들어, 미국심장협회 웹사이트(americanheart.org)의 Science & Professional 페이지에서는 뇌졸중, 심혈관계 질환, 콜레스테롤 연구의 발생률에 관한 통계를 볼 수 있다. 관절염 재단 웹사이트(arthritis.org)는 낭창, 관절염, 소아관절염, 과민성 대장증후군 등 다양한 상태에 관한 연구결과를 게재했다.

> *특정이익단체는 "이 진단을 받은 환자 중 중재 A에 의해 긍정적으로 영향을 받은 환자의 비율은 얼마나 되는가?" 라고 질문하게 된다.*

직장과 공동체(Work and Community Groups)

환자는 근로체계와 지역사회체계 등 대규모 사회체계의 일부이다. 부분적으로 환자를 위해 마련한 환경에의 접근가능성과 환자의 적응 정도에 따라 환자는 이러한 사회체계에 성공적으로 복귀할 수 있다. 갈수록 작업관련 장애의 위험을 최소한을 낮추도록 예방책을 이용하는 곳이 많아지고 있다. 예를 들어, 굿맨 등(Goodman, 2005)은 물리치료사와 직업치료사가 가르친 대로 컴퓨터 작업실에 인체공학적 원리를 적용하고 나서 1년 후에 공학회사에서 고용인이 보고한 신체적 문제가 81% 감소했다고 보고했다.

고용주는 상해예방책과 직원들에게 돌아가는 혜택에 관한 경영상의 의사결정을 뒷받침하도록 성과 데이터를 이용한다. 또한, 부상을 당한 고용인을 보호하거나, 재교육시키거나, 교체하는 과정에 대한 타당성을 부여하기 위해 성과 데이터를 이용하기도 한다. 회사는 고용인에게 제공하는 혜택을 평가하기 위해 성과 데이터를 이용한다. 그에 대한 성공적인 사례로는 예방 및 안전 대책, 고용인 보건교육 프로그램, 예방훈련 프로그램, 탁아소 등이 있다(Erben, Franzkowiak & Wenzel, 1992). 실제로 발생한 긍정적인 비용-편익 성과로는 업무상 부상 감소, 결근 감소, 사기 및 생산성 향상 등이 있다(Wynn, 1996).

공동체는 사설 및 공공, 지역 또는 주 단위의 공동체로 설명할 수 있다. 사설 공동체는 소규모(예, 거주센터) 또는 대규모(예, 건강한 노인을 대상으로 하는 콘도미니엄 협회)로 이루어질 수 있다. 공적 공동체로는 군구 및 자치주가 있으며, 주 경계는 주 단위의 공동체를 구분한다. 규모가 얼마나 되든 상관없이, 모든 공동체는 그 거주민의 요구를 처리할 책임이 있다(Epstein & McGee, 1996). 공동체는 거주민의 사회적, 경제적 및 의학적 요구를 예견하고 이를 다루는 데 성과 데이터를 이용한다. 뉴욕시 보건당국(NYC-DOH, New York City Department of Health)은 소아 천식에 대한 접근방법으로 전략적 공동체 계획을 만드는 데 성과 데이터를 성공적으로 이용한 예이다. 1996년에 천식을 통제 및 예방하고 천식으로 인한 입원율을 줄이기 위해 뉴욕시 보건당국은 소아천식 사업부를 개시했다. 데이터에서 살펴본 바로는 천식관련 입원율이 22% 증가했으며, 그 중 60%가 저소득층이었다. 이를 토대로 천식환자를 추적하고, 천식에 대한 공동체의 의식 수준을 높이며, 가족이 천식에 대처하여 관리하는 방법을 홍보하고, 환경에서 그 유발인자를 줄이는 프로그램을 시행하는 데 박차를 가하게 되었다(NYCDOH, 1999). 학교에서 일하는 간호사가 3학년 학생을 대상으로 천식관리방법에 대해 가르치면서부터 뉴욕시 보건당국의 예비연구 데이터에서는 천식관련 결석이 13% 감소했음을 보여주었다(NYCDOH, 2000).

> *근무지에서는 "중재 A를 통해 이 사람이 다시 복귀하는 것이 어떻게 가능한가?", 공동체에서는 "인구조사 데이터를 토대로 얼마나 많은 거주민들에게 중재 A가 필요하며, 이를 위해서 공동체는 어떤 역할을 해야 하는가?"라고 질문하게 된다.*

▶ *임상의는 성과 데이터를 다음과 같이 이용한다.*
- *환자에 대한 임상의의 치료 효과 설명*
- *환자관리전략 지지*
- *임상동향에 반영*
- *다른 임상의의 결과와 비교*

의료제공자 (The Providers)

각 의료서비스 제공자 (Individual Service Providers)

의료서비스 제공자는 여러 가지 목적으로 성과 데이터를 이용한다. 각 환자로부터 얻은 데이터는 그 환자의 진행상황을 비교하는 기준이 된다. 환자가 목표를 향해 나아가는 데 있어 성과 데이터를 이용하는 것이 중요하지만, 이는 환자와 임상의간의 관계에 제한되어 있다.

환자 집단으로부터 얻은 데이터는 유사한 증상을 가진 환자들을 대상으로 한 임상의의 전반적인 치료 효과, 의료서비스를 제공하는 임상의의 치료비, 중재 횟수 또는 임상의에게 치료를 받는 환자의 만족도 등을 설명할 수 있다. 이러한 정보는 중재전략을 설명하고, 최선의 임상치료 양상을 확인하며, 교육의 필요성을 확인하고, 보급품과 장비의 필요성을 판단하며, 임상의의 의료서비스 전달에 대해 환자가 인식하는 강점과 약점을 분명히 나타내는 데 유용하게 쓰인다. 유사한 부상이나 문제의 과정을 기술하는 데이터는 임상의가 성과를 예측 및 협상하고, 임상경로나 선호하는 의료서비스 절차를 개발하는 데 도움을 줄 수 있다.

임상의의 역할 중 환자의 지지자이자 재정관리자로서의 역할 비중이 커지고 있다. 정확한 환자의 데이터 세트에서는 독립성을 어느 정도 갖추도록 성공적으로 도움을 받은 환자의 백분율에 대한 설명을 할 수 있다. 이러한 데이터 분석은 전형적으로 보장되는 내용과는 다를 수도 있는 중재내용을 승인하도록 제3자 납부자를 납득시키는 데 중요하게 쓰일 수 있다. 예를 들어, 임상의가 환자가 4개월 이상 치료를 받도록 일정을 조정하고자 하지만, 환자는 처음 2개월만 보험혜택을 받을 수 있는 경우가 있다. 유사한 문제가 있는 환자가 완전히 복직하는 데 필요한 기능적 수준으로 회복하는 데 4개월이 필요함을 보여주는 데이터를 임상의가 제시한다면, 의료비 청구 심사관은 2개월 동안 일주일에 4회의 내원이 아닌 4개월 동안 매주 2회의 내원에 대한 의료비를 예외적으로 승인하게 된다. 발표된 연구와 이러한 데이터를 함께 이용하면, 더욱 호소력 있을 것이다.

임상의는 또한 자신이 한 진료에 관한 정확한 데이터를 이용하여 개인 성적표를 만들 수 있다. 이전의 진료를 평가하여 향후 임상적 의사결정을 내리는 사람이 바로 성찰적인 임상의이다. 한 명의 임상의가 치료한 환자에 대한 성과 데이터를 통해 임상의는 직관을 배제하고 객관적인 측정도구를 성공적으로 사용하게 된다.

임상의는 또한 동일한 진단그룹을 치료한 다른 임상의와 비교하는 데 성과 데이터를 이용한다. 환자에 대한 각각의 접근방법을 개선하고, 가장 효과적인 중재방법을 개발하며, 공식적 또는 비공식적인 발표를 통해 동료들과 성공사례를 공유하는 것이 의학계의 전통이다. 그 외에, 어떤 일이 이루어졌는지에 대한 설명이 잘 되어 있고 객관적으로 이를 측정했을 때 한 임상의의 접근방법을 다른 임상의와 비교하기가 더욱 수월해진다.

> *의료제공자는 "중재 A에 대해 가장 좋은 반응이 있던 환자와 아무런 반응이 없던 환자의 특징은 무엇인가?" 또는 "중재 A를 받는 환자가 기능적 목표에 도달하는 데 있어 나는 얼마나 성공적이었나?"라고 질문하게 된다.*

임상 현장(Clinical Settings)

임상 현장은 의료서비스를 제공하는 사업체 구조이다. 병원에 입원치료와 통원치료를 제공하는 재활치료학과가 있을 수 있다. 가정보건관리국은 각 의료서비스 제공자를 전문간호시설이나 환자의 자택으로 보낼 수 있다. 공립학교 체계에는 그 행정구역 내의 학교에 의료서비스를 제공하는 임상의가 있을 수 있다. 어떠한 의료서비스 제공 장소나 행정적 계획, 책임성 및 의료서비스 전달이든 성과 데이터가 이를 뒷받침하고 방향을 제시할 수 있다.

임상 현장에서는 대규모의 환자와 의료서비스 전달에 대한 폭넓은 문제를 반영하는 성과 데이터에 주목하고 있다. 제 3장에서 설명한 바와 마찬가지로, 여러 임상 현장간의 환자 만족도, 의료서비스 비용, 중재효과 등이 주목할 만한 일반적인 성과이다. 예를 들어, 크라머 등(Kramer, 2003)은 편측 슬관절 전치환술 후에 통원치료를 받거나 가정에서 전화로 추적검사를 받으며 운동프로그램을 따르는 환자 160명을 대상으로 손상 성과와 기능 성과를 비교했다. 임상의 성과는 연구가 덜 이루어진 분야로, 여기에서는 환자에 대한 임상의의 치료효과, 의료서비스를 제공하는 임상의의 비용, 전문가로서의 책임을 가진 임상의의 만족도를 비교한다.

> *임상 현장의 행정관은 "우리 기관의 임상의가 얼마나 자주 중재 A를 이용하며, 이는 퇴원하는 데 걸리는 시간, 환자 내원 횟수 또는 환자가 달성한 기능 수준과 얼마나 관련이 있는가?" 또는 "중재 B에 비해 중재 A의 비용은 얼마이며, 환자 성과와 얼마나 관련이 있는가?"를 질문하게 된다.*

의료배상당국(Health Care and Reimbursement Agencies)

정부당국과 민영보험회사는 경영 및 정책결정을 하기 위해 성과 데이터에 크게 의존한다(Hebbeler, 2004; Mariner, 1994). 보험회사는 자신이 제공하는 서비스에 법적 책임을 지기 때문에 최근 의료서비스를 제공하는 데 대한 타당한 이유를 확실한 효과에서 찾고 있다. 환자 진료계획을 관리하고자 하는 본래의 목적에 비추어, 관리 의료조직은 적절한 서비스를 제공하고, 고객이 해로운 중재를 받지 않도록 보호할 책임이 있다(Bailit, Federico & McGivney, 1995). 특정 유형의 중재를 보장할 것인지의 여부를 결정할 때에는 가능하다면 철저한 검토 과정을 토대로 하나, 여론과 정견이 이 과정에 영향을 미칠 가능성은 있다. 데이터와 여론의 영향을 받은 최근의 사례로, 의료서비스를 받은 후 임신상태를 더 유지하거나(Eaton, 2001; Madden 등, 2003), 어떤 보완의학과 대체의학을 보장할 것인지에 대해 결정을 내리거나(Pelletier, Astin & Haskell, 1999), 지네릭 약품과 상표약품의 배상에 대한 결정을 내리는 경우가 있다(Suh, 1999).

의료배상당국이 성과 데이터 이용하는 관점은 임상의 및 환자의 이익과는 거리가 멀다. 바일릿, 페데리코, 맥기브니(Bailit, Federico & McGivney, 1995)는 보험회사가 중재효과를 평가하는 데 이용하는 5가지 단계를 설명했다.

첫 번째 단계는 *문제 확인(issue identification)*으로, 효과가 입증되지 않은 중재방법을 확인하는 것이다. 고객이 중재방법에 대한 배상을 요청하거나 특정 건강문제를 치료하는 새로운 방법으로 문헌이나 의료계에서 대두되어, 또는 비용과 그 중재를 이용하는 사람들의 수로 인해 우선 순위가 되었기 때문에 의료행정관은 그 중재방법을 확인할 수도 있다.

두 번째 단계는 우선 순위 목록에 있는 중재방법의 *평가(evaluation)*이다. 이전에 발표된 데이터와 중재 성과에 대한 과학적 연구에서 얻은 새로운 데이터를 검토한다. 이러한 데이터와 이전의 평가 결과를 토대로, 중재방법의 유용성에 대한 *의학적 평가(medical assessment)*가 이루어진다. 의학계 패널, 경영자 및 법률자문가는 *보장정책(coverage policy)*을 만들기 전에 이러한 평가결과를 검토한다. 마지막 단계는 청구 처리센터와 효용성 검토 센터, 가능하다면 이후 공공감시를 위해 평가연구를 출간하도록 의학저널에 이러한 정책을 *보급(dissemination)*하는 것이다.

의료서비스 제공자에게는 중재 효과를 판단할 때 회사가 취하는 과정을 이해하고 배상하도록 결정하는 과정이 어떻게 이루어져있는지를 이해하는 것이 중요하다. 예를 들어, 문제확인단계에서 시작해보면, 물리치료사가 이용하는 중재방법 중 다수가 그 효과를 분명하게 입증하도록 엄격한 성과를 내지 않았으며, 어떤 것은 연구 조차 이루어지지 않았음을 회사가 알게 될 수 있다. 보험회사의 관점에서 보면, 이러한 과정을 통해 문제목록이 상당히 길어지며, 정책결정의 방향 두 가지 중 하나를 선택하게 될 것이다. 첫 번째 의사결정은, 그 효과를 증명할 정도로 충분히 중재에 관한 연구가 이루어지지 않았으므로, 배상 받을 수 있는 서비스로 제공할 필요가 없다는 것이다. 한 의료서비스 제공자가 특정 환자에게 어떤 중재방법이 효과적이라는 생각을 확고히 가지고 있고, 그 중재방법이 전문가들이 널리 받아들이고 있는 중재방법이라고 주장한다 하더라도, 보험회사는 각 의료제공자의 경험을 토대로 보상정책을 만들지는 않는다.

어떤 보험회사에서 과거에 배상이 이루어졌고 다른 회사에서 이에 대해 배상을 하거나, 그 보험회사의 청구 담당자가 그 사례에 대해 한 번만 승인하는 경우 각 의료서비스 제공자의 혼란은 가중될 수 있다(Bailit, Federico & McGivney, 1995). 이런 상황에서는 기능 성과와 중재방법 간의 관계에 대한 논리적인 표현 외에도 환자의 손상상태와 기능상태를 신중하게 기록하면 그 중재방법을 보상하도록 결정하는 보상근거가 될 수 있다. 사례별 의사결정은 그 중재와 배상에 대한 지침을 확립한 회사 정책을 토대로 하는 보험적용여부 결정과는 다르다.

의료조직과 보험회사가 성과 데이터를 이용하는 또 다른 관점은 각 환자와 이루고 있는 계약관계에서 자신들의 역할을 말한다. 이 관계는 보험정책에 서술된 서비스나 제품에 대하여 양당사자간 합의에 의해서만 이루어진다. 청약 당사자(즉, 보험회사)는 주 및 연방법 기준의 구속을 받으나, 의료제공자가 준수하는 도덕적 또는 윤리적 기준에는 일반적으로 구속을 받지 않는다. 그러므로, 회사는 고객과 체결한 계약 및 의무사항을 인정한다면 그 자체로 책임이 있다고 여기고, 고객은 자신의 돈으로 구매가 가능한 최선의 보험서비스를 구매하도록 여러 회사의 상품을 "둘러"본다.

반대로, 의료제공자는 주와 연방법 기준을 준수하며 의료의 품질과 특정배려처치 입증에 대한 윤리적 및 전문 기준에 대답할 수 있어야 한다(Banja & Johnston, 1994). 이는 의사결정을 통해 진료가 어떻게 제공되고 그와 관련된 보상이 이루어지는지에 대한 관점에서 본질적인 차이가 있다. 어떤 조직이나 보험회사가 보상하지 않는 의료서비스를 임상의가 제공하고 환자가 직접적으로 그 서비스를 구매할 재정적인 수단이 없을 때 이해관계가 충돌하게 된다.

보험회사가 환자와 상관없이 보상상품을 만드는 데 영향을 미치는 요인이 몇 가지 있다. 그 중 하나는 고객경쟁이다. 서로 다른 보상옵션을 한 데 혼합하거나 선정한 의료제공자로 제한을 하면 대중이 원하는 서비스의 종류와 양을 보다 경쟁적인 가격으로 제공할 수 있는 능력을 갖출 수 있다. 경쟁 보험회사가 다른 유형의 보상내용이 포함된 상품을 판매하고 있다면, 회사는 공정한 시장점유율을 유지하도록 그 서비스를 제공할 수 있는지 자신의 능력을 평가할 필요가 있다. 이로 인해, 전문직 협회의 성과 데이터 외에도 여론과 여론의 수요에 대응하여 산업 내에서 동료집단으로부터 받는 사회적 압력이 형성된다.

특정 유형의 서비스를 보상하지 않는다는 결정으로 소송의 대상이 되기도 하고 고객이나 의료서비스 제공자의 관심을 받지 못하게 될 수도 있으며, 이러한 요인은 환자에게 제공될 수 있거나 제공되지 않는 서비스에 영향을 미친다. 소송비용이나 회사의 정책에 대해 여론을 바꾸는 데 비용은 이를 보상하는 데 드는 실제 배상비용과 맞먹거나 그 이상이 될 수도 있다. 보험정책에 대해 언론의 관심을 받지 못하거나 소송이 생기면 시장점유율 손실(사업 성과)이 발생하며, 이는 보험회사가 제공하는 상품이나 서비스를 결정하는 아주 강력한 요인이 된다(Bailit, Federico & McGivney, 1995).

> *의료당국과 보험회사는 "중재 A에 대해 얼마나 빈번하게 청구서를 받는가, 지속적으로 배상을 하도록 이를 뒷받침할 기록이 있는가?"를 질문하게 된다.*

전문가 협회(Profession Associations)

전문가 협회는 많은 기능을 하며, 여러 구성성분으로 되어 있다. 이들이 수행하는 기능 중 하나는 다른 전문직과 정책결정자와 관련하여 임상치료의 범위를 결정하는 것이다. 부분적으로 이는 그 구성원이 누구인가를 기록하고, 해당 전문직의 유효성에 대한 근거를 마련하여 그 범위를 결정한다. 물리치료 분야에서는 의료서비스를 제공하는 임상 환경, 서비스를 받는 환자와 공동체, 중재를 제공하는 임상적 의사결정 과정, 대중에 대한 그 중재방법의 효과 등을 설명하는 데 초점을 맞춘다. 전문가 협회는 출판 보조금과 교육 및 연구기회를 통해 성과연구를 지원한다(Benjamin, 1995). 또한, 임상경로와 진료지침을 개발하고, 선호하는 진료유형의 이용 및 그 배상을 지원하며(Mariner, 1994), 정책 개발에 영향을 미치도록(Benjamin, 1995; Benjamin, Perfetto & Greene, 1995) 성과연구를 장려한다.

> *전문가 협회는 "중재 A를 이용하는 데 대한 적합하고 입증이 된 증거가 있는가, 그런 증거가 없다면 보다 신중하게 이를 살펴보도록 연구에 자금을 대야 하는가?"라고 질문하게 된다.*

정부 (Government)

정부당국은 직접적으로 진료를 제공하는 데 영향을 미치는 모든 수준에서 정책을 정한다. 1989년, 환자 중심의 성과연구 프로그램을 확립하기 위해 의회에서 환자성과연구법(Patient Outcome Research Act)을 통과시켰다(Ware, 1995). 같은 해에, 정보를 보급하고 성과연구의 체계를 잡기 위해 보건정책연구소(Agency for Health Care Policy and Research; AHCPR)가 설립되었다(ahcpr.gov/about/profile.htm; Mariner, 1994). 1999년에는 보건정책연구소를 의료 개선을 위해 연구를 지원한다는 임무를 띤 보건연구품질관리청(Agency for Healthcare Research and Quality; AHRQ)이라는 새로운 이름으로 다시 인가를 했다(ahcpr.gov/about/profile.htm). 질병의 예방과 장애 및 건강관련 삶의 질(HRQOL)을 처리하도록 건강인구 2000 (Healthy People 2000)이라는 의제를 세웠다. 주 정부 차원에서 건강관련 삶의 질과 관련된 데이터를 추적하기 위해, 1991년에서 1992년 사이에 질병통제센터의 국립 만성질병예방 및 건강증진센터를 매개로 하여 감시도구를 확립하는 데 정부지원이 이루어졌다(Hennessy 등, 1994). 일련의 전문가 토론을 거쳐 건강관련 삶의 질(HRQOL)을 설명하는 4가지 주요 질문을 채택했으며, 1993년 행동위험요인 감시시스템 설문지에 이를 추가했다. 49개 주에 거주하는 100,000명 이상의 사람들을 대상으로 이 전화설문조사가 이루어졌다(Hennessy 등, 1994). 그 외에 건강관련 삶의 질 데이터를 모으려는 노력의 일환으로, 연간 전국보건면접조사(Connell, Diehr & Hart, 1987; Hennessy 등, 1994), 관리의료계획에서 발생하는 보건 고용인 데이터 및 정보 세트(Health Employers Data and Information Set; HEDIS)(Epstein & McGee, 1996), 질병 또는 기관관련 성과 외에도 전반적인 기능성과를 다루어야 하는 국립보건원(NIH)의 후원을 받는 임상시험이 있다(Ware, 1995).

가장 큰 규모의 의료비 납부자인 연방정부는 의료기준, 의료계획 및 고객 교육에 관한 연구를 후원한다. 병원과 요양원, 외래진료센터, 가정보건관리국과 같은 다양한 의료전달 현장에서 데이터를 수집한다(Epstein & McGee, 1996). 38개 주에는 의료 데이터를 수집, 분석 및 보급하는 실행계획이 있으나, 이러한 실행계획은 보조금과 선거 결과로 인해 바뀔 수 있다(Epstein & McGee, 1996). 몇몇 주에서는 의료제공자의 유형, 환자 진단 및 의학적 절차 별로 진료 성과에 관한 수행능력 성적표를 발행한다(Royal & Bueno, 1999). 여러 노력에도 불구하고, 주 및 연방 차원의 정부기관들은 진료효과를 판단하고, 환자 진료와 의료제공자 교육의 기준을 결정하며, 원가 관리에 영향을 미치고, 정부지원 의료계획에서 배상해야 하는 서비스나 상품을 확인하기 위해 보건 성과 및 보건서비스 성과에 주목하고 있음이 분명하다(Benjamin, Perfetto & Greene, 1995; Mariner, 1994).

> *정부기관은 "임상지침에서 중재 A의 위치를 이해하기에 충분할 만큼 그에 대한 폭넓고 유효한 연구를 할 수 있는가?"라고 질문하게 된다.*

기타 의료전문직(Other Medical Professions)

환자는 여러 곳에서 건강관리 중재를 받는다. 의료전달체계와 배상 실행을 재구조화하여, 각 의료제공자는 그 서비스의 효과를 평가하고 여러 차원에서 책임성을 키우도록 압박을 받고 있다. 장단기 중재효능으로부터 서비스전달 효율과 환자 만족도에 이르기까지 모든 분야에서 성과측정을 한다. 각 전문직은 자신의 분야에서 중요한 데이터를 다른 의료서비스 제공자 및 규제기관의 데이터를 통합시키려고 고군분투하고 있다.

각 전문가 집단이 다루어야 할 문제는 유사하다. 이러한 질문들은 임상의가 성과측정도구의 필요성을 접하게 하는 방법, 데이터를 수집하는 최선의 방법, 환자를 진료하는 데 여러 분야가 관여할 때 유의미한 성과측정도구를 확인하는 방법, 진료지침에 성과가 미치는 영향을 설명하는 방법 등 광범위하다. 이는 분야별 학회지에서 볼 수 있는 기사의 종류에서 명백하게 드러난다. *Archives of Internal Medicine*에서 울프(Woolf, 1993)는 진료지침이 환자 진료에 미치는 영향을 서술했다. 윌리(Wiley, 1993)는 *Rehabilitation Management*에서 물리치료사가 수집하려고 하는 데이터의 수집이유와 그 유형을 기술했다. 크로우포드 등(Crawford, 1996)은 *Journal of Nursing Care Quality*에서 간호관점은 의사의 지시대로 하는 연구에서 멸시를 받고 있다고 주장했으며, 덜 전통적인 환자 성과 측정도구에 대한 제언을 했다. 마지막으로, 데스몬드 등(Desmond, 1995)은 *Journal of Substance Abuse Treatment*에서 약물남용치료를 받은 환자를 대상으로 정신학적 성과의 장기추적검사를 개선하는 방법을 설명했다.

물리치료사는 임상적 의사결정과정에 도움이 되도록 다양한 전문분야의 성과 연구를 이용한다. 물리치료사와 의사가 협력하여 환자를 관리하면서 최적의 건강관련 삶의 질을 달성하게 되면서 여러 전문분야의 성과 데이터를 점차 공유하게 되었다.

> *기타 의료제공자는 "중재 A는 무엇이며, 특정 환자에게 내가 하는 진료에 중재 A가 어떻게 영향을 미치는가?"를 질문하게 된다.*

사업 및 산업 (Business and Industry)

여러 사업분야에서 의료제공을 지원한다. 여기에는 내구성이 강한 소모품인 의료용품을 개발 및 생산하는 사업, 소프트웨어와 같이 관리를 위한 지원서비스, 문서화 및 납부 기술, 교통 서비스, 교육 서비스, 의료관련 서적과 학회지를 출판하는 출판사가 포함된다. 관리의료 및 비용절감 실행계획을 통해 의료용품 산업은 현재 존재하는 제품과 비교하여 신제품의 비용 대비 편익을 확인할 책임을 더욱 가지게 되었다(Last & Nash, 1995; Williams, 1991).

특정 제품 및 전반적인 환자 관리에 대한 비용비교연구는 배상기관에서 특별히 중요하게 여기고 있다. 예를 들어, 신제품에 드는 비용은 같지만, 기존의 제품보다 2배 정도 오래 지속됨을 입증하면 신제품을 보상하는 배상정책을 뒷받침 해준다. 이와 마찬가지로, 처음에는 비용이 많이 들지만 전형적인 환자의 전체 평균입원기간이 줄어든다는 점을 확인하면 새로 출시된, 값비싼 제품을 배상하도록 결정을 내리는 데 도움이 된다.

산업이 유용한 성과 데이터를 창출하는 데 이용해야 하는 과정을 환자관련 성과, 의료서비스 성과, 비용 성과 등의 성과측정과 결합한다. 이러한 성과에는 중재에 대한 환자의 반응, 사망률 및 이환율 성과, 중재 관련 비용에 관한 데이터가 있다. 오랫동안 임상시험은 중재효과를 확립하는 기준이었으며, 최근에야 평가에 포함된 제품과 삶의 질 향상에 대한 환자 만족도의 한층 광범위해진 문제를 다루었다(Ware, 1995). 데이터를 수집한 후에는 특정 제품이나 중재의 비용-효과를 확인하도록 데이터를 취합한다. 비용대비 효과가 있음이 입증되면, 의학계나 일반 대중에게 시판할 수 있다(Last & Nash, 1995). 2 가지 서비스를 비교한 예로 인드레다빅 등(Indredavik, 1998)의 연구를 들 수 있다. 이들은 치료를 받은 뒤 5년 후를 비교한 무작위 대조군 임상시험을 통해 최초 경색에 대해 전문 뇌졸중 치료를 받은 환자의 기능 및 건강관련 삶의 질 점수는 종합병원에서 치료를 받은 환자보다 높았음을 입증했다.

> *사업 및 산업계에서는 "신제품(중재 A)이 중재 B에 비해 환자 관리에 소요되는 전체 비용에 어떻게 영향을 미치는가?" 또는 "비용이 더 든다 하더라도 현존하는 제품에 비해 신제품(중재 A)이 전반적인 기능과 환자의 삶의 질을 유의하게 향상시키는가?"를 질문하게 된다.*

여러 관점을 성과 데이터에서 통합하기
(Integrating Different Perspectives in Outcome Data)

각 관점은 연구질문에 서로 다른 영향을 미친다
(Different Perspective Influence the Question Studied)

연구를 시작할 때에는 어떤 관점에서 다룰 것인지 반드시 확인해야 한다. 각 관점은 연구질문의 틀을 세우고 가능한 성과 데이터를 이용하는 방법이 각각 다르다(Luce & Simpson, 1995). 예를 들어, 보행기를 이용하다가 기본 지팡이를 이용하게 되는 진전이 환자에게 있어 유의미한 재활치료 성과가 될 수 있다. 환자의 재정지원, 환자의 독립성을 원하는 가족의 요구, 재활기간, 목표를 달성할 잠재력을 평가하는 임상의의 능력 등이 직접적으로 이 성과에 영향을 미친다. 목표를 성취하는 데 가족이 도움을 줄 수 있다면 환자의 진전이 더욱 가속화될 수 있으며, 가족이 도와주지 못하는 경우 환자는 목표를 성취하는 데 더 많은 시간이 걸리고 다른 전략을 써야 하거나 다른 목표를 세워야 한다. 환자를 보존적 또는 공격적으로 어떻게 관리하는가에 따라 임상의의 경험 수준도 환자의 성과에 영향을 미칠 수 있다. 환자에게 이 성과는 중요하며, 의료전달체계에 있는 그 외 당사자들은 이러한 성과를 이루는 환자의 능력에 영향을 미친다.

다른 관점에서 보면, 각 물리치료사가 기본 지팡이로 걷게 되는 데에 관심을 가질 수도 있다. 진단의 중증도에 따라 그 목표는 전형적인 목표로 여겨질 수도 있으나, 환자가 첫째 주 이후에 진전을 보이지 않는다면, 임상의는 중재방법의 효과나 환자에게 있어 그 목표가 중요한가에 의문을 품어야 할 수도 있다. 임상의의 관점에서, 이 성과는 중재효과의 측정도구이다.

물리치료 서비스의 관리자는 목표에 도달하도록 서비스를 제공하는 데 드는 비용 대비 효율에 관심을 가진다. 관리자는 물리치료사가 모든 서비스를 제공할 필요가 있는지, 물리치료사 보조나 조력원의 역할은 무엇인지 의문을 가진다.

동일한 목표에 대한 또 다른 관점은 제 3자 납부자의 관점이다. 청구 검토자는 목표를 달성했을 때 기능적 이익이 있는지의 여부와, 기능적 이익이 있다면 이를 달성하기 위해 보통 몇 번의 내원을 해야 하는가에 대한 질문을 한다. 제 3자 납부자는 환자가 특정 기능 수준으로 회복하는 데 드는 비용대비 편익을 살펴보며 보다 신중하게 물리치료의 양을 선택하게 되었다.

이처럼, 환자의 목표에 관한 데이터는 많은 관점에서 살펴볼 수 있다. 유사한 환자를 대상으로 데이터 세트를 만들 때에 이를 연구하는 임상의는 데이터를 이용하는 사람과 데이터 세트를 만드는 데 유용한 보고서의 유형을 확인하고자 할 것이다.

각 관점은 결과를 설명하는 방법에 영향을 미칠 수도 있다
(Different Perspectives May Influences How Results Are Explained)

다른 사람이 완전히 이해하도록 성과 데이터를 분석할 때에는 청중의 관점을 이해하는 것이 중요하다. 성과 데이터의 확실한 청중으로는 유사한 진료를 하는 동료와 진료의 연장선에 있는 의료서비스 제공자들이다. 우선, 유사한 진료 환경에 있는 동료들은 동일한 유형의 환자들을 보게 되며, 어떤 점이 발견되었는가에 관심을 가진다. 두 번째로, 진료의 연장선상에서 특정 유형의 의료서비스를 선행 또는 뒤따르는 임상 환경에서는 의료서비스의 시작할 때나 마치는 시점에 환자를 설명하는 성과 데이터의 혜택을 보게 된다.

대부분의 성과연구가 궁극적으로는 진료 또는 서비스 전달의 개선을 목표로 하지만, 데이터를 잘못 해석하거나, 다른 전문분야 또는 다른 관점의 독자가 그 데이터의 기여를 인정하기에 충분히 해석하지 못할 가능성도 있다. 성과 데이터를 검토할 사람과 이들이 대중을 마주할 준비가 되어있는지의 여부를 이해하도록 진료를 해야 한다. 이는 제 12장에서 더욱 심도 있게 다룰 것이다.

요약(Summary)

의학관리 및 재활치료관리 분야에서 끊임없이 신속하게 기술적 및 과학적 진보가 이루어지고 있다. 신속한 변화가 이루어지기 위해서는 모든 고객과 의료서비스 제공자가 지속적으로 의료서비스의 예상성과에 대한 최근의 지식을 갖추어야 한다(그림 4.1 참조). 의료서비스 제공자의 경우, 이는 새로운 중재방법을 이용하여 다른 사람들이 무엇을 했는가를 읽고, 환자를 진료하는 데 있어 중재효과를 살펴보는 것을 의미한다. 의료서비스 전달에서 어떠한 역할을 하는지에 상관없이, 임상의는 모든 논의에 환자가 연루되어 있음을 인정해야 한다. 성과 데이터는 환자 외의 다른 모든 당사자와 관계된 환자의 경험을 반영한다. 환자가 없다면, 이들의 역할도 없는 것이다.

또한, 고객과 의료제공자 모두 환자에게 의료를 전달한다는 하나의 목적으로 연결되어 있다. 한 당사자에게 일어난 변화는 다른 많은 당사자의 의사결정과 서비스 전달에 영향을 미치며, 궁극적으로는 환자에게도 영향을 미친다. 정책 결정자와 보험회사는 안전 규정, 진료행위 제한 및 배상 정책을 결정하도록 새로운 중재방법의 효과를 검토해야 할 수도 있다. 이들의 결정은 새로운 중재방법의 보험적용을 거부 또는 승인하거나 새로운 중재를 받는 방법을 바꾸는 데 직접적으로 영향을 미칠 가능성이 있다. 반대로, 환자의 수와 평균연령이 증가하면서, 건강을 유지하고 보다 복잡한 만성질환을 관리하는 데 드는 비용이 늘어나고 있다. 이러한 경제적 마찰은 자신이 제공할 수 있는 의료계획에 대해 의사결정을 해야 하는 보험회사에게 영향을 미친다.

중재방법에 대한 대중의 인식, 관련 성과연구의 강점, 당시 사회적 및 정책적 의제, 문화적 가치관 및 윤리적 가치관, 변화하고 있는 경제에 의해 모든 당사자가 영향을 받는다. 이러한 상호연관성으로 인해 성과측정도구를 광범위하게 요구하게 되며 어떤 성과측정도구를 만들어야 하는지에 대한 혼란도 야기된다. 각 당사자가 정보를 필요로 하는 이유는 약간씩 다르며, 모든 당사자는 동일한 정보에서 일부를 필요로 한다.

참고문헌(References)

Abramson JS, Donnelly J, King MA, & Mailick MD (1993). Disagreements in discharge planning: A normative phenomenon. Health & Social Work 18(1):57–64.

Bailit H, Federico J, & McGivney W (1995). Use of outcomes studies by a managed care organization: Valuing measured treatment effects. Medical Care 33(4) AS216-AS225.

Banja J & Johnston MV (1994). Outcomes evaluation in TBI rehabilitation. Part III: Ethical perspectives and social policy. Archives of Physical Medicine and Rehabilitation 75:SC19-SC26.

Benjamin K (1995). Outcomes research and the allied health professional. Journal of Allied Health. 24(1)3–12.

Benjamin KL, Perfetto EM, & Greene RJ (1995). Public policy and the application of outcomes assessment paradigms versus politics. Medical Care 33(4):AS299–AS306.

Connell FA, Diehr P, & Hart LG (1987). The use of large data bases in health care studies. Annual Reviews in Public Health 8:51–74.

Crawford BL, Taylor LS, Seipert BS, & Lush M (1996). The imperative of outcomes analysis: An integration of traditional and nontraditional outcomes measures. Journal of Nursing Care Quality 10(2):33–40.

Desmond DP, Maddux JF, Johnson TH, & Confer BA (1995). Obtaining follow-up interviews for treatment evaluation. Journal of Substance Abuse Treatment 12(2):95–102.

Dickerson S, Reinhart AM, Feeley TH, Bidani R, Rich E, Garg VK, & Hershey C (2004). Patient Internet use for health information at three urban primary care clinics. Journal of American Medical Informatics Association 11(6):499–504.

Eaton AP (2001). Early postpartum discharge: Recommendations from a preliminary report to Congress. Pediatrics 107:400–403.

Epstein MH & McGee JL (1996). Roles of the federal and state governments in outcomes assessment. American Journal of Medical Quality 11(1):S18–S21.

Erben R, Franzkowiak P, & Wenzel E (1992). Assessment of the outcomes of health intervention. Social Science and Medicine 35(4):359–365.

Goodman G, Landis J, George C, McGuire S, Shorter C, Sieminski M, & Wilson T (2005). Effectiveness of computer ergonomics interventions for an engineering company: A program evaluation. WORK: A Journal of Prevention, Assessment & Rehabilitation 24(1):53–62.

Grimmer K, Sheppard L, Pitt M, Magarey M, & Trott P (1999). Differences in stakeholder expectations in the outcome of physiotherapy management of acute low back pain. International Society for Quality in Health Care 11(2):155–162.

Hebbeler K (2004). Uses and misuses of data on outcome for young children with disabilities (Draft). Early Childhood Outcomes Center, US Office of Special Education Programs. fpg.unc.edu/~ECO/pdfs/ECO_Outcomes_Uses.pdf

Hennessy CH, Moriarty DG, Zack MM, Scherr PA, & Brackbill R (1994). Measuring health-related quality of life for public health surveillance. Public Health Reports 109(5):665–672.

Indredavik B, Bakke F, Slordahl SA, Rokseth R, & Haheim LL (1998). Stroke unit treatment improves long-term quality of life: A randomized controlled trial. Stroke 29:895–899.

Kessler RC & Mroczek DK (1995). Measuring the effects of medical interventions. Medical Care 33(4):AS109-AS119.

Knapp P & Hewison J (1999). Disagreement in patient and career assessment of functional capabilities after stroke. Stroke 30:934–938.

Kramer JF, Speechley M, Bourne R, Rorabeck C, & Vaz M (2003). Comparison of clinic- and home-based rehabilitation programs after total knee arthroplasty. Clinical Orthopaedics and Related Research 410:225–234.

Last JV & Nash DB (1995). Developing health care products in a managed care environment. The Journal of Outcomes Management 2(1):18–21.

Lea J, Lockwood G, & Ringash J (2005). Survey of computer use for health topics by patients with head and neck cancer. Head & Neck 27:8–14.

Luce BR & Simpson K (1995). Methods of cost-effectiveness analysis: Areas of consensus and debate. Clinical Therapeutics 17(1):109–125.

Madden JM, Soumerai SB, Lieu TA, Mandl KD, Zhang F, & Ross-Degnan D (2003). Effects of a law against early postpartum discharge on newborn follow-up, adverse events, and HMO expenditures. New England Journal of Medicine 347(25):2031–2038.

Mariner WK (1994). Outcomes assessment in health care reform: Promise and limitations. American Journal of Law and Medicine, 20 (1,2):37–57.

Meischke H, Eisenberg M, Rowe S, & Cagle A (2005). Do older adults use the Internet for information on heart attacks? Results from a survey of seniors in King County, Washington. Heart Lung 34:3–12.

New York City Department of Health (1999). Asthma Facts. Community Healthworks. New York City.

New York City Department of Health (2000). Open Airways for Schools. School Health Program, New York City.

Pelletier KR, Astin JA, & Haskell WL.(1999). Current trends in the integration and reimbursement of complementary and alternative medicine by managed care organizations (MCOs) and insurance providers: 1998 update and cohort analysis. American Journal of Health Promotion 14(2):125–133.

Purtillo R & Haddad A (1996). Challenges to patients. In Health Professional and Patient Interaction, pp 117–135. Philadelphia: W.B. Saunders Co.

Royal N & Bueno M (1999). Improving performance though change: An academic medical center's experience. Nursing Administration Quarterly 23(2):74–82.

Suh DC (1999). Trends of generic substitution in community pharmacies. Pharmacy World & Science 21(6):260–265.

Swoboda SM & Lipsett PA (2002). Impact of a prolonged surgical critical illness on patients' families. American Journal of Critical Care 11(5):459–466.

Ware, JE (1995). The status of health assessment. Annual Reviews in Public Health 16:327–354.

Whetten-Goldstein K, Cutson T, Zhu C, & Schenkman M (2000). Financial burden of chronic neurological disorders to patients and their families: What providers need to know. Neurology Report 24(4):140–144.

Wiley G (1993). A scramble for facts. Rehabilitation Management June/July:165–167.

Williams A (1991). The role of health economics in clinical decision-making: Is it ethical? Respiratory Medicine 85(Supplement B):3–5.

Woolf SH (1993). Practice guidelines: A new reality in medicine. Part III: Impact on patient care. Archives of Internal Medicine 153:2646–2655.

Wynn, KE (1996). Setting corporate trends with on-site PT. PT Magazine 4(7):66–71.

장애 모형
(Models of Disablement)

제 5 장

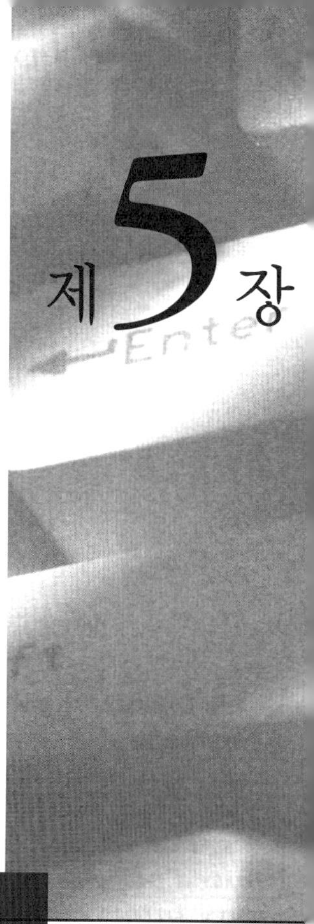

주요 용어

이론
모형
손상
기능제한
장애
핸디캡
사회적/역할 제약
참여

본 장의 성과

- 모형과 이론에서의 역할 비교대조
- 일반적인 장애 모형의 용어 설명 및 비교대조

임상의가 체계적으로 관찰을 하고 이에 대한 가설을 세우는 방법을 알고 있다면 성과 연구를 설계하기가 수월하다. 이론과 모형은 관찰내용이나 구성체간에 가설로 세웠던 관계를 설명하는 데 유용하게 쓰인다. 모든 체계적 조사에서, 시험하게 될 이론이나 모형에 관해 설명을 하면 데이터 분석 내용을 해석하는 데 유용하다. 본 장에서는 어떤 모형이 있는지를 기술하고, 물리치료 문헌에 나타난 다양한 장애모형을 검토하며, 이론을 임상 진료 및 임상연구에 접목시킬 때에 직면하게 되는 도전과제를 강조하고자 한다.

이론과 모형(Theories and Models)

이론은 개념, 구조 또는 현상간의 관계(relationship)를 설명한다. 모형은 이론의 그래픽 또는 물리적 표상(graphic or physical representation)이다. 이는 물리적 요소의 방향성(orientation)(탄소분자 모형), 개념의 관계(먹이 피라미드), 과정의 순서(크랩스 사이클)로 나타낼 수 있다. 이론은 관찰 내용을 체계적으로 구성하고 설명하는 데 도움이 되고, 모형은 관계를 시각적으로 표상한다.

▶ 모형은 관계에 대한 그래픽 기술(graphic description)이다.

▶ 모형은 관찰내용을 분류하기 위한 구조체가 된다.

▶ 모형은 여러 임상 환경간의 공통언어를 제공해준다.

모형은 또한 관찰내용을 분류하는 범주가 된다. 모형의 각 세션이나 부분은 상호 배타적이 되도록 조작적으로 정의한다. 조작적 정의는 어떤 연구에서 사용하는 범주와 변수를 정의하며(Portney & Watkins, 2000), 이를 이용해 모형의 적절한 부분으로 정보를 분류할 수 있다. 예를 들어, 나기 장애모형(Nagi Model of Disablement)은 병리, 손상, 기능제한 및 장애 등 4부분으로 구성되어 있다. 이 모형에서 조작적 정의에 따라 환자의 문제를 분류할 수 있으며, 중재를 통해 기능제한 또는 장애와 손상의 관계에 관한 이론을 만들고 이를 시험할 수 있다.

모형을 이용하면 여러 임상 환경에서 동일한 표현을 구사하고 정보를 동일한 방법으로 분류할 수 있다. 임상의들이 특정 모형을 이용하는 데 동의한다면, 그 모델의 창시자가 고안한 조작적 정의도 마찬가지로 이용하게 된다. 동일한 용어 정의를 이용하여 어떤 임상 환경 또는 환자에게 나타나는 고유한 관찰내용, 과정, 또는 사건을 다른 임상의 또는 임상 환경의 관찰내용, 과정 또는 사건과 접목 또는 비교할 수 있다.

장애모형(Model of Disablement)

질병이나 부상과 그 결과간의 관계를 설명하기 위해 몇 가지 장애 모형이 만들어졌다. 이들 모형에서는 장애과정을 기술하는 데 이용하는 용어에 차이가 있었다. 어떤 경우, 서로 다른 모형간에 동일한 단어를 사용하면서도 그 개념은 매우 다르게 정의하기도 한다. 어떤 모형 또는 어떤 용어를 용인하는가에 대한 국제적인 합의는 이루어지지 않았으므로, 임상의는 문헌을 제대로 해석하기 위해서 그 차이를 알아야만 한다. 또한, 시간에 따라 용어는 달라진다. 예를 들어, 물리치료사 실습가이드(Guide to Physical Therapist Practice, 2001), 미국 물리치료 협회(American Physical Therapy Association; APTA)는 체계적으로 물리치료 실습을 설명하기 위한 기틀로 나기모형(Nagi model)에 따른 표현을 이용한다. 최근에는, IIISTEP 학회(2005)에서 체계적인

표 5.1

분류 체계

출처	기관계	인체	과제	상황	사회/역할
국립의료재활 연구센터 (NCMRR) 미국보건복지부 (DHHS)(1993)	병리생리학	손상	기능제한	장애	사회적 제약
국제장애분류 (ICIDH) 세계보건기구 (WHO)(1980)	질병	손상		장애	핸디캡
세계보건기구 ICF(2001)	질병, 장애, 또는 부상	신체기능/ 구조 손상	활동 활동제한		참여 장애
나기 제트 AM(1994)	능동적 병리	손상	기능제한		장애
제트 제트 AM(1994)	병리	손상	기능제한	삶의 질	장애
APTA(2001)	부상, 질병 또는 기타 원인	손상	기능제한		장애

기틀로서 국제기능장애건강분류(International Classification of Functioning, Disability and Health; ICF) 모형을 이용했으며, 미국 물리치료 협회는 이를 해석하기 위해 임상 매뉴얼을 저술하는 데 다른 학문분야와 협력했다(APTA, 2005).

일반적으로, 장애모형은 기관계 수준이나 세포 수준의 문제로부터 시작하여 인체 수준, 과제 수준, 마지막으로 사회/역할 수준의 문제로 진행된다. 표 5.1에서는 보다 일반적인 모형과 각 범주에서 쓰는 용어를 살펴보았다. 이에, 각 범주에 대해서 보다 자세하게 다루고자 한다.

기관계 수준(The System Level)

이 범주는 생리학적 및 조직 수준에서 인체를 나타낸다. 여기에서는 세포 생리학과 생화학 및 해부학적 이상에서의 특성변화로부터 질병 진행과정을 밝힌다(Jette, 1994). 대부분의 상황에서 물리치료사는 기관계 수준에서 진단을 하지 않는다. 물리치료를 받기 위해 처음으로 내원했을 때 감별진단을 통해 기관계 수준의 문제가 드러나면 물리치료사는 다른 수준에서 물리치료 진단을 계속 할 수도 있고 그렇지 않을 수도 있으며, 환자는 의학적 진단 및 관리를 받도록 다른 의사에게 소개한다.

인체 수준(The Body Level)

이는 조직이나 기관 수준의 손실 또는 이상으로 동작범위의 제한, 근력 또는 지구력 약화, 자세 부정렬 등의 변화가 일어나는 것을 말한다. 모든 모형에서 이러한 손실을 *손상(impairment)*이라고 한다. 이 범주는 물리치료문헌에서 빈번하게 연구되는 분야이다. 관절가동범위(range of motion; ROM), 근력 및 지구력에 생기는 변화는 수치화되며, 이러한 변화는 비교적 보고하기가 용이하다.

과제 수준(The Task Level)

과제란 어떤 사람이 기능적 목표를 달성하는 데 이용할 수 있는 동작범위, 근력 및 협응을 이용하는 기술이다. 과제의 예로, 의자에서 일어나기, 계단 오르내리기, 손 뻗기, 보행 등이 있다. 국립의료재활연구센터(NCMRR)와 세계보건기구(WHO)의 국제기능장애건강분류(ICF) 모형에서는 기술 수행능력과 이를 수행하는 상황을 분리했다. 국립의료재활연구센터는 기능손실을 "기능제한(functional limitations)"으로 표기한다. 국제장애분류(ICIDH)의 원래 버전에서는 기능손실을 설명하는 데 "장애(disability)"라는 용어를 사용했다(세계보건기구, 1980). 개정본에서는 국제기능장애건강분류에서 사람의 능력에 초점을 맞추는 방향으로 관점이 바뀌었다. 이로 인해 과제의 수행능력을 설명하는 데 "활동(activity)"을, 과제수행능력의 어려움을 설명하는 데 "*활동제한(activity limitation)*"이란 단어를 사용하게 되었다(세계보건기구, 2001).

상황 수준(The Context Level)

상황이란 기술을 수행하는 환경을 말한다. 재활치료학과에서 의자에서 일어나는 행동은 차에서 나가거나 변기에서 일어날 때에 필요한 이행동작(transition)과는 매우 다를 수 있다. 환자가 자신에게 중요한 환경에서 기술을 수행하지 못하면, 환자는 그 환경에 접근하거나 독립성을 유지하지 못하게 된다. 국립의료재활연구센터는 이러한 손실을 "장애(disabilities)"라고 분류했다(미국보건복지부, 1993). 국제장애분류 모형에서, 환경요인은 *촉진자(facilitatory)* 또는 *장벽(barrier)*으로 분류된다.

베르부르게와 제트(Verbrugge and Jette, 1994)가 외적 지원과 물리적 환경의 역할을 인정하도록 *초개인적 요인(extra-individual factors)*을 포함시키자고 제안했으나, 나기, 제트 및 APTA모형에서는 과제와 상황을 분리하지 않는다. 이러한 분류체계에서 유의미한 상황에서의 기술 수행능력을 분류하여 "기능제한(functional limitations)"이라고 한다. 그러나, 이러한 제한이 개인의 활동수행능력마다 다르다는 점에는 모두 동의한다.

사회/역할 수준(The Social/Role Level)

이는 사생활과 사회생활에서 사람이 맡고 있는 역할을 말한다. 고용주 또는 급여소득자, 배우자 또는 파트너, 부모나 자녀, 선생이나 학생 등의 역할이 그 예이다. 어떤 사람이 특정 역할의 요건을 더 이상 충족하지 못할 때 손실이 발생한다. 국립의료재활연구센터(NCMRR) 모형에서는 이를 "*사회적 제약(societal limitations)*"으로, 국제장애분류(ICIDH) 모형에서는 "핸디캡(handicaps)"으로, 국제기능장애건강분류(ICF) 모형에서는 "*참여제한(participation restrictions)*", 나기, 제트 및 APTA 모형에서는 "장애(disabilities)"로 명명했다. 모든 모형에서 개인의 역할과 사회 참여도를 정의하는 데 도움이 되는 개인, 환경 및 다른 사람들의 모든 상태와 이러한 제한이 관련되어 있었나.

용어 혼동(The Confusion In Terminology)

표 5.1에서는 과제, 상황 및 사회/역할 수준에서 동일한 용어를 사용하여 손실을 각기 다르게 분류했음을 설명했다. 국제기능장애건강분류(ICF)의 *활동제한(activity limitation)*은 나기 모형의 *기능제한(functional limitation)*에 해당한다. 또한, "*장애(disability)*"란 용어를 국제장애분류(ICIDH)에서는 "핸디캡(handicap)"으로, 국제기능장애건강분류(ICF)에서는 "참여제한(participation restrictions)"으로 명명했다. 용어의 차이는 모형을 어떻게 이용했는가에 대한 철학의 차이와 사회적 가치관의 변화를 반영한다.

사회/역할 범주에서의 변화는 언어와 특정 단어의 함축적 의미에 민감하다. 국제장애분류(ICIDH, 1980)에서는 사람이 할 수 없는 활동과 역할을 "*핸디캡(handicap)*"이라고 한다. 이에 사람의 실제 능력을 말하는 것처럼 용어가 불쾌하게 확장되는 데 대중의 관심이 모아졌다. 이처럼, 참여하는 데 핸디캡이 생기는 상황이나 상태를 말하기보다는 핸디캡이 있는 사람을 지칭하게 되었다. 세계보건기구는 국제기능장애건강분류(ICF)에서 이러한 우려를 다루었다. 최근 범주에서는 어떤 사람의 능력 손실에만 초점을 맞추는 것이 아니라 할 수 있는 일과 할 수 없는 일을 설명하는 긍정적인 표현과 부정적인 표현을 모두 이용한다.

문헌을 읽을 때 용어의 차이를 인정하는 것이 중요하다. 독자는 저자가 데이터 및 논의를 제대로 해석하기 위해 이용한 모델이 어떤 것인지를 확인해야 한다. 저자는 보통 서론 부분에 자신이 이용한 분류체계를 언급한다. 각기 다른 체계를 이용한 연구들을 비교할 때에는 하나의 모형에 맞춰 용어를 통일하는 것이 유용하다.

임상에 장애모형 적용
(Application of Disablement Models To Clinical Practice)

특정 모형에 의거하여 질병의 결과를 분류하는 것은 임상에서 많이 쓰고 있는 방법이다. 장애모형은 환자의 문제를 체계적으로 구성하고 환자 상태의 평가방법을 선정하며, 중재방법을 선택하고 연구질문의 틀을 마련하는 토대가 된다. 장애모형을 이용하면 환자정보와 연구 데이터를 공유하고 환자의 상태를 설명하는 데 공통언어를 사용하게 된다. 마지막으로, 장애모형은 검사, 용인, 조정 또는 거부할 수 있는 환자 변수들간의 관계를 정리하는 데도 유용하다.

모형은 손상과 기능간의 관계를 기술한다
(Models Describe Relationships Between Impairments and Function)

장애모형은 환자의 문제가 그 기능에 큰 영향을 미칠 것이라고 임상의가 가설을 세우는 데 도움이 된다. 크레이크(Craik, 1994)는 다음과 같이 3가지,지 본질적인 질문을 했다.

- 손상이 수행에 기여하는 바는 무엇인가?
- 얼마나 많은 변수가 치료에 의해 바뀔 수 있는가?
- 손상을 조정한다면, 나머지 장애가 감소하는가?

환자는 흔히 측정 가능한 여러 가지의 손상을 갖고 있으나, 모든 손상이 기능에 영향을 미치는 것도 아니고, 물리치료로 모든 손상이 나아지는 것도 아니다. 다양한 환자변수와 상황변수 중에 변수를 선택하여 물리치료사는 기능적 수행 수준이나 장애 수준에 변화를 주면서 손상을 치유하거나 이에 적응하도록 하는 중재계획을 세울 수 있다. 중재를 시작하고 예상성과를 달성한다면, 치료사는 임상적 의사결정 과정을 뒷받침할 데이터를 갖게 된다. 예상성과를 달성하지 못하면, 치료사는 치료할 문제의 선정, 이용했던 중재방법, 가장 중요한 예상성과와 환자의 문제간의 관계가 본질적으로 유효한지의 여부를 평가하여 기틀을 확립한다.

▶ *환자의 모든 신체적 손상이 기능제한과 관련이 있는 것은 아니다.*

나기모형과 같은 선형 장애모형은 질병에서부터 손상, 기능제한, 장애로 이어지는 진행상황을 표현하고 있다(그림 5.1). 많은 환자에서 이러한 진행을 볼 수 있지만, 모든 환자가 이러한 경로를 따른다고 추정해서는 안 된다(Jette, 1995). 환자는 기능적으로나 사회적으로 제약이 없다 하더라도 광범위한 손상을 입고 있을 수 있다. 예를 들어, 뇌성마비 환자는 관절운동이 제한되거나 서서 균형을 잘 유지하지 못하고 반응하는 데 시간이 걸리며, 근력을 만드는 능력이 떨어지는 등 여러 손상이 나타날 수 있다. 이러한 손상이 있음에도 불구하고, 이 환자는 가정과 직장에서 보조장치를 사용하여 공동체 내에서 완전히 독립적으로 행동할 수 있다. 반대로, 명백한 신체적 손상이 없는 상태에서 상당한 기능제한이나 사회적 제약이 있는 경우도 있다.

▶ *환자의 상태가 항상 선형 장애진행과정을 따르는 것은 아니다.*

기능제한의 범위는 손상의 유형이나 중증도에 항상 비례하지는 않는다. 활동을 수행하는 상황이 기능제한의 인식 수준에 강력하게 영향을 준다(Haley, Coster & Binda-Sundberg, 1994). 이 상황에서는 활동을 하는 데 필요한 요건, 수행능력에 대한 개인적

능동적 병리 ⟶ 손상 ⟶ 기능제한 ⟶ 장애

그림 5.1 나기의 장애모형(Jette AM[1994]. Physical disablement concepts for physical therapy research and practice. Physical therapy 74:380-386)

기대치와 환경적 기대치, 활동수행에 대한 인지적 수준과 동기부여 수준 등이 모두 결합되어 있다. 누군가 스키와 같이 새로운 운동을 배운다고 생각해보자. 초급자를 상급코스에 데려다 놓으면, 심각한 한계를 느끼게 될 수 있다.

기술을 수행해야 하는 상황에서 기술을 습득하거나 시험해 볼 때에 손상의 종류가 성과측정에 미치는 영향은 크지 않을 수도 있다. 발달지연이 있는 아동과 없는 동일한 연령대의 아동을 대상으로 공다루기 기술 수행능력을 살펴본 도티 등(Doty, 1999)가 이 점을 잘 설명했다. 그 연구에 따르면, 표준화된 시험에서 시험하고자 한 기술의 수행능력은 이러한 기술을 사용해야 하는 경기에서 관찰했을 때보다 1:1로 시험했을 때에 점수가 더 높았다. 기술이 필요했던 사회적 상황과 환경적 상황에 처하게 되었을 때, 고립된 시험 상황에서 나타나는 기능적 능력 수준은(물리치료사가 안전성 기술과 이동성 기술에 대해 많은 환자를 훈련시키거나 시험하는 방법과 유사하게) 기능제한이 되었다.

▶ *기능제한의 수준은 환경적 요구에 따라 조정된다.*

국제기능장애건강분류(ICF) 모형(그림 5.2)은 손상, 기능제한, 역할 참여간의 상호작용에 대한 보다 역동적인 모형이다. 이 모형에서 화살표는 양방향으로 되어 있으며, 질병과 환경적 요인 및 개인적 요인이 미치는 영향이 포함되어 있다.

모형을 이용하여 임상의는 검사를 체계화할 수 있다
(Model Can Help Clinicians to Organize Examinations)

환자의 문제를 분류할 때에 장애모형을 이용하면 임상의는 예상되는 변화를 반영할 검사 및 측정도구를 체계적으로 구성할 수 있다. 손상 수준에서 제한되는 것이 있다면, 그 손상을 다룰만한 검사 및 측정도구를 선택하여 이를 기록할 수 있다. 기능 수준에서 제한되는 것이 있다면, 기능상태의 변화를 수량화하는 검사 및 측정도구를 선택한다. 사회적/역할 수준에서 제한이 있다면, 사회적 참여와 역할참여에 대한 측정도구를 선정한다. 손상으로 인해 영향을 받을 것이라 여겨지는 기능이나 역할에 대한 측정도구를 기록으로 남기지 않고 손상에 대한 측정도구만 기록에 남기는 것은 더 이상 용인되지

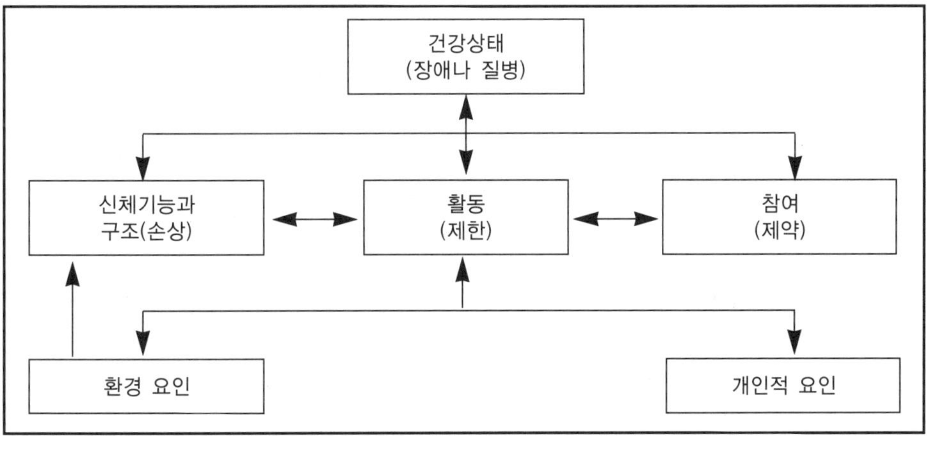

그림 5.2 국제기능장애건강분류(ICF) 기능 및 장애 모형(International Classification of Functioning, Disability and Health: ICF[2001]. 스위스 제네바 세계보건기구

않는다. 실제로, 기능을 향상시키는 것이 목표라면, 손상 중심의 중재방법은 목표 그 자체가 아니라, 기능적 목표를 이루기 위한 전략이 된다.

기능 및 역할 참여를 수량화하는 적절한 검사 및 측정도구를 확인할 때에 물리치료사는 문제에 직면한다. 기능이나 사회/역할 제한에 대한 측정도구보다는 손상에 대해 표준화된 측정도구가 더 많다. 문헌에서 볼 수 있는 진단특이적 기능 및 장애평가방법의 수가 점차 늘어나고 있으며, 이를 검색하고 그 유용성을 평가하는 것은 물리치료사의 몫이다. 표준화된 평가방법을 이용할 수 없는 경우에는 물리치료사가 그 변화에 대하여 환자별 측정도구를 만들어야 한다. 가장 효과적인 방법은 환자가 중요하다고 확인한 기능적 목표와 역할참여 목표를 이용하고, 환자와 함께 과제 및 상황에 유의미한 변화 측정방법을 확립하는 것이다.

모형은 진료계획을 체계화하는 데 유용하다
(Models Help to Organize Plans of Care)

임상의는 모형을 사용해 환자진료계획을 체계적으로 구성할 수 있다. 나기 모형은 4개의 구성요소로 이루어져 있으며, 병리적 소견으로 볼 때 환자는 각 구성요소에 대한 문제를 안고 있을 수 있다. 환자가 치료를 받을 때에, 물리치료사의 검사를 통해 손상, 기능손실, 사회적 역할에 미치는 영향에 관한 정량적 데이터가 만들어진다.

물리치료사는 확인된 손상과 그 손상이 기능제한과 역할참여에 미치는 영향간의 관계에 대한 가설을 포함하여 이 데이터를 분석하여 진단을 내린다.

▶ *임상가설로 중재방법을 선택할 수 있다.*

기능 및 역할참여에 손상이 미치는 영향에 관한 가설은 중재전략을 선택하기 위해 반드시 중요하다. 예를 들어, 검사를 통해 얻은 데이터의 일부가 다음과 같은 예가 될 수도 있다. 즉, 여성 환자가 손목통증(손상)을 앓고 있고, 매 시간 동안 타이핑 할 수 있는 양이 제한되어(기능제한), 지난 몇 주 동안 데이터를 입력해야 하는 마감 기일을 평소답지 않게 어겼다(장애). 통증이 서서히 시작되어 타자를 치면서 더욱 악화되었다면, 통증은 기능손실을 직접 야기하지는 않았지만, 과제 그 자체에 부상이 더해지는 무언가가 있다는 가설을 세울 수 있다. 이 가설에서 치료사는 일차적으로 여성의 인체공학적 습관과 업무 습관을 다루고, 부차적으로 통증제거에 주안점을 두고자 할 것이다. 주말에 롤러스케이트를 타다가 사고를 당해 삐어서 통증이 생겼다면, 통증이 직접적으로 타자 치는 시간을 제한하는 원인이 되나, 타이핑 과제의 성격과 부상이 관련되어 있는 것은 아니라는 가설이 더 그럴 듯 하다. 이 가설의 중재방법에서는 일차적으로 기능적 독립성을 다시 갖추도록 통증제거에 초점을 맞추고 이차적으로 업무환경에 단기적으로 적응하는 데 진료의 주안점을 둔다. 어떤 경우든, 검사 소견을 토대로 만든 가설을 통해 손상을 기능 및 환자의 역할과 연관시킴으로 임상의는 가설에서 세운 관계에 부합하는 중재방법을 선택한다.

요약(Summary)

모형에서는 여러 개념의 관계를 분명히 보여준다. 이러한 모형은 정보를 체계적으로 구성하고 관찰내용간의 관계에 관한 가설을 세우는 데 유용하게 쓰인다. 장애모형에서는 병리와 병리의 결과간의 관계를 보여주고 있다. 장애모형간에 용어는 통일되어 있지 않지만, 모든 모형이 조직 수준에서의 신체적 제한, 기능제한 및 사회참여 또는 역할참여의 제한을 다루고 있다. 일부 모형에는 상황 즉, 환경요인과 개인적 요인도 포함되어 있다. 장애모형은 물리치료사가 환자 데이터를 체계적으로 구성하고, 시험 및 측정 도구를 선택하는 데 방향을 제시하며, 환자의 문제를 진단하고, 검사결과에 관한 가설을 세우며, 가설에서 확인한 인과관계에 부합하는 중재전략을 선택하는 데 유용하다.

참고문헌(References)

American Physical Therapy Association (2001). The guide to physical therapist practice. Alexandria, VA: APTA.

American Physical Therapy Association (2005). Panel describes international collaboration and standards development. PT 2005 Daily News, June 10, from http://www.apta.org/AM/Template.cfm?Section=Search&template=/CM/HTML Display.cfm&ContentID=21891

Craik RL (1994). Disability following hip fracture. Physical Therapy 74:387–398.

Doty AK, McEwen IR, Parker D, & Laskin J (1999). Effects of testing context on ball skill performance in 5-year-old children with and without developmental delay. Physical Therapy 79:818–826.

Haley SM, Coster WJ, & Binda-Sundberg K (1994). Measuring physical disablement: The contextual challenge. Physical Therapy 74:443–451.

Jette AM (1995). Outcomes research: Shifting the dominant research paradigm in physical therapy. Physical Therapy 75:965–970.

Jette AM (1994). Physical disablement concepts for physical therapy research and practice. Physical Therapy 74(5):380–386.

Portney LG & Watkins MP (2000). The research question. In Foundations of Clinical Research: Applications to Practice, 2nd ed., p. 122. Upper Saddle River, NJ: Prentice Hall Health.

IIISTEP Conference: Linking Movement Science and Intervention (July 15–21, 2005) at the University of Utah in Salt Lake City, Utah, organized by the Pediatric and Neurology Sections of the APTA.

US Dept. of Health and Human Services (1993). Research plan for the National Center for Medical Rehabilitation Research. NIH Pub. No. 93–3509.

Verbrugge L & Jette AM (1994). The disablement process. Social Science & Medicine 38:1–14.

World Health Organization (1980). ICIDH: International Classification of Impairments, Disabilities, and Handicaps. Geneva: World Health Organization.

World Health Organization (2001). ICF: International Classification of Functioning, Disability and Health. Geneva: World Health Organization.

사례학습(Exercises)

▶▶ 평가지 5.1 분류 연습

국제기능장애건강분류(ICF) 장애모형을 이용하여 손상, 기능제한 또는 참여제한으로 다음과 같은 환자의 불편사항을 분류한다. 제한을 가중시키거나 경감시키는 환경 요인이나 개인적 요인을 확인한다.

항목	분류	제한을 가중시키는 요인	제한을 경감시키는 요인
셔츠의 단추를 채울 수 없음			
신발을 신을 수 없음			
손목 부종/붓기			
요리를 하려고 할 때 자주 쏟음			
예배에 참석할 수 없음			
악력이 약함			

제6장

재활서비스 전달모형 (A Model of Rehabilitation Service Delivery)

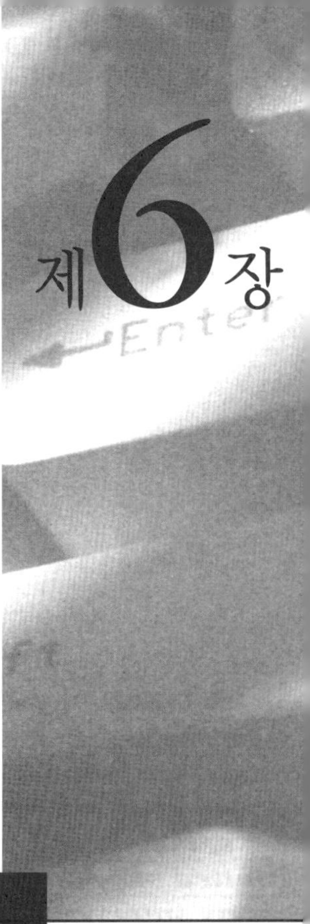

주요 용어

투입요소
과정
성과
모형

본 장의 성과

- 재활서비스 전달모형의 3가지 기본 구성요소를 설명
- 모형 구성요소 간의 상호작용과 구성요소가 성과 측정도구에 영향을 미치는 방법에 관한 예

이 책에서는 보건서비스 전달모형 맥락에서 성과연구를 보는 접근방법을 취하고 있다. 이 모형은 서비스 전달에 영향을 미치는 변수들을 체계적으로 정리하고, 존재하는 관계에 대한 가설을 세우며, 서비스 전달 성과를 조사하는 질문을 마련하는 데 유용하다. 또한, 임상의가 체계적으로 정리할 데이터, 검토해야 할 중재 유형, 측정할 성과의 종류 등을 확인하는 데도 도움이 된다.

보건서비스 전달모형(A Model of Health Services Delivery)

의료의 품질을 측정하도록 도나베디안(Donabedian, 1966)이 처음으로 간략한 형태의 모형을 도입했으며, 전반적인 보건서비스 전달을 설명하려고 이를 채택했다(Holzemer & Reilly, 1995; Nelson, 1996). 보건서비스 전달모형의 기본 구성요소는 투입요소(inputs)와 과정(processes)으로 이 두 가지가 결합하여 성과(outcomes)를 만든다. 그림 6.1은 포괄적인 보건서비스모형의 투입요소, 과정 및 성과 범주를 나타내고 있다.

투입요소 (The Inputs)

*투입요소(inputs)*는 특정 서비스 환경을 정의하는 특징 또는 변수를 말한다. 보건서비스 분야에서는 이러한 특징이 환자(또는 의뢰인), 서비스 제공자, 진료환경과 관련이 있다. 환자/의뢰인은 서비스를 받는 개인이나 집단을 말한다. 이들은 전형적으로 진단, 연령 및 주치의가 소개한 이유 등으로 설명한다. 서비스 제공자는 서비스를 제공하는 사람으로, 그 특징으로는 전문분야, 전문훈련이나 인증서 상태, 경험 연수가 있다. 진료환경(settings)은 서비스를 제공하는 장소를 말한다. 이는 진료 수준에 따라 달라지는데, 예를 들어, 급성기 진료병원, 거주재활센터, 외래진료소 또는 학교 등이 있다. 진료장소는 지리학적 위치(예, 군이나 주; 도시, 교외 또는 농촌의 인구학적 수준), 지원을 받는 의료체계의 종류(예, 정부지원, 사설, 사회보장), 제공되는 서비스의 종류(예, 일반진료 vs. 맞춤 진료) 등으로 분류할 수도 있다. 성과를 측정하고 성과 데이터로 진료환경을 관리하기 위해서는 의뢰인, 의료제공자, 진료환경의 고유한 특징을 기록하는 것이 중요하다.

과정 (Processes)

과정(processes)은 환자나 의료제공자가 참여하는 활동이나 서비스를 말한다. 환자

투입요소	과정	성과
의뢰인 또는 고객	서비스 제공자	진료환경 특징
의뢰인 과정	서비스 과정	환경 과정
의뢰인-관련성과	서비스-관련성과	환경-관련성과

그림 6.1 의료체계의 포괄적 모형

(의뢰인) 과정으로는 직접진료 받기, 자가운동 프로그램 이용하기, 지원그룹에 참여하기 등이 있다. 제공자 과정에는 이용한 검사 절차의 종류, 직접적으로 전달한 중재방법, 사회복지 당국의 교육활동이나 환자 권익보호와 같이 간접적인 중재방법이 포함된다. 환경 과정에는 청구서 발부 절차와 일정관리 절차, 문서화 절차, 지속적인 품질개선 과정이 있다.

성과 (The Outcomes)

*성과(outcomes)*는 서비스 제공자, 환자 및 진료 장소 특성과 관련하여 제공되는 서비스의 결과를 말한다. 성과는 투입요소와 마찬가지로 환자, 서비스 제공자 또는 진료 환경의 종류와의 관련성에 의해 분류할 수 있다. 환자 성과에는 기능제한이나 역할참여의 변화, 환자가 지불하는 비용, 서비스에 대한 환자의 만족도가 속한다. 기능적 성과는 일일 생활활동, 업무관련 과제, 오락 기술을 수행하는 의뢰인의 능력에 생기는 변화이다. 역할 변화에는 환자에게 중요한 사회 관계 망에서 활동을 재개하거나 조정하는 능력이 포함된다. 비용 성과는 서비스를 제공하는 비용에서 가장 흔히 고려하는 사항이지만, 여기에는 휴가, 현금지불비용, 승진기회 상실 등 장애로 인해 환자가 지불하는 비용을 반영할 수도 있다. 환자 만족도 성과는 행정 절차, 임상의의 서비스 전달, 중재결과에 대한 환자의 인식 등 광범위한 환자의 인식을 포함한다.

의료제공자 성과는 환자 집단에 서비스를 제공하는 결과이며, 이는 의료제공자 개개인 또는 집단과 관련이 있다. 의료제공자 성과에는 중재로 인한 환자 손상상태 또는 기능상태의 변화, 환자의 목표를 성취한 성공횟수, 서비스 제공에 대한 의료제공자 만족도가 포함된다.

진료환경 성과는 각 서비스 제공자보다는 조직이나 기관의 행정적 차원에서 유의미한 서비스 제공 결과를 말한다. 진료환경 성과의 예로 특정 진단 그룹에게 서비스를 제공하는 비용, 전문의에게 보내지는 환자비율, 배상 양상, 품질보증 순응도 등이 있다.

재활서비스 전달모형
(A Model of Rehabilitation Services Delivery)

그림 6.2는 재활치료 환경과 관련이 있는 투입요소, 과정 및 성과의 특정한 예를 제시함으로 보건서비스의 포괄적 모형을 확장한 것이다. 즉, 이 책에서 이용하는 모형이다. 모형의 각 섹션 별로 많은 예시가 있지만, 하나도 빠짐없이 확인된 것은 아니다. 각 섹션마다 다양한 항목이 의미하는 바는 연구에 포함될 수 있는 내용을 제안하는 것이므로, 투입요소, 과정 또는 성과의 종류가 문헌마다 다른 경우에는 이 모형의 구조 내에서 분류할 수 있다.

그림 6.2의 좌측에 있는 *투입요소(input)*는 환자, 의료제공자, 의료 환경 투입요소로 나누어진다. 성과연구를 설계할 때, 임상의는 포함되어야 할 가장 중요한 환자, 의료제공자 및/또는 진료환경 특징이 무엇인지 확인해야 한다.

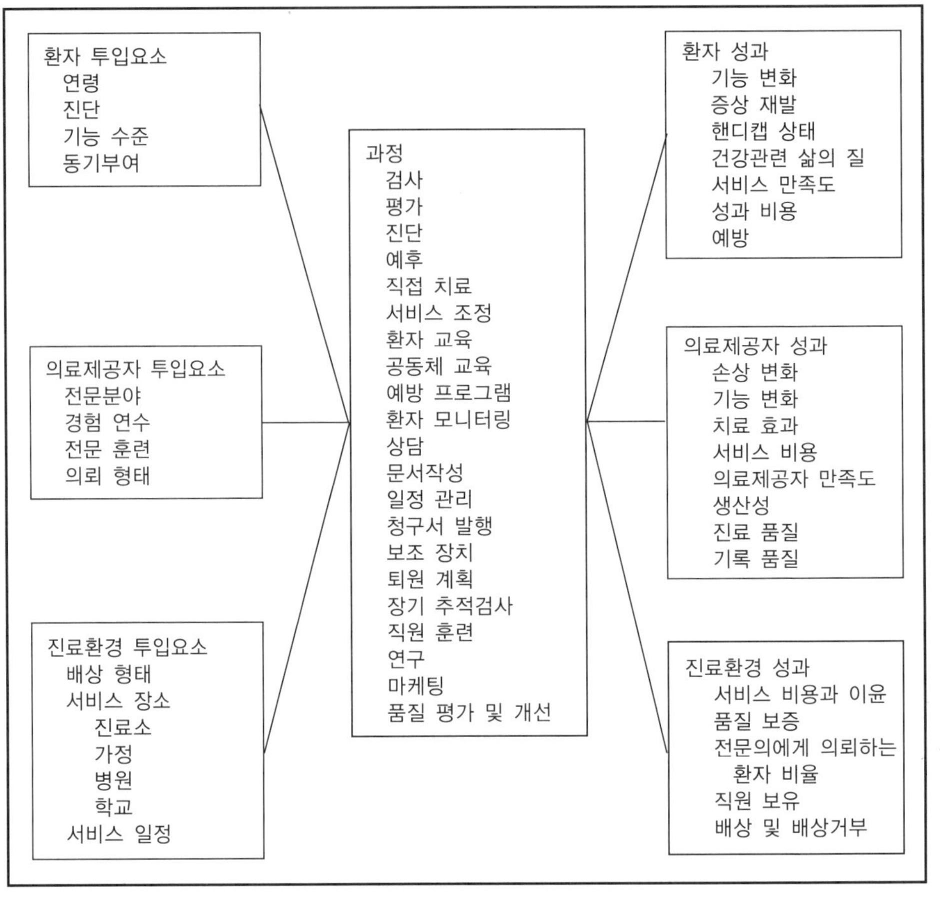

그림 6.2 재활서비스 전달모형

중앙에는 물리치료사가 보통 참여하는 과정(process)을 나타내고 있다. 가능하다면, APTA 물리치료사 실습가이드(2001)와 국제기능장애건강분류(ICF) 장애모형(WHO, 2001)의 표현을 이용한다. 이 목록에서는 데이터를 수집하는 데 용이하도록 정의해야 할 활동에 대해 포괄적으로 설명한다. 예를 들어, 직접 치료(direct treatment)는 활동의 한 범주로, 물리치료사 실습가이드에서는 운동치료, 기능훈련, 도수요법 등 직접 중재나 절차상 중재의 9가지 영역을 열거했으며(APTA, 2001, p. 106), 이러한 활동은 중재나 프로토콜의 종류에 따라 다시 정의할 수 있다(글상자 6.1).

우측은 환자, 의료제공자, 진료환경 성과로 나눈 *성과(outcomes)*를 나타내고 있다. 장애모형에서 쓰는 표현은 환자 성과 부분과 의료제공자 성과 부분에서 분명히 알 수 있다. 환자 성과는 변화를 알 수 있는 개인적인 표지로 환자에게 중요하다. 의료제공자 성과의 항목들은 중재효과나 치료사 효과성에 대한 보다 포괄적인 측정도구로 의료제공자와 관련이 있다.

물리치료 문헌에서는 일반적으로 보고하지 않았으나 보건서비스 연구에서 점차 많이 보고되고 있는 성과도 있다. 건강관련 삶의 질(HRQOL), 환자가 부담하는 성과비용, 의료제공자 만족도 등이 여기에 속한다. 의료제공자 생산성, 서비스 비용, 전문의에게

글상자 6.1

APTA 절차상 중재 목록

- 운동치료
- 일상생활활동 중의 기능훈련
- 직장/공동체에서의 기능훈련
- 도수요법
- 보조장치의 처방 및 적용
- 기도청결기법
- 외피 치료 및 보호
- 전기치료적 양식(modalities)
- 물리적 인자 & 기계적 양식(modalities)

APTA, 2001, p. 106

보내지는 환자비율, 직원 보유에 대한 측정도구 등 특정 의료제공자 성과 및 진료환경 성과는 행정적 의사결정, 임상경로 개발 및 진보상(merit awards)의 근거자료가 되는 내부관리 측정도구로 인식하고 있다. 의료서비스 제공자가 시장 점유율을 높이도록 경쟁을 하면서 행정적 측정도구 중 다수가 보다 대중적이 되었다. 그러나, 이러한 측정도구를 문헌에서 널리 볼 수 있는 이유와 상관없이, 서비스 전달에 대한 비용대비 효과를 강조하게 됨으로 중재효과와 건강관련 삶의 질에 관한 연구가 용이해질 것이다.

재활서비스 전달확장모형은 보건서비스 전달의 복잡성을 보여주는 데 유용하다. 하나의 환자 성과는 흔히 하나 이상의 투입요소나 중재방법으로 인한 결과이다. 제 2장에서 기술한 대로, 모든 성과는 진료를 받는 동안 이용한 투입요소, 과정 및 성과간의 상호작용과 관련이 있다.

연구를 시작하는 시점에서 임상의는 하나의 성과에 영향을 미칠 만한 특징을 확인하도록 이 모형을 이용해야 한다. 데이터를 수집한 후에는 데이터 세트에 포함되지 않은 특징이나 변수를 인식하도록 이 모형을 이용해야 한다. 한편, 이들 변수가 결과에 잠재적으로 영향을 미친다는 점을 인정해야 한다.

성과를 야기하는 투입요소와 과정간의 상호작용
(The Interaction of Inputs and Processes Resulting in Outcomes)

재활서비스 전달모형의 각기 다른 부분을 이어주는 선은 3가지 주요 항목간의 가정적 관계를 나타낸다. 어떠한 조합의 특징이든 연구할 수 있으며, 하고자 하는 질문에 맞춰 특징을 선택한다. 이 모형에 기초한 관계의 예를 살펴보도록 하자.

단순 설계 (Simple Designs)

그림 6.3은 연구할 만한 3가지 관계의 예를 나타내고 있다. 첫 번째 예시에서 새로

투입요소		과정		성과
야간 통원환자	+	새로운 일정관리 절차	→	환자 만족도
심혈관 사고(CVA) 환자	+	검사 측정도구 직접 중재	→	기능 변화
만성 요통 환자	+	통증관리 교육과정	→	건강관련 삶의 질

그림 6.3 모형으로 정리한 간단한 연구설계의 예

운 일정관리 절차를 시행하기 전후에 환자 만족도를 측정하여 그 변화를 살펴보았다. 일정관리 절차는 야간환자의 특별한 요구를 처리하도록 만들어졌으므로, 데이터 세트에는 야간 환자만이 포함된다. 총점 산출하는 환자 만족도 설문조사는 이 새로운 절차의 영향을 측정하는 데 이용한다.

두 번째 예시에서 임상의는 뇌졸중 환자가 중재를 받은 후에 기능상태의 어떤 측면에 변화가 있는지에 관심을 두고 있다.

세 번째 예시에서는 만성 요통 환자의 건강관련 삶의 질 점수에 통증관리 프로그램이 어떠한 영향을 미쳤는가에 임상의가 주목하고 있다. 첫 번째 수업 전, 마지막 수업 후 1개월과 4개월이 되는 시점에 환자를 대상으로 표준화된 건강관련 삶의 질 설문조사를 하여 교육 프로그램의 즉각적 효과와 장기효과를 모두 측정할 수 있었다. 이러한 유형의 데이터는 교육적 중재방법의 지속적인 혜택을 이해하는 데 가장 유용하게 쓰인다.

3가지 예시 모두 가능한 관계를 보여주도록 한 가지 유형의 투입요소, 과정 및 성과를 이용했다. 이들 예시 중 하나를 탐구하도록 실제로 연구를 수행했다면, 추가적으로 용어설명이 필요했을 것이다.

이러한 예에서 알 수 있는 가장 중요한 점은, 성과측정도구의 변화는 직접적으로 그 성과가 나온 서비스 전달 환경과 관련이 있다는 것이다. 그림 6.3에서 일정관리 절차와 심혈관 사고 환자가 받은 중재 유형, 만성통증 관리 프로그램의 실제 교육과정 등은 그 임상 환경에서만 볼 수 있는 것이며, 이를 수행하는 임상의의 재량이기도 하다. 어떤 일정관리 절차(*과정*)가 환자의 유형(*투입요소*)이나 의료제공자의 선호도에 따라 어떤 환경에서는 매우 효과적이지만, 다른 환경에서는 그렇지 않을 수도 있다. 검사 및 중재(*과정*)와 기능성과(*성과*) 간의 관계를 평가하는 것은 변화를 예측하는 데 유용하지만, 어떤 연관성의 영향력은 서비스가 이루어지고 있는 고유한 환경의 기능(*투입요소*)이다. 환자 상태의 중증도(*투입요소*)와 직접 치료를 하는 데 임상의가 이용하는 이론적 모형(*과정*)은 동일한 임상 환경에서도 결과에 달리 영향을 미치는 두 가지 변수가 된다. 이와 마찬가지로, 어떤 임상환경에서 상호적 논의 접근방법(과정)을 이용하여 가르친 통증 관리 교육과정은 동일한 환경에서 직설적인 강의 형식(과정)으로 가르쳤을 때와는 그 결과가 상당히 달라진다.

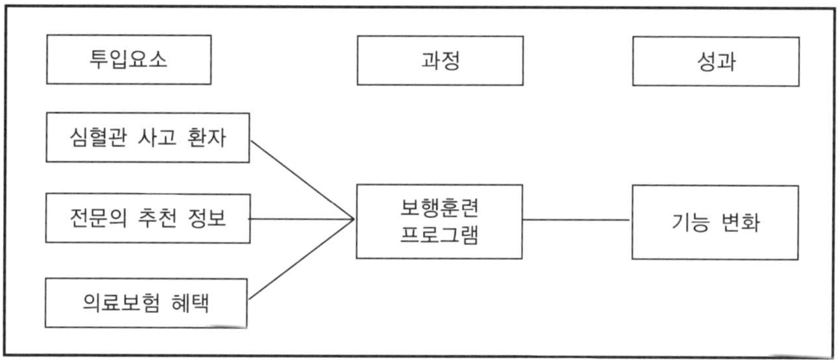

그림 6.4 모형을 이용하여 연구의 복잡성을 더한 예

복잡한 설계(Complex Designs)

그림 6.3에 나타낸 관계는 다소 단순한 설계방법이며, 예비연구에 적합한 수준이다. 임상의는 데이터에서 단순한 관계를 탐구하기 시작하면서, 성과 측정도구에 영향을 미치는 다른 변수들을 확인할 수 있다.

그림 6.4는 보다 복잡한 질문에 대해서는 이 설계방법을 어떻게 이용할 수 있는가를 보여주는 보다 복잡한 상호작용 관계를 나타내고 있다. 기술한 투입요소는 심혈관 사고 환자, 의사의 전문의 추천 양상, 각 환자가 받는 의료보험혜택의 종류 등 3가지가 있다. 각 투입요소의 특징을 확인하면 각 환자에 대해 보다 상세한 그림을 그릴 수 있다. 전문의 추천 정보와 보험보장 내용이 동일한 환자를 모아서 하위집단을 만들 수 있다.

그림 6.5는 하위집단을 살펴보는 방법을 나타내고 있다. 병변의 위치, 즉각적으로 전문의를 알아보거나 1주일을 기다린 의사의 전문의 추천 정보, 3 가지 지불방식으로 나눈 혜택에 따라 환자 표본을 나누어 12가지 하위집단을 만들었다. 각 하위집단은 전문의 추천 정보와 의료보험 혜택의 종류별로 설명하고, 성과 데이터는 각 환자의 기능을 검사한 점수로 나타낸다. 보다 많은 변수가 연루되면 하위집단의 수가 더 많아지고, 각 하위집단에서 정확한 데이터를 표현하도록 더 많은 환자가 필요하게 된다.

그림 6.5에서 제기될 수 있던 변동사항은 수없이 많다. 언뜻 보기에는 성과를 예측하고 중재를 계획하는 데 복잡한 설계일수록 유용할 것으로 여겨지지만, 처음 질문을 한 사람만이 이에 대해 대답을 할 수 있다. 이 범주에서 어떤 특징을 생략하여 설계를 간략하게 만들 수도 있다. 예를 들어, 좌측 심혈관 사고 환자에게 특별히 관심이 있었다면, 위에 나열한 절반의 설계만을 연구하고, 하위집단의 수도 6개로 줄어들었을 것이다. 그 대신에, 병원에서 전형적인 의료보험이 있는 극히 소수의 환자만을 진료했다면, 이러한 특징을 생략할 수도 있었고 그로 인해 환자의 하위집단이 8개로 줄어들었을 것이다. 어느 경우든, 하위집단의 수를 줄이면 보다 직접적으로 질문에 대답을 구하고, 데이터를 수집하고 입력하는 데 걸리는 시간이 줄어들며, 질문에 대답을 구하는 데 필요한 통계 작업을 간소화할 수 있다.

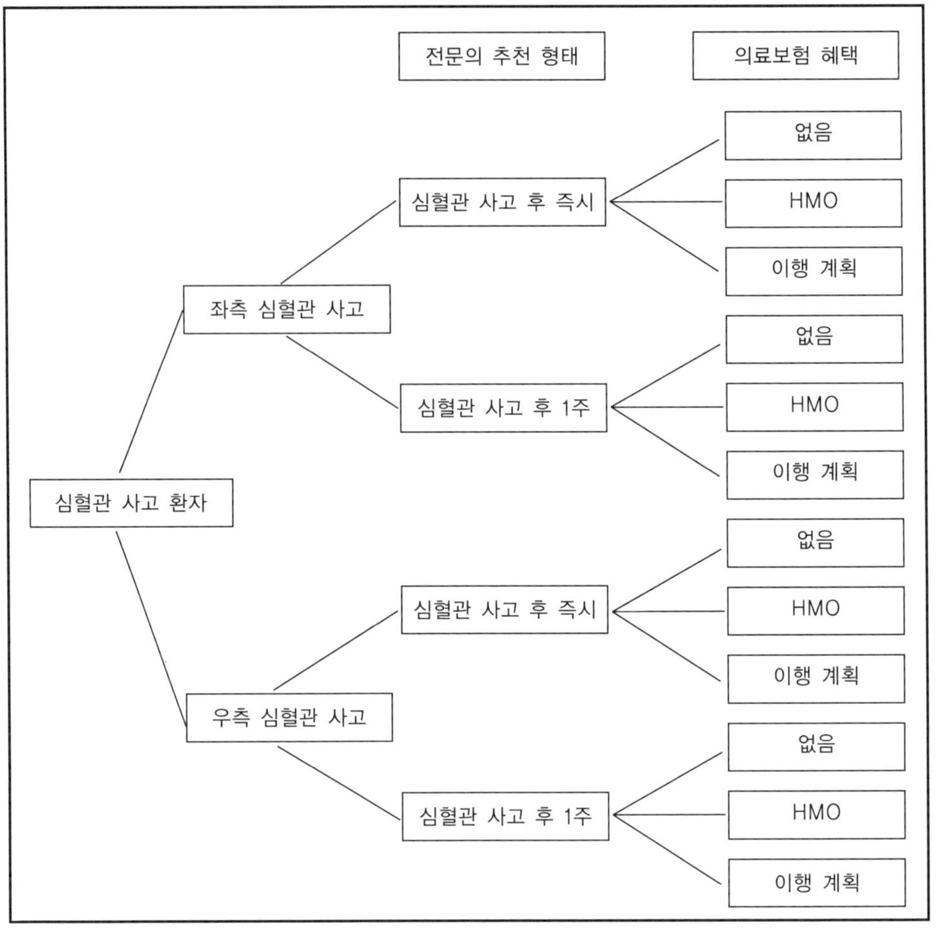

그림 6.5 12가지 하위집단으로 나누어진 복잡한 연구의 예

요약(Summary)

재활서비스 전달모형은 성과연구의 질문을 체계적으로 구성하는 데 유용하고, 성과결과에 영향을 미칠 만한 변수를 확인하는 데 도움이 되며, 연구하지 않은 변수에 비교하여 연구한 변수의 틀을 잡아 임상의가 연구의 결과를 해석하는 데 도움이 되는 도구이다. 각 임상의는 서비스를 전달하는 임상 환경의 독특성과 성과 측정도구가 다양한 투입요소와 과정의 역동적인 상호작용을 어떻게 반영하고 있는지를 제대로 인식해야 한다. 재활서비스 전달모형을 이용할 때에 임상의는 어떤 투입요소와 과정이 원하는 성과 측정도구와 독특하게 연관되어 있는가에 대한 가설을 세워야 한다. 데이터를 수집하기 전에 가설화한 관계를 확립하고 주목하고자 하는 특징을 명확하게 설명해야 임상의가 자료수집단계에서 시간을 절약하고, 단순하면서도 유용한 데이터 세트를 만들 수 있다.

참고문헌(References)

American Physical Therapy Association (2001). The guide to physical therapist practice, 2nd edition. Physical Therapy 81:1–798.

Camp PG, Appleton J, & Reid WD (2000). Quality of life after pulmonary rehabilitation: Assessing change using quantitative and qualitative methods. Physical Therapy 80:986–995.

Donabedian A. (1966). Evaluating the quality of medical care. Milbank Quarterly 44: 166–206.

Geiger RA, Allen JB, O'Keefe J, & Hicks RR (2001). Balance and mobility following stroke: Effects of physical therapy interventions with and without biofeedback/forceplate training. Physical Therapy 81:995–1005.

Holzemer WL & Reilly CA (1995). Variables, variability, and variations research: Implications for medial informatics. Journal of the American Medical Informatics Association 2:183–190.

Ketelaar M, Vermeer A, 't Hart H, van Petegem-van Beek E, & Helders PJM (2001). Effects of a functional therapy program on motor abilities of children with cerebral palsy. Physical Therapy 81:1534–1545.

Nelson MK (1996). Measuring the cost of health care services: An accounting perspective. Presented at APTA Workshop "Collecting and using patient data: an interactive workshop on outcome measures." Chicago.

World Health Organization (2001). ICF: International Classification of Functioning, Disability and Health. Geneva: World Health Organization.

사례학습(Exercises)

다음 연구에서 시험한 관계를 분석하는 데 재활서비스 전달모형을 이용한다.

예 1. 연구 목적: "기능적 물리치료를 받은 뇌성마비 아동의 운동능력이 움직임의 질을 정상화한다는 원칙에 의거하여 치료를 받은 참조집단에 속한 아동의 운동능력보다 향상되었는지의 여부를 검토". Ketelaar 등(2001), p. 1537.

투입요소:

과정:

성과:

예 2. 연구 목적: "뇌졸중에 이어 반신불수가 된 환자를 대상으로 물리치료로 균형감과 이동 재훈련을 하고 뉴로컴 균형 습득 훈련을 받은 집단과 받지 않은 집단으로 나누어 성과(버그균형척도와 앉았다 일어서서 걷기 검사(Time Up & Go Test)를 이용)를 비교". Geiger 등(2001), p. 997.

투입요소:

과정:

성과:

예 3. 연구 목적: "정량적 및 정성적 연구방법을 이용하여 폐재활치료를 받은 만성폐쇄성폐질환 환자를 대상으로 삶의 질의 변화를 판단". Camp 등(2000), p. 988.

투입요소:

과정:

성과:

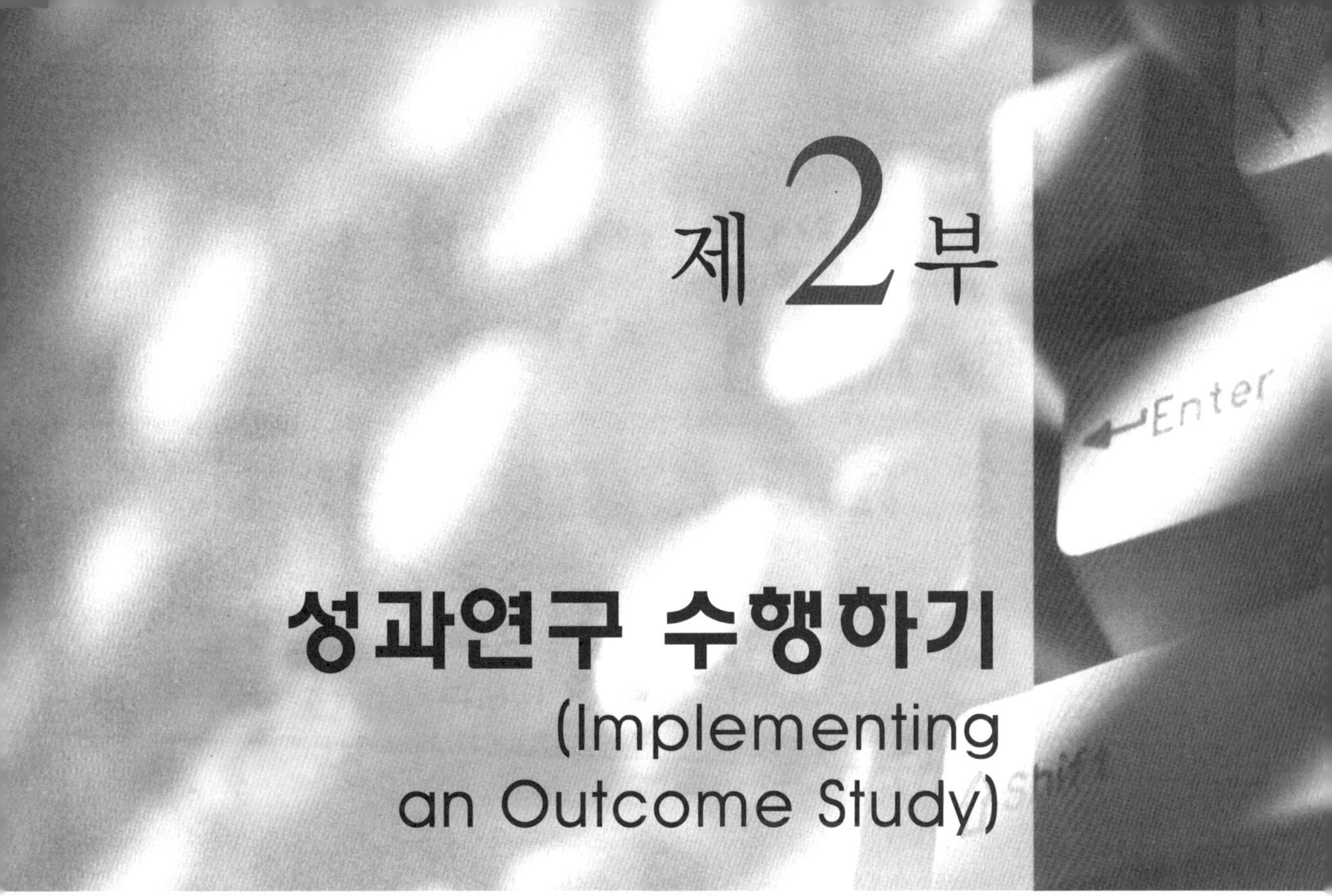

제 2 부

성과연구 수행하기
(Implementing an Outcome Study)

제2부
성과연구 수행하기

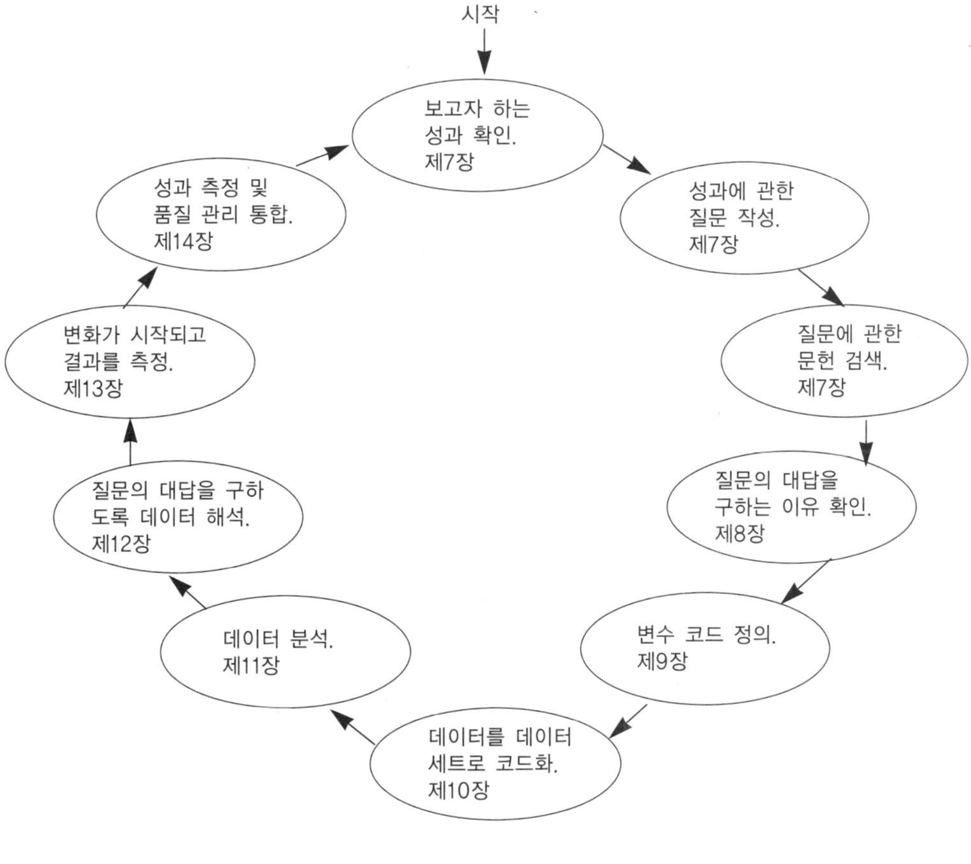

서론: 성과연구 수행하기

성과를 측정하는 과정은 문제를 확인하는 데서 시작하는 원궤도 과정이다. 앞 장의 그림에서는 이 과정의 주요 단계를 나타내고 있으며, 그 단계의 순서에 따라 장(chapter)을 표시했다. 제7장과 8장에서는 근거중심 진료단계를 성과측정 과정으로 합쳤다. 근거중심 진료단계와 성과측정 과정은 상당히 유사하며, 이를 합침으로 대답을 구할 수 있는 질문을 확인하는 데 보다 친숙하게 접근할 수 있다. 제9장과 10장, 11장은 데이터 코딩, 구성 및 분석 과정을 설명한다. 제12장은 청중에 맞춰 보고하는 방법을 강조하면서 성과결과 보고서를 작성하는 전략을 제시한다.

성과측정의 중심에는 객관적 및 일관적 문서작성 과정이 있기 때문에, 각 단계를 설명하도록 본 절의 말미에 기록 양식(documentation pattern)에 관한 연구를 제시한다. 성과연구를 처음으로 접한 독자를 위한 첫 번째 단계로 이러한 연구를 권장하는 바이다. 부록 1에는 각자의 임상 환경에서 얻은 데이터를 이용하여 독자가 작성하는 데 필요한 기록 양식에 관한 예비연구 단계를 나열했다. 임상의가 이용할 수 있는 데이터의 강점과 한계점을 확인하는 데 이러한 연구가 도움이 될 것이다. 즉, 이 단계는 임상성과연구를 하기 전에 반드시 거쳐야 할 중요한 단계이다. 부록 3에는 환자기록에 접근권한이 없는 사람들을 위한 모의 데이터 세트가 있다.

이 책에서는 각 임상의의 서비스를 개선하기 위한 토대로 성과연구의 단계를 가르치는 데 초점을 두고 있다. 결과적으로, 임상의 독자가 치료한 환자의 기록에 한하여 첫 번째 성과측정을 시도하는 것을 권장하는 바이다. 임상의가 처음부터 끝까지 자신이 관리한 환자의 물리치료 기록을 이용하면, 자신의 치료과정을 되돌아보기 위해 데이터 세트를 취합하는 데는 기관의 승인이 필요하지 않으며, 임상의는 기밀유지 의무를 저버리지 않게 된다. 그러나, 임상의가 연구 결과를 발표하고자 하거나, 다른 치료사가 치료한 환자기록을 이용하고자 한다면, 그 병원의 임상시험 심의위원회로부터 기밀 기록을 이용하도록 승인을 받아야 한다. 어떤 경우든, 연구를 하려는 임상의는 후향적 차트 검토를 위해 자신이 속한 기관의 정책과 절차를 준수해야 한다.

제 7 장

질문 작성하기 (Developing a Question)

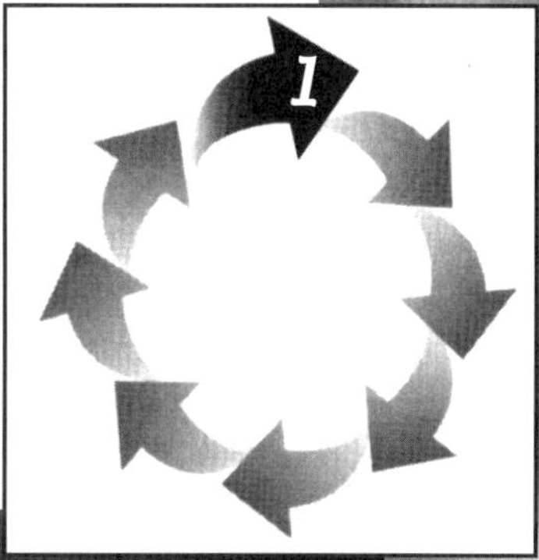

주요 용어

대답할 수 있는 질문
PICO
PIO
재활서비스 전달모형
근거중심 진료
문헌 검색
인터넷 자원
데이터 마이닝

본 장의 성과

- 성과연구를 위해 대답을 구할 수 있는 질문 작성
- 투입요소, 과정 및 성과간의 가설화한 관계를 설명하도록 재활서비스 전달모형 이용
- 문헌 및 그 외 정보출처를 검색하는 전략 설명

성과측정은 유의미하고 대답을 구할 수 있는 질문을 확인하는 데서 시작한다. 이 질문을 일단 결정하고 나면, 보고자 하는 성과와 관련된 투입요소와 과정이 확인된다. 본 장에서는 성과질문의 기원을 설명하고 재활서비스 전달모형과 근거중심의 진료전략을 이용하여 임상 진료에 관한 표본 질문을 정리했다.

대상 성과 확인하기(Identify an Outcome of Interest)

성과연구의 첫 단계는 보고자 하는 성과를 확인하는 것이다. 성과를 선택할 때에는 흥미 있는 임상 관찰내용, 문헌에서 제기된 문제, 진료의 어떤 측면에 대해 누군가가 한 질문, 또는 관리상의 우려사항을 토대로 한다. 중요하거나 압박을 받고 있는 진료의 측면을 연구하는 것이 더 유의미하다. 성과측정 과정을 수행하려면 장기적으로 이에 전념해야 하므로, 시간이 지나도 임상의가 선택한 질문과 성과에 관심을 집중해야 하며, 그에 대한 대답은 임상에서 유용하게 쓰여야 한다.

어떤 점에서는 여기에서 선택한 성과가 환자에게 제공하는 서비스를 개선시키는 것과 관련이 있어야 한다. 개별적인 환자를 대상으로 하는 수준에서든, 많은 환자를 대상으로 서비스를 전달하는 폭넓은 수준에서든, 성과측정의 목적은 서비스를 제공하는 데 영향을 미치는 것이다. 서비스 개선에 초점을 맞춘다는 것은 성과연구와 다른 유형의 연구간의 주요한 차이점 중 하나이다. 기초과학 또는 "벤치" 연구에서 새로운 실체 또는 관계를 확인하는 이유를 발견하는 것만으로도 충분히 목적을 삼을 수 있다. 반대로, 성과연구는 제공되는 서비스의 품질을 특별히 개선하도록 수행한다. 질문과 그에 가능한 대답, 경영전략이나 임상전략간의 연관성이 분명하지 않은 경우, 그 질문은 성과연구에 적합하지 않을 수도 있다.

▶ *서비스 전달의 품질을 향상시키기 위해 성과연구를 수행한다.*

성과연구의 발생시점은 달라질 수 있다. 어떤 연구는 임상 환경에서 서비스에 대한 환자의 만족도를 판단하기 위해 병원 행정관이 요청하여 시작할 수도 있다. 이 예에서, 시점은 모형의 *성과(outcome)* 부분이다. 즉, 환자 만족도는 *환자 성과(patient outcome)*의 한 유형이다. 이 연구에서 투입요소(input)로는 특정한 달에 치료한 모든 외래환자가 포함될 수 있으며, *과정(process)*은 직접 진료만을 받은 환자에 한하지만, 투입요소와 과정은 성과를 확인한 뒤에 결정한다.

성과연구는 *과정(process)*을 살펴볼 수도 있다. 임상 환경에서 한 관리자가 문서기록의 품질을 검토하고자 했다고 가정해보자. 이런 유형의 연구에서는 검토해야 할 의무기록의 표본크기를 규정하는 데 투입요소의 특징과 성과 측정도구가 도움이 될 것이다. 이 연구에서는 슬개대퇴 무릎 통증이라는 특정 진단을 받고(*환자 투입요소*) 물리치료(*과정*)와 같이 특정 서비스를 받은 환자를 선정할 수 있었다. "완전한 기록"에 대한 기준은 조작적으로 정의할 필요가 있었으므로 모든 의무기록을 그 기준에 따라 분류했다. 질문은 다음과 같을 것이다. "여기 물리치료학과(*진료환경 투입요소*)에서 슬개대퇴 무릎 통증 치료를 받은 환자(*환자 투입요소*)의 기록(*대상 과정*)의 내적 품질보증 기준(성과)에 부합하는 환자기록의 비율은 얼마나 되는가?"

마지막으로, 특정 환자집단에 대한 관심으로 연구를 시작할 수도 있다. 한 임상의가 특정 유형의 부상을 입은 다수의 환자를 받았거나 결과에 변화가 있는 것으로 보이는 진단을 받은 환자를 진료하는 경우, 환자들의 차트를 객관적으로 검토하기 위해 진료 형태를 분명히 해야 한다. 환자에게 나타난 증상과 환자가 받은 서비스, 환자 성과를 부호화하면 서비스 형태와 인지하고 있는 임상의의 임상효과와 비교한 실제 임상효과를 분명히 알 수 있게 된다.

대답을 구할 수 있는 질문 만들기 (Creating an Answerable Question)

어떤 사안이나 문제가 확인되면, 그에 대한 틀을 마련해야 답을 구할 수 있다. 문제가 광범위하면 대답 또한 광범위해지므로 사안을 정확하게 반영하도록 문제를 다듬는 과정은 중요하다. 대답이 광범위해지면 특정 임상적 의사결정에 적용하기 어려워진다. 성과측정의 목적이 환자에 대한 임상의의 유효성을 향상시키는 데 있으므로, 문제에서 각 임상의가 우려하는 바를 정확하게 다룰 필요가 있다.

➤ *일반적인 질문 = 일반적인 대답*

한 임상의가 자신의 진료 환경에서 치료를 받은 다발경화증(MS, multiple sclerosis) 환자들을 설명하는 데 관심이 있다고 가정하자. 시점은 환자 표본 즉, 환자 투입요소의 유형에 대한 관심이다. 특히, 임상의는 퇴원 시 환자의 기능상태 변화(*성과*)에 관심이 있었을 것이다. 처음 질문은 "내게 치료를 받고 퇴원할 때 다발경화증 환자의 기능상태는 어떠한가?"일 것이다.

이는 흥미로운 질문이지만, 매우 광범위하므로 대답하기가 쉽지 않다. 환자 표본은 여러 가지 특징을 포괄하고 있으며, 기능 상태도 일체의 활동 유형을 말한다. 이 질문의 경우, 기능 상태의 퇴원 기준은 증상의 중증도나 증상의 개시 이후의 시간에 따라 달라질 것이다. 또한, 환자가 받는 중재의 양이나 종류에 따라 달라질 수 있었다. 너무 많은 변수가 있기 때문에, 임상의가 가장 대답을 구하고자 하는 특정 다발경화증 환자에게 초점을 맞추는 것이 도움이 된다. 질문의 적용범위는 재활서비스 전달모형이나 근거중심의 진료 단계를 이용하여 좁힐 가능성이 있다.

재활서비스 전달모형 (Model of Rehabilitation Service Delivery)

재활서비스 전달모형을 이용하려면 질문의 변수를 모형의 구성요소에 적절하게 배치한다(그림 7.1).

투입요소

대상 진단을 확인하는 것 이외에 연령, 성별, 질병 개시일 등 다른 환자 투입요소를 질문에 넣지 않는다. 의료제공자나 진료환경의 특징은 없으며, 확인된 과정도 없다. 이러한 광범위한 질문에 대답하기 위해서, 이 임상의에게 치료를 받고 어떠한 종류의 서비스든 받은 모든 다발경화증 환자가 표본에 포함시켜야 했다. 여러 가지 기능제한에

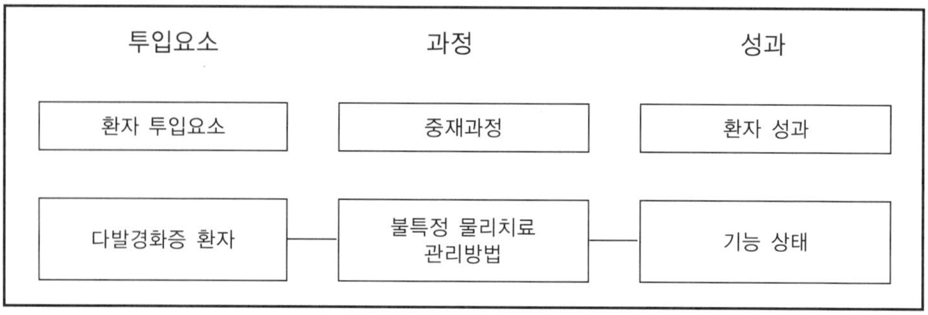

그림 7.1 재활서비스 전달모형에 변수를 배치한 초기 질문

대해 서비스를 받은 다발경화증 환자의 유형이 상당히 광범위하므로, 대답 또한 상당히 광범위할 것이다(이는 다양한 종류의 사과를 섞어놓고 사과소스를 만드는 데 기여하는 무언가를 말해보라는 것과 같다). 대답의 유용성을 향상시키기 위해 투입요소, 과정, 성과를 정의할 필요가 있다.

보다 많은 환자의 특징이 포함될수록, 표본의 적격성 기준이 선택적이 되어, 보다 특정한 환자 집단에 대한 대답을 구할 수 있다. 임상의의 관심에 따라 개시시점(예, 4개월 전에 진단을 받은 환자), 증상군(예, 현기증이 있는 환자), 연령(예, 30~50세), 일부 특징의 조합 등으로 환자 투입요소의 범위를 좁힐 수 있다. 증상이 기능성과에 미치는 영향을 이해하기 위해 다른 중재를 받은 유사한 환자군 또는 증상군이 다른 환자군을 연구할 수도 있다. 여기서 요점은 어떤 특징을 설명하도록 환자 문제유형의 범위를 좁힐 수 있다면, 질문에 대한 대답이 임상적 의사결정 시 더욱 유용하게 쓰일 것이라는 점이다.

▶ *특정 문제 = 특정 대답*

환자 투입요소 이외에, 의료제공자와 진료환경 투입요소도 확인해야 한다. 의료제공자 투입요소로는 서비스의 종류, 의료제공자의 경험, 의료제공자가 이용하는 접근방법이 포함된다. 진료환경 투입요소는 위치(예, 도시, 교외 및 농촌), 의료서비스의 종류(예, 사회보장 vs. 민영), 납부원의 종류(예, 개인납부, 제 3자 납부), 환경의 종류(예, 병원, 전문요양시설, 건강센터, 초등학교)별로 확인할 수 있다. 환자와 개별적으로 보내는 평균시간이나 사람들이 서비스를 받는 접근방법(예, 사내보건소, 직접 접근, 사전인증에 의한 접근) 등 진료환경의 특징도 성과에 영향을 미칠 가능성이 있다. 그러므로, 의료제공자와 서비스 환경의 고유한 특징을 정의하는 것도 마찬가지로 중요하다.

과정

모형의 다음 단계는 과정 즉, 중재이다. 과정 즉, 중재를 정확하게 설명하려면 이 연구에 포함되지 말아야 할 내용 즉, 설명하지 않아도 될 내용 외에도 환자에게 일어난 일을 분명히 나타내야 한다. 결과를 해석할 때에 이 연구에서 설명하지 않거나 설명하지 못하는 성과에 영향을 주는 과정이 있을 수 있고, 임상의는 이를 알아보아야 한다. 입원 및 퇴원 시 실시한 표준화된 검사나 어떤 유형의 중재 제공 등이 그 예가 된다. 질문의

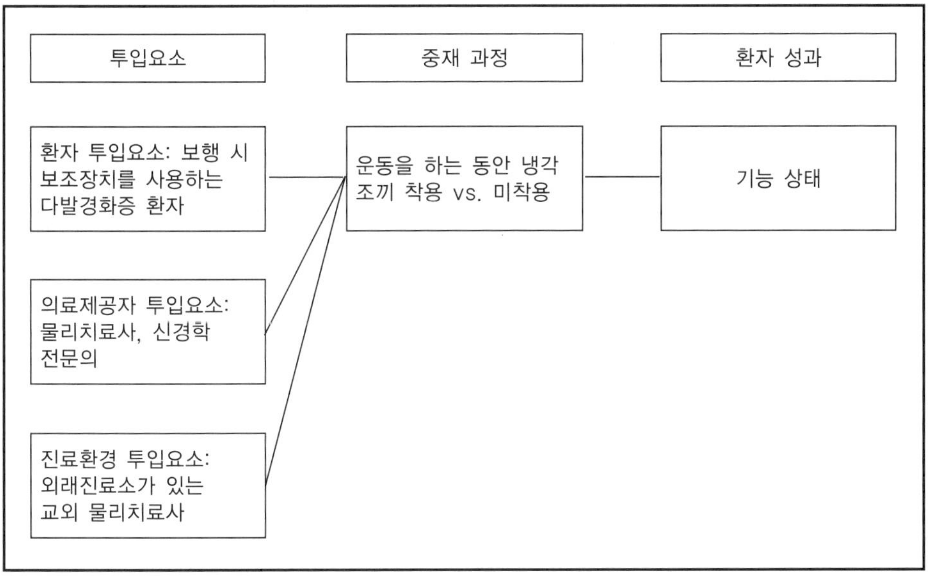

그림 7.2 재활서비스 전달모형에서 보다 상세한 표본 질문

폭을 좁히면 다음과 같다. "보행 시 보조장치를 사용하고, 신경전문의 자격증이 있는 물리치료사에게 교외에 있는 외래진료소에서 치료를 받았으며, 냉각조끼를 입거나 입지 않고 운동을 하는 다발경화증 환자의 기능성과는 무엇인가?"

이 질문에서 환자 투입요소는 진단(다발경화증)과 기능 수준(보행 시 보조장치를 사용)으로 정의한다. 의료제공자 투입요소는 전문분야와 자격증으로 기술하고 있다.

진료환경 투입요소는 진료소의 위치와 종류로 설명한다. 이 과정은 냉각 조끼를 착용 또는 미착용 한 상태로 운동을 하는 것으로도 정의했다. 재활서비스 전달모형에서 다시 변수들을 재구성했을 때 질문은 그림 7.2와 같이 나타낼 수 있다.

성과

이제, 사람과 과정의 범위가 더욱 좁혀졌으나, 기능성과는 잘 정의되지 않았다. 기능성과는 활동의 수나 사람이 수행하는 과제로 설명할 수 있다. 임상의는 중재의 결과로 어떤 점이 개선되어야 하는가를 정확히 확인할 필요가 있다. 기능성과 목록으로 다음 내용을 고려한다.

- 6분 보행검사에서 향상된 점수
- 보조장치를 착용 또는 미착용 한 상태에서 빨라진 보행속도
- 현재 보조장치를 벗을 수 있거나 그 크기를 줄일 수 있는 환자의 수
- 보조장치를 착용 또는 미착용한 상태에서 다양한 표면 위를 걸을 수 있는 능력 향상
- 시간별로 측정한 운동내성 향상

이 중에서 어떤 내용이든 기능성과의 조작적 정으로 이용할 수 있다. 여기에서는 전

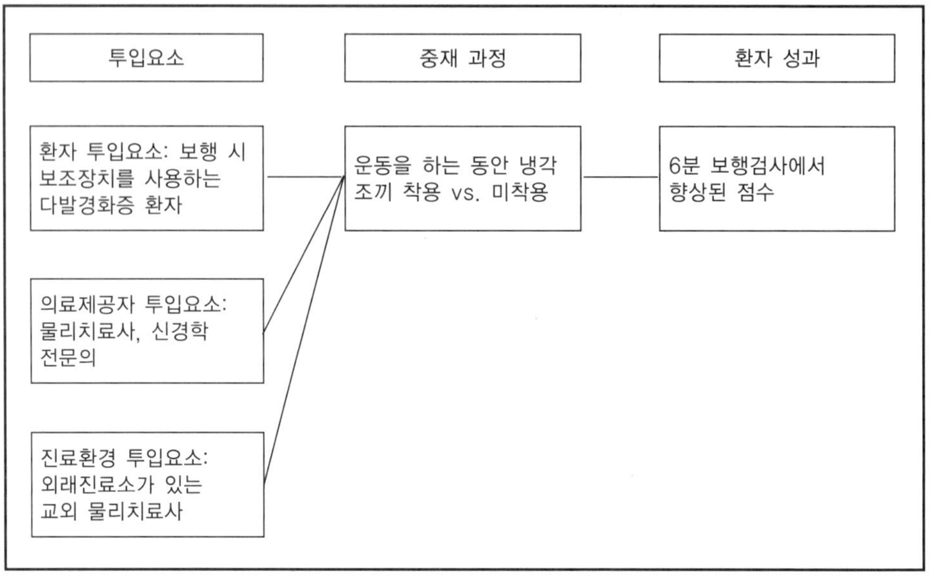

그림 7.3 질문 다듬기

적으로 임상의가 보고자 하는 것이 무엇인가에 따라 기능성과를 선택한다. 한 가지 성과를 선택하여 이를 질문에 포함시키면 다음과 같다. "보조장치를 이용해서 걷고, 신경전문의 자격증이 있는 물리치료사에게 교외에 있는 외래진료소에서 치료를 받았으며, 냉각조끼를 입거나 입지 않고 운동을 하는 다발경화증 환자의 6분 보행검사 상에는 어떤 변화가 일어나는가?"

이 질문을 재활서비스 전달모형에 적용하면 과정과 성과에 대한 투입요소의 관계를 분명히 알 수 있다. 처음 질문(그림 7.1 참조)을 새로 작성한 질문과 비교했을 때(그림 7.3), 모델을 이용하여 질문의 적용범위를 좁히는 과정이 명백하게 보인다. 첫 번째 질문은 광범위하고 환자가 누구인지, 그들이 받는 중재방법은 무엇인지, 성과를 어떻게 정의하는지에 따라 수많은 대답이 만들어질 수 있었다. 세 번째 질문은 보다 초점이 맞춰져 투입요소, 과정 및 성과의 범위가 좁혀졌으므로 그 질문에 대한 대답이 진료와 더욱 관련이 깊어졌다.

또한 여기에서는 단순화한 예에서 다루지 못하는 모든 변수를 인정해야 한다. 그림 7.4에서는 재활서비스 전달모형에 질문을 언제 덧붙이는지 보기 쉽다. 이 모형에는 표본 질문의 변수 중에서 투입요소와 과정의 예로 정의한 보다 많은 변수가 있다. 임상의는 데이터를 수집해야 하는 중요한 변수와 "알면 좋지만" 연구에서 반드시 필요하지는 않은 변수를 판단해야 한다. 또한, 데이터를 분석하고 해석할 때가 오면, 임상의는 데이터 수집 시 포함시키지 않았던 것 또는 통제되지 않았던 것을 상기하도록 모형을 참고하는 것이 유용함을 알게 된다. 모형을 이용하면 결과에 혼동을 줄 만한 다른 변수는 상관하지 않고, 임상의가 결과를 지나치게 일반화하는 일반적 함정을 피해갈 수 있다.

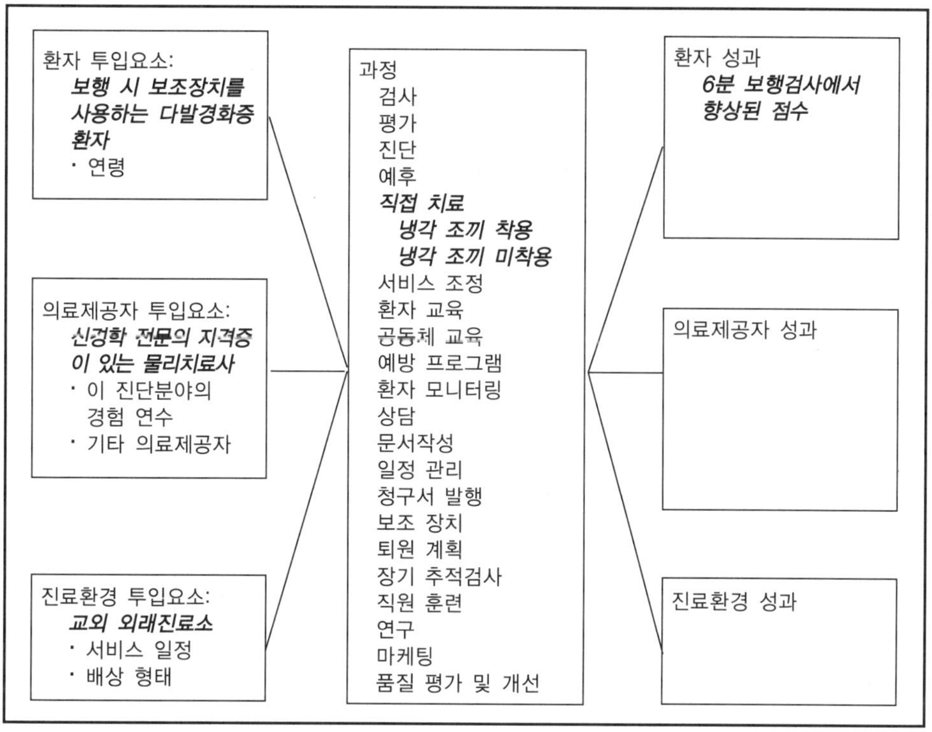

그림 7.4 재활서비스 전달모형에 질문 덧붙이기

PICO 또는 PIO 형식으로 질문 바꾸기

PICO 또는 PIO 형식은 광범위한 질문을 대답을 구할 수 있는 질문으로 바꾸는 방법이다. 이 형식은 연구자로 하여금 특정 가능한 성과와 환자 표본의 특징 및 대상 과정을 관련시킬 수 있는 구조로 되어있다.

PICO 또는 PIO 질문의 구조는 근거중심 진료에 관한 문헌에서 차용했다(cebm.net/focus_quest.asp). 이 두문자어는 대답을 구할 수 있는 질문의 부분을 말한다.

P는 대상 환자(patient), 환자군(patient group) 또는 문제(problem)를 말한다.
I는 환자, 환자군 또는 문제에게 제공되는 중재활동(intervening activity)이다.
C는 비교할 중재 또는 활동(comparison intervention or activity)을 말한다.
O는 측정 가능한 품질로 표현되는 대상 성과(outcome)이다.
PICO 형식은 다음과 같이 재활서비스 전달모형과 유사하다.
P는 환자, 제공자, 진료환경 투입요소이다.
I는 대상 과정 중 하나이다.
C는 비교 과정이다.
O는 측정 가능한 품질로 표현되는 대상 성과이다.

이 두문자어를 이용하여 질문의 다시 작성하면 주요 투입요소, 과정 및 대상 성과를 확인하는 데 도움이 된다. P에서는 성별, 중증도에 따른 진단, 환경 유형, 지원 종류 등 환자와 관련된 내용을 가능한 한 많이 확인해야 한다. P에는 재활서비스 전달모형에서 확인한 관련 투입요소 모두가 포함되어야 한다.

I는 보통 치료와 동일시하는 "중재"란 용어에 대한 통상적인 물리치료 분야의 해석보다 그 의미의 폭이 넓다. I는 검사기법, 직접적인 환자치료, 교육적 중재, 장비 개조 또는 마케팅 접근방법 등의 활동을 말한다. I는 재활서비스 전달모형에서 과정에 해당한다. 두 가지 중재방법을 비교하고자 할 때, PICO 4가지 구조를 모두 질문에서 이용하게 되는데, 이때 C는 비교중재를 말한다. 질문이 탐색적이거나 서술적이라면, 비교 중재방법이나 활동이 적합하지 않다면 그 질문은 3가지 구조만을 갖추게 되어 C가 빠진 PIO 형식이 된다.

O는 숫자로 나타내야 한다. 성과에 유의미한 변화가 일어났는지의 여부를 객관적으로 판단할 수 없기 때문에 성과를 진술할 때에 위아래 화살표(↑ ↓)나 "향상되었음"과 같은 용어는 허용되지 않는다. 그러므로, 모든 성과진술에서는 점수, 측정 또는 기록할 수 있는 속도나 시간과 같이 수량화 가능한 특성을 확인해야 한다.

단순한 연구에는 하나의 성과측정도구가 있을 수 있으며, 그로 인해 전통적인 PICO 형식을 적용할 수 있다. 서술적 연구에는 여러 가지 성과가 있을 수 있다. 이 경우에, 질문 형식은 PIOO 또는 PIOOO가 되며, 이 때 각 O는 보고자 하는 성과 각각을 말한다. 이 형식은 임상의가 자신이 선택한 투입요소 및 과정과 관련하여 가설로 세운 다양한 성과를 탐구할 때에 특히 유용하다.

PICO나 PIO 형식으로 된 표본 질문은 다음과 같다.

예 1.

P 보조장치를 이용해서 걷고, 교외에 있는 외래진료소에서 본인에게 치료를 받는 다발경화증 환자

I 냉각 조끼를 착용하고 1시간 동안 운동

C 냉각 조끼를 착용하지 않고 운동을 하는 환자와 비교

O 4주간의 중재 후 6분 보행검사결과에 어떤 변화가 있는가?

예 2.

P 본인의 병원에 내원하는 통원환자

I 어떤 달에 직접 서비스를 받은 환자

O 환자 만족도 수준은 어떠한가?

예 3.

P 슬개대퇴 무릎통증이 있으며 의무기록이 있는 환자

I 내부 문서기준에 부합하는 환자

C 문서에 결함이 있는 환자와 비교

O 기준에 부합하는 차트의 비율은 얼마나 되는가?

O 한 그룹이 보험료를 받는 비율이 더 큰가?

질문 작성을 위해 데이터 이용하기
(Using Available Data To Develop A Questions)

성과연구를 고안하는 방법은 여러 가지가 있으며, 기존의 데이터 세트를 이용한다. 각 임상환경에서는 성과연구를 수행할 수 있는 데이터가 상당히 많다. 이러한 데이터 중 일부는 일상적으로 수집이 되나, 청구서 발행이나 인구조사 자료로만 이용된다. 임상 환경에 따라, 등록과나 재활치료학과, 임상병리학과나 의학병원 등 별도의 부서에서 일부 데이터를 수집하기도 한다. 전형적인 전가의무기록에는 환자의 인구학적 정보, 전문의를 소개받는 이유, 진단 코드, 중재 코드가 포함된다. 이러한 데이터는 경영과정과 서비스 이용, 환자 성과를 이해하는 데 유용하게 쓰인다.

이러한 데이터를 이용하는 데 중요한 점은 데이터 세트를 접할 수 있는 접근권한을 갖는 것이다. 정보를 확인하는 과정을 거친 후에 대규모 데이터 세트를 이용할 수도 있으며, 다른 목적(청구서 발행 소프트웨어)으로 관리하고 있는 데이터 세트로 대규모 데이터 세트를 만들어낼 수도 있다.

데이터 내의 동향과 관계를 파악하도록 대규모 데이터 세트를 통해 데이터를 거르는 과정을 데이터마이닝(data mining)이라고 한다(Edelstein, 2004). 대규모 데이터베이스를 캐기 위한 기술과 기법을 가르치도록 저술한 교재는 많이 있지만, 여기에서는 성찰적 성격을 띤 임상의의 또 다른 연구출처로 이 개념과 접근방법을 소개하고 있다.

데이터 세트를 이용할 수 있게 되면, 질문을 작성하는 과정이 다소 바뀐다. 첫째, 어떤 유형의 변수가 포함되는지 살펴보도록 데이터를 검토한다. 질문은 이용 가능한 데이터를 토대로 작성한다. 이는 이후의 의사결정에 방향을 제시하는 표현양상(descriptive pattern)을 만들거나 알고 있는 결과를 토대로 예측모형(prediction model)을 만들기 위해 변수간의 관계를 탐구하는 데 그 목적이 있다. 성과측정의 경우, 어떤 방법이든 가능하지만, 향후의 의사결정에 방향을 제시하는 양상을 기술하는 것이 후향적 연구에 더 부합한다. 이처럼, 기존의 데이터를 검토하고 서비스 전달에 관한 가정을 객관적으로 입증하거나 서비스 이용에 관한 질문에 답을 하고자 현재 서비스 전달 동향을 기술한다.

질문이 환자 투입요소에 관한 임상적 호기심에서 유래했는지, 특정 성과를 기술해야 할 필요성으로 인해 생겼는지, 또는 기존 데이터 세트를 캐낸 결과로 만들어졌는지의 여부와는 상관없이, 이 과정의 다음 단계는 관련 문헌을 검토하는 것이다.

문헌 검토하기(Going to the Literature)

왜 문헌을 찾아봐야 하는가?(Why Go to the Literature?)

질문이 명확해지면, 그 질문에 대한 대답이 이미 존재하는지, 이를 어떻게 연구했는지(혹은 연구하지 않았는지)를 살펴보고 그 질문에 대해 이미 알고 있는 내용을 확인하기 위해 관련문헌을 철저하게 검토한다. 본 연구에서 투입요소와 과정이 하는 역할과 관련 연구의 투입요소 및 과정과의 유사점 또는 차이점은 무엇인지 이해하기 위해 모든 투입요소 및 과정을 검토해야 한다. 측정방법 외에도 타당도와 신뢰도를 확립하도록 성과 측정도구를 검토해야 한다. 이 정보를 통해 선택한 성과 측정도구를 사용할 것인지의 여부를 판단하게 되며, 이는 결과를 해석하는 데도 영향을 미친다.

동일한 문제에 대해 특별히 답을 구한 문헌이 있다면(드물게 발견), 임상의의 진료환경이 발표된 연구의 진료환경과 유사한지의 여부를 확인하는 것이 중요하다. 유사한 환자표본으로 통제하거나 모든 연구참여자 간에 중재방법을 통제하여 동일한 중재방법을 이용하는 등, 통제된 실험실 환경에서 연구 대다수가 이루어진다. 연구실 환경은 임상환경과 다르다. 병원에서는 환자가 병원에 내원하는 대로 처치를 받고, 각각의 요구에 맞게 치료를 받으며, 후향적 차트 표본추출을 통해 성과연구의 표본그룹을 구성한다. 이처럼, 질문과 직접적으로 관련된 글이 있다고 하더라도, 임상환경에서 직접 적용을 할 때의 주의사항을 고려하여 결과를 해석해야 한다.

어디에서 문헌을 검색하는가? (Where to Search)

이전에 질문에 대답을 구했던 연구를 검색하기 위해 살펴봐야 하는 자료는 부지기수로 많다. 출판물에 대한 전자 데이터베이스를 이용하면 시간 효율적으로 검색할 수 있다. 인터넷을 통해 누구든 Pub Med(ncbi.nlm.nih.gov/entrez/query.fcgi)와 freemedicaljournals.com과 같은 온라인 저널 모음집을 통해 국립도서관이 보유하고 있는 정보를 살펴볼 수 있다. 초보자도 완벽하게 검색을 할 수 있도록 의학센터와 공공도서관에는 사서가 있다. 본 장의 말미에 문헌 검색과 논문비평에 관한 훌륭한 출처 몇 가지를 열거했다.

문헌을 찾지 못한다면 어떻게 할까?

의대생과 임상의는 자신이 작성한 질문에 대답을 구할 만한 연구가 거의 없다는 데 놀라곤 한다. 가장 흔한 첫 번째 반응으로 이용 가능한 문헌에 맞게 질문을 변경하려고 한다. 그런 의향에 맞서도록 한다! 질문을 신중하게 확인했으므로 그에 대한 답을 통해 임상적 의사결정이 개선되거나 환자치료계획에 이를 유용하게 쓸 수 있다면, 그 근거에 충실하도록 하고 질문에 대한 답을 구하려고 노력한다. 여기에서는 이를 진행하는 방법에 대해 몇 가지 제언을 하고자 한다.

1. **검색어를 검토한다.** 하나의 검색어, 동의어 및 관련 용어를 사용하도록 한다. 영국식 철자, 일반 범주 및 관련 개념을 찾아본다.
2. **여러 다양한 자료를 검색한다.** 많은 임상의가 Medline(Pub Med)와 미국립의학도서관(National Library of Medicine)에 익숙해져 있지만, 찾아봐야 하는 다른 자료도 많다. 기타 저널 데이터베이스로는 CINAHL(Cumulative Index of Nursing and Allied Health Literature, cinahl.com/), 심리학 문헌이 있는 PsycINFO (apa.org/psycinfo/), 교육 문헌이 있는 ERIC(eric.ed.gov/) 등이 있다. 국립 진료

지침정보센터(National Guideline Clearinghouse, guideline.gov/)에는 정해진 기준에 따라 게시된 의학적 지침이 있으며, 코크란 협력재단[Cochrane Collaboration (Cochrane, org/index0.htm)]은 근거중심의 체계적 리뷰에 대한 데이터베이스이다. CAT(Critically Appraised Topics) 뱅크나 CAT 또는 BET(Best Evidence Topics) 데이터베이스는 점차 그 규모가 커지고 있다. 근거중심 의학센터(Center for Evidence-Based Medicine) 웹사이트(cebm.net/index.asp)에서는 CAT에 관한 정보를 볼 수 있으며, CAT 뱅크로 연결되는 링크도 있다.

3. **모든 의료분야를 검색한다.** 물리치료사는 다른 물리치료사가 연구한 내용을 보고자 하나, "물리치료" 분야로 검색을 제한하게 되면 그 질문에 대한 해결의 실마리가 있을 수도 있는 간호학 또는 의학분야의 중요한 연구를 놓칠 수도 있다.
4. **검색에서 흔히 하는 실수를 범하지 않도록 한다.** "전문보기"로 검색을 제한하지 않아야 내용을 즉시 내려받을 수 있다. 많은 글들을 그러한 방법으로 놓치게 된다. 가장 범위가 넓은 인용문들을 살펴보고 초록을 읽어나가면서 그 수를 줄여나간다. 그런 다음, 온라인에서 전문을 내려받든지, 도서관에서 해당 저널을 찾아 문헌을 모은다. 동료 연구자들이 검토한 저널 모두가 Medline에 오르기에 적합한 것은 아니므로 여러 데이터베이스를 찾아본다. 10년이나 20년 이상이 된 기사라고 해도 유용하게 쓰일 수 있으므로 시간을 거슬러 옛날 문헌을 과감하게 검색한다. 때로 원조 연구에서 데이터의 적용 또는 해석이나 임상적 의사결정에서 중요한 역할을 할 수도 있는 이론적 가정이 드러나기도 한다.
5. **각 특징을 연구한다.** 투입요소, 과정, 성과를 나타내도록 처음에 복합 검색어를 입력해서 아무 것도 찾지 못한 경우, 각각을 따로 검색해본다. 그러면 동일한 기능검사를 한 동일한 환자를 대상으로 중재방법을 달리 쓴 연구들이 나올 수도 있다. 또는, 유사한 진단을 받은 환자들이 동일한 중재를 받았지만, 성과 측정도구가 다른 연구도 찾을 수 있다. 이런 연구를 통해, 임상의는 자신의 표본에 대한 성과를 예측하는 데 도움이 되는 소견을 취합해야 한다. 지엽적으로 연관된 연구들은 유사한 환자, 중재방법 또는 성과를 연구한 다른 사람들이 취한 조작적 정의, 측정 기법, 데이터 분석 접근방법에 대한 실마리를 제공해준다.
6. **관련 기관의 웹사이트에 방문한다.** 많은 비영리단체와 환자권익보호기관에서는 자신이 대변하는 진단그룹과 관련된 문헌을 기록한다. 미국심장협회(American Heart Association)과 미국뇌성마비협회(United Cerebral Palsy)와 같은 조직은 웹페이지에 리소스 사이트(resource site)가 있으며, 다른 사이트로 연결하는 링크도 있다. 임상 문제를 해결할 때에 저널 외에도 많은 자원에서 최선의 근거를 찾을 수 있으며, 저널 기사가 없는 경우에는 전문가 의견이나 합의서도 성과 질문의 맥락을 이해하는 데 유용하게 쓸 수 있다.
7. **대답이 아닌 이론에 초점을 맞춘다.** 문헌에서 해당 질문에 대해 연구가 직접적으로 이루어지지 않았을 때에는 사실에 입각한 정답을 찾는 데서 물러나서, 가능한

다른 답을 구하는 데 방향을 제시해줄 이론적 토대를 확인할 필요가 있다.

문헌 및 자원 검색을 마친 후에는 어떤 전략을 이용했는지 추적할 수 있도록 검색이력을 인쇄한다. 데이터를 수집 및 검색하고 나서는 처음 검색을 한 이후로 발표된 다른 내용이 있는지를 살펴보도록 다시 문헌검색을 하는 것이 적합하다.

요약(Summary)

성과연구는 임상의가 관심을 보이는 서비스 전달의 측면에 관한 질문을 하는 데서 시작한다. 임상경험이나 서비스 전달을 개선하려는 바람, 문헌에서 발생한 사안이나 기존 데이터 세트를 캐내면서 발생하는 사안 등으로부터 이러한 질문이 나올 수 있다. 질문을 만드는 과정은 재활서비스 전달모형의 어느 부분에서든 시작할 수 있다. 시점이 어디든 상관없이, 성과질문에서는 임상의의 서비스 전달양상에만 존재하는 투입요소, 과정 및 성과측정을 명시해야 그 대답이 임상에서 유용하게 쓰여진다. 질문이 명확해지면, 문헌과 기타 자료를 검토하여 이전에 그 질문에 대한 답이 구해졌는지, 그 질문의 변수에 대한 새로운 지식은 무엇인지를 살펴본다.

참고문헌(References)

Centre for Evidence-Based Medicine (2003). Focusing Clinical Questions. (www.cebm.net/focus__quest.asp)

Edelstein, H (2004). Mining large databases: A case study. Two Crows Corporation. twocrows.com/articles.htm

권고 자료(Recommended Resources)

Evidence-Based Practice

Law M (ed). (2002). Evidence-based rehabilitation; A guide to practice. Slack Inc, Thorofare, NJ.

Sackett DL, et al. (2000). Evidence-Based Medicine: How to Practice and Teach EBM. Churchill Livingstone, NY.

Searching For and Organizing the Literature

Garrard J (1999). Health Sciences Literature Review Made Easy: The Matrix Method. Aspen Publishers, Inc. Gaithersburg, MD.

Websites

Agency for Healthcare Research and Quality (ahrq.gov)

BETs - Best Evidence Topics (bestbets.org/index.html)

CATs - Critically Appraised Topics (urmc.rochester.edu/MEDICINE/RES/CATS/index.html)

Centre for Evidence-Based Medicine (cebm.net/index.asp)

Cochrane Collaboration (cochrane.org)

National Guideline Clearinghouse (guideline.gov)

사례학습(Exercises)

다음 질문을 재활서비스 전달모형에 적용한다.

1. 급성 발바닥 근막염 환자에게 2주 및 4주 동안 중재한 후 환자 만족도는 어떠한가?
2. 처음 3주간 가정방문을 하면서 사경증 유아에게 조기중재 치료사가 이용한 중재방법은 무엇인가?

다음 PICO 및 PIO 질문의 문제를 확인한다.

3. P: 뇌성마비 아동
   I: 집에서 스트레칭을 한다
   C: 또는 집에서 근력강화운동을 한다.
   O: 보행 및 균형감이 개선되었는가?
4. P: 회전근개를 다친 성인
   I: 가시적 유추 척도(visual analogue scale) 점수가 2점이 달라진 환자
   C: 4점이 달라진 환자와 비교
   O: 머리 위로 손을 뻗기가 더 수월해지는가?
5. P: 내 환자의 통증 정도가 얼마나 달라졌는가?
   I: 초음파 치료를 받은 환자
   O: 2주간 치료?

제8장

연구의 이론적 근거 확인하기 (Identifying a Rationale for the Study)

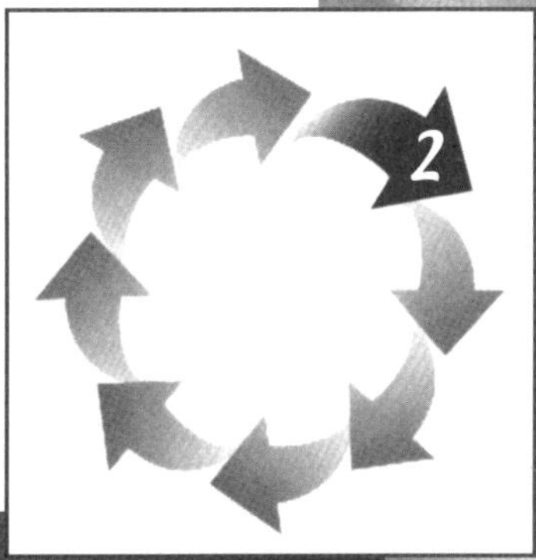

주요 용어

이론적 근거
실행계획
서술적 연구
비교 연구

본 장의 성과

- 성과연구 수행의 이론적 근거를 확인함으로 얻는 이득 설명
- 성과연구를 수행하는 4가지 이유 확인

성과질문을 다듬고 관련된 문헌을 검토하고 나서 데이터 수집과정을 설계하기 전에 연구의 *이론적 근거(rationale)*를 확인하는 것이 중요하다. 임상의는 연구를 왜 해야 하는지, 중재 결과를 임상에 어떻게 이용하는지에 대해 명확하게 알고 있어야 한다. 한 명의 임상의가 환자를 진료하는 환경으로 제한한다 하더라도, 성과연구를 하는 데는 시간과 에너지를 투자할 필요가 있다. 본 장에서는 이론적 근거를 확인해야 하는 이유와 성과질문과 이를 통합하는 방법을 설명하고자 한다.

이론적 근거: 조작적 정의
(The Rationale: An Operational Definition)

이론적 근거에서는 연구를 수행하는 목적을 설명한다. 이론적 근거에는 투입요소, 과정 및 성과간의 관계에 관한 가설과 잠재적 결과를 임상에 적용하는 방법이 포함되어 있다(이론적 근거의 예로 그림 8.1 참조). 이론적 근거의 토대가 이론이든 진료요인이든 상관없이, 여기에서는 연구결과가 어떻게 서비스 전달을 향상시키는지를 기술할 뿐만 아니라, 연구할 특성 및 중재방법을 선택하는 데 대한 설명을 해야 한다.

P: 병원 외래시설에서 지난달에 퇴원한 환자를 무작위로 선정

I : 임상의가 누구를 위해 진료의 목표를 썼는가?

O: 손상 목표의 분배방식은 무엇인가?

O: 기능제한 목표의 분배방식은 무엇인가?

O: 사회/역할 목표의 분배방식은 무엇인가?

표본 질문의 이론적 근거

이 부서의 환자 만족도 데이터는 환자가 항상 자신의 목표를 이해하는 것이 아님을 보여주고 있다. 경영진은 이 부분의 향상도를 보고자 했다. 목표가 기능활동보다는 손상변화에 초점을 맞추고 있으므로 환자가 목표를 이해하지 못한다는 가설을 세웠다. 경영진은 손상, 기능제한 및 사회적 제약으로 목표의 초점을 바꿔가며 그 빈도를 평가하고자 한다.

데이터 이용에 대한 예측

손상 목표로 치우쳐 있다면,
 치료사는 기능지향적인 목표를 기술하는 훈련을 받게 된다.
 목표 빈도는 2개월마다 다시 측정한다.

이미 기능을 강조하고 있다면,
 목표의 측정가능성을 연구한다.
 기능적 목표의 측정가능성을 2개월마다 다시 측정한다.

사회적 제약에 중점을 두고 있다면, 문헌 검토를 하여
 사회적 측정도구에 대한 기능적 측정도구의 관계를 결정하고
 사회/역할 제한의 객관적 측정도구를 확인한다.

그림 8.1 성과질문, 이론적 근거, 데이터 이용에 대한 예측의 예

이론적 근거가 왜 필요한가 (Why a Rationale Is Needed)

임상의가 "결과를 어떻게 이용할 것인가?"에 대해 답을 구하지 못한다면, 성과연구를 시작해서는 안 된다. 이론적 근거는 연구에 대해 균형 잡힌 견해를 갖게 하며, 임상의가 결과를 이용하도록 그 방향을 안내해준다.

대부분의 비교 성과연구에는 3가지 결과가 나올 수 있다. 그 결과는 다음과 같다.

> *대답이 임상에 어떻게 영향을 미치는지에 대해 알지 못한 채로 연구를 시작하지 않는다.*

- "변수 A"가 "변수 B"보다 낫다.
- "변수 B"가 "변수 A"보다 낫다.
- "변수 A"는 "변수 B"에 상당하다.

*서술적 연구(descriptive)*에서는 임상의가 특정 변수나 과정의 발생률을 확인하며, 여기에서는 4가지 대답이 있을 수 있다. 그 데이터는 다음 내용을 제시할 수 있다.

- 변수나 과정에 대한 강력한 증거
- 변수나 과정에 반한 강력한 증거
- 변수나 과정이 다른 변수나 과정에 상당하다고 드러난다.
- 변수나 과정에 대한 증거 없음

충분히 고심해서 만들어진 이론적 근거에는 있을 수 있는 성과 각각에 대한 실행계획이 있다. 그러므로, 비교연구에서 변수 A가 변수 B보다 낫다고 한다면, 임상의는 A를 더 많이 이용하도록 계획을 세울 것이다. 변수 B가 더 낫다는 것이 밝혀지면, 그 반대로 임상의는 변수 B를 더 많이 이용했을 것이다. 변수 A와 B 간에 차이가 없는 경우에는 임상의가 둘 중에 무작위적으로 하나를 선택하거나, 이용하기에 편한 하나의 변수를 이용하거나, 그 외에 더 효과적인 다른 변수를 찾아볼 것이다. 어떤 경우든, 임상의는 어떤 조치를 취했든 이에 대해 후속적으로 측정도구를 계획해야 한다.

임상의는 연구의 가정적 결과를 토대로 예상했던 계획을 이용한다는 점을 걱정해서는 안 된다. 이 계획은 실제 결과를 반영하여 변경될 수도 있고 변경되어야만 한다. *실행계획을 예측(predicting a plan of action)*하게 되면 연구에 집중을 하게 되고, 반드시 필요한 자료만을 수집하고 분석하게 될 가능성이 커진다.

> *일어날 가능성이 있는 성과 각각에 대한 실행계획과 실행한 후 이를 다시 특정하는 계획을 마련한다.*

연구를 하는 이유와 연구가 재활서비스 전달에 어떻게 영향을 미치는지에 대해 확실히 이해하고 있다면 투자하는 시간, 비용 및 수고에 집중하는 데 도움이 된다. 여기에서는 가능한 한 연구를 효율적으로 하는 데 그 목적이 있다. 규모가 어떻든, 어떻게 설계를 했든 상관없이, 진실은 모든 연구가 머피의 법칙에 시달린다는 것이다. 예상치 못하게 무언가 악화되어 시간과 비용 및 수고를 더 필요로 하기도 한다. 이러한 최악의 좌절스러운 상황이 오더라도 이론적 근거가 분명하면 그 과정에 집중을 하게 되고, 이는 임상의가 자신이 마주한 도전과제를 극복하는 데 도움을 준다.

이론적 근거는 구체적이어야 한다
(The Rationale Should Be Specific)

연구 수행의 이론적 근거는 임상의의 진료환경과 주변환경에 맞게 구체적이어야 한다. 이론적 근거는 제기된 실행계획과 변수 및 성과를 분명하게 이어주어야 한다. 임상의의 진료환경에만 있는 특정 변수와 성과를 상세히 기술하면 실행계획의 특수성이 더해지고, 연구에 집중하게 되며, 결과의 전반적인 유용성을 높이게 된다.

임상의는 "흥미로울 것이라" 여겨져서, 혹은 다른 유형의 데이터 분석에 유용할 것 같아서 데이터를 추가적으로 수집하려는 강한 유혹에 시달린다. 추가되는 데이터는 흥미로울 수 있지만, 이를 수집하려면 시간이 더 소요될 수도 있다. 처음 질문과 관련이 있어 다른 유형의 분석을 수행해야 한다면, 연구를 시작하기 전에 재활서비스 전달모형에서 그 분석을 어디쯤에 배치해야 하는지 확인해야 하며, 그에 대한 이론적 근거에서는 실행할 가능성이 있는 모든 분석을 다루어야 한다. 다른 사람이 연구하도록 추가로 정보를 수집하는 경우, 이론적 근거는 처음 질문에 포함된 변수에만 초점을 맞추어야 한다. 특정 데이터를 수집해야 하는 이유를 임상의가 확인할 수 없다면, 데이터를 얻고, 처리하며, 분석하는 데 소요되는 시간과 비용이 커질 위험이 있다.

> *추가로 데이터를 수집하는 데는 시간이 더 소요된다.*

추가로 "흥미로운" 데이터를 수집할 때에는 표본의 크기가 더 커져야 할 수도 있다. 추가 정보를 수집하고자 하는 경향은 당연히 있을 수 있다. 어쨌든, 임상의가 차트를 이미 검토하고 있다면, 다른 두 3가지 특징을 왜 기록하지 않는가? 목록 또는 변수의 수가 늘어날수록 표본의 크기가 더 커져야 하며 통계분석은 보다 복잡해진다는 데에 그 정답이 있다. 각 환자에 대해 추가로 데이터를 모으게 되면 각 차트를 작성하는 데 드는 시간과, 데이터를 추가하도록 차트를 찾는 데 걸리는 시간이 더 늘어날 가능성이 있으며, 이에 따라 간접적으로 연구 수행비용도 늘어난다.

> *"알면 좋지"만 "반드시 필요하지는 않은" 데이터를 수집하면 성과연구를 수행하는 비용이 늘어날 수도 있다.*

질문을 하는 임상의만이 변수가 "반드시 필요한지", 아니면 단순히 "알아두면 좋은지"를 결정할 수 있다. 이 질문을 재활서비스 전달모형이나 PICO 또는 PIO 형식에 적용함으로, 임상의는 연구의 목적에 충실할 가능성이 커진다. 성과측정의 단계를 배우기 시작한 사람에게 있어 성공의 열쇠는 "단순함을 유지"하는 것이다. 즉, 변수가 적을수록 연구는 간단해진다.

성과연구를 수행하는 이유
(Reasons for Conducting Outcome Studies)

연구를 수행하는 일차적인 이유는 다음과 같이 4가지가 있다. 즉, 임상의 자신의 임상효과를 측정하고, 환자관리 접근방법의 근거를 마련하기 위한 임상의 또는 진료환경에 대한 데이터를 제공하며, 임상환경의 내부관리 과정을 개선하고, 임상적 근거와 지식을 더하고자 함이다.

임상의 자신의 임상효과 평가하기
(Measuring the Clinician's Own Clinical Effectiveness)

제1장에서 기술한 대로 성찰적 실천가가 된다는 생각에 맞게 임상의는 환자에 대한 자신의 유효성을 측정하기를 고려해야 한다. 기록을 통해 환자관리의 동향을 볼 수 있다면, 임상의는 서비스가 어떻게 이루어지고 있는지를 객관적으로 살펴보고 어떤 분야를 강화하고, 어넌 분야를 수정해야 하는지 확인할 수 있다.

새로운 임상기술을 습득하고 이를 환자진료계획에 통합시키면서, 이전의 임상효과 측정도구를 이용하여 임상의는 새로운 접근방법이 필요한지의 여부를 결정할 수 있다. 새로운 접근방법을 시행하기 전에 임상효과가 수량화되지 않았다면, 새로운 접근방법으로 환자 성과에 유의한 차이가 생겼는지의 여부를 판단하기 어렵다. 따라서, 기법을 익히는 데 상당한 비용을 투자하게 될 수도 있지만, 비용을 소비할 만한 가치가 있었는지의 여부를 판단할 능력은 없는 것이다.

► "새로운 접근방법을 시행한 후에, 진료성과에 대한 객관적 기준치를 이용하여 성과를 비교할 수 있다.

임상의 자신의 환자성과에 대한 객관적 측정도구를 이용하여 유사한 환자군을 치료한 다른 임상의와 비교하기가 용이해졌다. 임상환경에서 이러한 근거중심의 비교 즉, 벤치마킹(benchmarking)은 최선의 진료가 무엇인지 확인하는 데 중요한 단계인 누가 또는 어떤 접근방법이 더 효과적인지를 결정하는 데 유용하게 쓰인다. 물리치료 분야에는 선배 임상의가 조언을 해주는 멘토링의 오랜 역사가 있다. 연장자일수록 임상효과가 더 큰지의 여부는 알려지지 않았다. 즉, 경험 연수가 더 나은 임상성과와 양의 상관관계가 있는가, 초보 임상의가 보다 효율적인 중재방법으로 환자군에게 접근할 가능성이 있는가? 경험이 객관적인 유효성 측정도구만큼 유용하지 않을 수도 있으며, 성과 데이터는 이러한 객관적 측정도구를 구성한다.

각 임상의는 "나는 얼마나 (상태, 손상, 또는 기능제한을 기입) 환자에게 효과적이었는가?"란 질문에 대답을 구하려고 노력해야 한다. 환자는 자신의 의료제공자가 제대로 환자기록을 작성했는지를 알고자 하며, 고객으로서 비용대비 효과적인 서비스를 받고자 한다. 근거중심의 치료가 펼쳐지는 시대에, 환자가 임상의의 서비스에 얼마나 만족했는지, 또는 임상의가 선택한 질환에 대해 설정한 목표를 달성하는 데 얼마나 성공적이었는가를 보여주는 연구는 고객에게 확신을 주는 데 크게 도움이 된다.

환자관리에 관한 의사결정의 근거가 되는 데이터 제공하기
(Providing Data to Support Patient Management Decisions)

특정 중재나 관리 접근방법이 효과적이라는 증거를 문헌에서 볼 수 있는 경우, 각 임상환경에서 그 접근방법을 제공하고 동일한 성과를 성취할 수 있는 능력을 평가해야 한다. 마치 특정 중재의 성공에 기여하거나 그 중재가 성공하지 못하게 막는 독특한 특성을 환자가 가진 것처럼, 임상환경에서도 그러한 특성이 있다. 또한, 임상의에게 방향을 제시하는 근거를 문헌에서 찾지 못하는 경우, 임상의가 행하는 진료에서 얻은 환자의 데이터가 임상적 의사결정을 뒷받침하는 최선의 근거가 될 수도 있다. 이처럼, 연구조건이 임상조건과 맞지 않는 경우나 발표된 데이터가 없는 경우, 치료에 대한 각 환자의 반응에 대한 기록이나 동일한 진료를 받는 환자집단에 관한 기록은 임상적 의사결정을 뒷받침하는 근거가 될 수 있다.

▶ 발표된 데이터가 없는 경우, 특정 임상진료를 통해 얻은 데이터는 임상적 의사결정의 근거로 유용하게 쓰일 수 있다.

연구조건과 임상조건이 일치하지 않는 데 대한 몇 가지 일반적인 이유가 있다. 각 진료환경마다 임상의는 다르다. 일부 치료사는 경험 연수를 쌓고, 교육을 받으며, 환자집단과 대면하면서 다른 치료사보다 효과적으로 또는 다른 중재를 전달할 수 있다. 문헌에 있는 내용에 따라 임상적 의사결정의 방향을 정하는 것도 중요하지만, 각 치료사가 달성한 성과가 문헌에서 달성한 성과와 부합하는지의 여부를 보도록 환자들을 대상으로 중재의 성공여부 또한 측정해야 한다.

▶ 임상의마다 다른 결과가 나올 수 있다.

환자가 중재를 받은 빈도는 임상진료의 일반적인 변수 중 하나이다. 입원환자는 매일 서비스를 받겠지만, 통원환자는 일주일에 1~3회의 서비스를 받을 것이다. 임상연구를 할 때에 매일 혹은 매주 높은 빈도로 서비스를 제공하거나, 실제 임상진료에서 일반적으로 서비스를 제공하는 기간보다 오랜 기간 동안 제공할 수도 있다. 이처럼, 어떤 중재를 연구방법에서 보고한 대로 동일한 빈도로 혹은 동일한 강도로 전달할 수 없다면, 문헌에서 뒷받침하고 있는 중재의 효과는 실제 임상에서 덜 효과적일 수도 있다.

마지막으로, 중재가 효과적이라고 나타난 발표된 연구의 피험자는 임상환경에서 중재를 받는 환자와 엄밀히 일치하지 않을 수 있다. 환자가 의사와 만날 때에(clinical encounter) 나타나는 고유의 투입요소는 중재성과에 영향을 미칠 수 있다. 환자가 독특한 인구학적 특징이 있는 지역이나 문화적 배경이 다른 곳에서 왔거나, 남다른 환경에서 서비스가 제공되는 경우, 환자는 대조군 연구의 대상이 되지 못할 수 있다.

서비스 전달에 관한 의사결정의 근거가 되는 데이터 제공하기 (Providing Data to Support Service Delivery Decisions)

데이터는 환자관리와 관련된 의사결정의 근거로 이용할 수도 있으며, 행정적인 서비스전달에 관한 의사결정의 근거가 되기도 한다. 환자 만족도에 관한 성과연구에서는 환자의 일정이 어떻게 계획되어 있는가와 같이 행정적 과정 변경의 필요성이나 환자가 받는 진료에 대해 환자에게 더 교육을 해야 할 필요성이 드러날 것이다. 성과데이터로 병원직원의 교육적 요구도를 확인하거나, 환자가 곤란을 겪는 행정적 절차를 확인하거나, 일련의 서비스와 관련된 비용을 결정할 수 있다. 어떤 분야가 개선이 되든, 궁극적으로 환자를 위한 서비스가 향상될 것이다.

관리의료에서는 전통적으로 의료서비스를 전달하고 배상하는 모든 방법에 도전해왔다. 정책 변경의 효과, 중재 접근방법, 이용 가능한 중재의 수 등을 다루는 성과연구는 확인된 최선의 의료를 뒷받침하거나 각 환자의 진료계획의 타당성을 보여주도록 특정 환경에서 이루어질 필요가 있다. 측정 가능한 성과를 이용하면 임상의가 이전의 방법보다 더 나은지를 결정하기 위해 시행한 진료에서 일어난 변화를 추적할 수 있다. 지속적인 품질개선은 특정 환경에서 진료의 변화를 겨냥하여 데이터를 이용하는 지속적인 경영의지이기도 하다. 진료의 변화를 체계적으로 적용했을 때, 그 효과를 판단하기 위해 이러한 변화의 결과를 측정할 수 있다.

지식 더하기(Adding to the Larger Body of Knowledge)

임상과학에서는 중재나 진료전략을 사용할 때 이를 뒷받침하는 근거를 필요로 한다. 일반적으로 환자진료에 적용하는 중재방법은 많지만, 그 유용성에 대해 발표된 근거는 부족한 실정이다. 한정판 Physical Therapy(2001년 10월)에서는 근기중심의 의료지침에 대해 다루었다. 검토한 모든 4가지 의학적 상태(요통, 슬와 통증, 경부통, 견통)에 쓰이는 수많은 중재방법을 살펴보았으며, "[중재] 효과의 근거가 부족하다"는 결론을 내렸다. 급성 또는 만성 요통(p. 1641), 슬와 통증(p. 1675), 경부통(p. 1701), 견통(p. 1719)을 위한 초음파 치료, 마사지 및 전기자극 등이 일반적인 중재방법이었다. 그 규모가 작다 하더라도 성과연구는 타당한 임상적 의사결정을 내리는 데 필요한 보다 강력한 임상연구의 구성요소가 된다.

성과연구는 "최선의 진료" 형태를 명확하게 하는 데 도움이 된다. 환자를 돌보고, 그에 맞춰 기록을 하며, 서비스 전달 업무를 관리하는 복잡한 상황에서, 때로 잘 돌아가고 있는 일과 그렇지 않은 일을 판단하기가 어렵다. 부서별 절차나 한 치료사 집단의 환자 성과를 살펴보는 성과연구는 진료 동향을 보여주는 데 유용하다. 가장 효과적인 중재 동향을 확인하면 임상의가 그 동향이 어떻게 발생했는가를 분석하고 이를 강화할 수 있는지의 여부를 판단하도록 체계적으로 진료방법을 변경할 수 있다. 이와 반대로, 효과적이지 않은 진료방법도 확인하여 이를 보다 효과적이거나 효율적인 진료방법으로 바꿀 수도 있다.

여러 환자집단에게 가장 효과적이고 효율적인 중재방법의 결과를 공유하기 위해 성과연구가 필요하다. 지식이 더해가도록 성과연구를 수행할 때에 그 연구결과는 출판물을 통해 전파된다. 이 글은 *독자가 발표할 만한 연구를 준비하라는 의미가 아니다*. 그보다는, 임상의의 진료효과를 향상시키려는 목적으로 각 임상의의 성과를 측정하는 과정에 초점을 맞추라는 것이다.

▶ *발표된 성과연구는 어떤 것이 최선의 진료인지 분명히 하는 데 도움이 된다.*

요약(Summary)

성과연구에는 상당한 에너지와 노력이 필요하며, 특히 기록하는 과정에서 환자데이터를 다른 형태로 옮기는 것이 쉽지 않다. 임상의가 가장 효과적으로 일을 하는 데는 연구를 수행하는 방법만이 아니라 그 이유를 아는 것이 중요하다. 이론적 근거는 서비스 전달 환경과 성찰적 임상의의 진료패턴마다 달라져야 한다. 분명한 이론적 근거는 연구에서 주요 변수에 초점을 맞추고 서비스 전달을 개선할 만한 변화에 대한 전략을 확인하는 데 도움이 될 수 있다. 연구 수행에 대한 이론적 근거는 임상의가 데이터를 진료에 제대로 적용하도록 이끌어준다.

참고문헌(References)

Philadelphia panel evidence-based clinical practice guidelines on selected rehabilitation interventions for low back pain. (2001). Physical Therapy 91:1641–1674.

Philadelphia panel evidence-based clinical practice guidelines on selected rehabilitation interventions for knee pain. (2001). Physical Therapy 81:1675–1700.

Philadelphia panel evidence-based clinical practice guidelines on selected rehabilitation interventions for neck pain. (2001). Physical Therapy 81:1701–1717.

Philadelphia panel evidence-based clinical practice guidelines on selected rehabilitation interventions for shoulder pain. (2001). Physical Therapy 81:1719–1730.

임상기록 데이터 코딩하기 (Coding Data From Clinical Documentation)

제 9 장

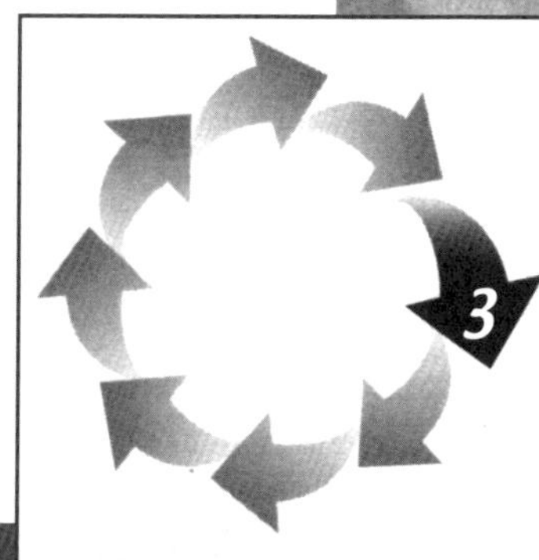

주요 용어

코딩
질병코드
손상코드
장애코드
조작적 정의

본 장의 성과

- 환자기록을 작성할 때에 코딩시스템의 장점 기술
- 유용한 코딩시스템의 특성 기술
- 재활치료 환경에서 쓰이는 코딩시스템의 예

코딩시스템은 기호(symbol)와 정의로 구성되어 한 그룹의 사람이나 사물에 관한 정보를 분류하거나 정리하는 데 사용된다. 코드의 정의는 세기의 정도를 나타내는 것처럼 상대값을 나타낼 수도 있으며, 혈액형 코드와 같이 상호배타적인 상태에 기초할 수도 있다. 코딩시스템으로 임상의는 공통적인 표현을 이용하여 환자의 특성이나 중재의 특성을 읽고, 기록하며, 비교할 수 있다. 본 장에서는 코딩시스템을 문서 기록과정에 통합시킴으로 얻는 이점과 유용한 코딩시스템의 특성을 기술하고 일부 코딩 전략의 예를 알려주고자 한다.

코딩시스템의 이점 (The Benefits of Using a Coding System)

의학적 코딩은 1700년대 중반에 전염병의 사망원인을 추적하는 데 그 기원을 두고 있다(Coiera, 2003). 환자의 특성을 서술하는 코딩시스템은 많이 있으며, 각각은 환자성과를 어떻게 연구하는가에 영향을 미친다. 코딩시스템은 상세한 임상정보를 기록하는 효율적인 방법이므로 데이터 세트의 구조적 요소이다. 본 절에서는 임상기록 작성 시 코딩시스템을 이용할 때의 일반적 이점과 한계점을 간략하게 소개하고자 한다.

용어 표준화 (Standardization of Terminology)

코딩시스템을 사용했을 때 중요한 이점은, 모든 사용자가 이용하는 용어를 표준화한다는 점이다. 물리치료와 같은 발전적 전문분야에서는 임상적 관찰내용을 서술하려고 여러 가지 용어가 만들어졌다. 예를 들어, *과다반사(hyperreflexia)*, *경직(spasticity)*, *과긴장(hypertonicity)*, *과다 긴장(excessive tone)*은 모두 중추신경계가 손상된 사람들에게 발생하는 근육반응도 상태를 묘사한다. *현훈(dizziness)*, *어지러움(vertigo)*, *현기증(lightheadness)*이란 용어도 전정기관의 손상이나 순환계 장애와 관련된 유사한 상태를 기술한다.

환자기록을 작성할 때 여러 용어를 써서 유사한 현상을 서술하면 임상의가 유사한 과정이나 관찰내용을 참조하는지, 다른 과정이나 관찰내용을 참조하는지를 판단하기가 어려워진다. 코딩시스템은 어떤 용어나 일련의 동의어에 대해 구체적인 정의를 내리므로, 유사하지만 똑같지 않은 관찰내용을 기술하는 용어를 구별한다. 일련의 용어와 정의에 대해 합의가 되면 언어와 절차를 표준화할 수 있으며, 의사소통도 수월해진다. 예를 들어, 물리치료사 실습가이드(1995)가 출판되기 전에는 임상의가 검진(examination)과 평가(evaluation)란 단어를 혼동해 바꿔 사용하곤 했다. 이 실습가이드에서는 각기 다른 환자관리단계에 쓴다고 각 용어를 정의하여 이를 구분했다. 실습가이드가 출판되고 그 정의를 반복적으로 이용하면서 광범위한 청중과 고객에게 의사전달을 분명하게 하게 되었다.

분류체계 이용하기

워니크와 하트(Werneke and Hart, 2003)는 요통환자를 대상으로 집중분류절차를 비교하여 첫 내원 후와 비교하여 여러 차례 내원을 한 후에 판별타당성과 비교정밀측정값이 더 좋아진다고 주장했다.

기록의 다양성 축소 (Reduction of Variability in Documentation)

재활치료 분야에서 환자 상태를 서술하는 표준화된 코딩시스템을 이용하여 환자에 대한 설명부분에 차이가 줄어들었으며, 환자의 증상에 대해서도 이해를 같이하게 되었다. 어떤 범주(예, 근력) 내에서 용어를 여러 수준으로 나타낼 수 있는데(예, 부족, 보통, 정상), 각각에 대해서는 최소한의 수행능력 수준을 정의했다. 임상의는 환자를 관찰하거나 검사하여 어떤 수행기준이 충족되는지 확인하고, 환자의 능력수준에 대해 등급이나 순위를 매길 수 있다. 그러나, 각 용어에 대해 여러 가지의 정의나 절차가 있거나, 일련의 용어나 절차에 대해 직원간에 합의가 이루어지지 않은 경우에는, 여러 명의 임상의가 기록을 한다고 했을 때 하나의 환자기록에 동일한 용어를 쓴다고 하더라도 수행능력 수준이 각기 다르게 기록될 수 있다.

재활 분야에서 보편적으로 받아들여지는 코딩시스템은 없다. 일부 코딩시스템은 역사적 가치, 명료성, 임상적 유용성 때문에, 혹은 환자들의 인식 때문에 많이 사용되곤 한다. 모든 코딩시스템은 변경이 가능하며, 임상이 발전함에 따라 변경되어야 한다. 변경내용은 검사를 거쳐 환자기록을 작성할 때에 적용하며, 이 때 코딩시스템 정의의 한계점도 개선되어 임상적으로 보다 유용하게 쓰이게 된다.

보다 완벽한 기록 (Enhanced Completion of Documentation)

성과연구의 근거로서 환자기록을 이용하려면 그 기록이 완전해야 한다. 임상의가 환자 코딩시스템을 사용하는 데 동의한 경우, 측정 및 절차에 관한 용어와 정의도 받아들이게 된다. 모두가 공통된 용어를 사용하면 그 측정값이 기록될 가능성이 커진다. 용어에 혼선이 생기면 임상의가 어떤 항목을 빈칸으로 남기거나(결손데이터) 데이터를 부정확하게 기입(데이터 오류 발생)하기 쉽다. 연구관련 용어에서 측정절차나 용어에 대한 평가자간 신뢰도가 존재하면 한 사람 이상이 그 측정을 취하고 동일한 방법으로 기록에 남길 기회가 커진다. 확실한 동의가 되어 있지 않은 측정도구를 기록하는 경우, 그에 대한 신뢰도는 위태로워진다. 정의를 해석하는 데 혼동이 와서 데이터를 부정확하거나 모순되게 입력하거나 전혀 입력하지 않으면 유용한 데이터 세트를 구축하는 데 한계가 있다.

> **반복측정 이용하기**
>
> 맥클루어 등(McClure, 2004)은 펜실베니아 대학의 어깨척도를 이용하여 중재 전과 6주 후의 통증, 만족도 및 기능을 측정했다.

개인의 기록 비교 (Comparison Within Individuals)

환자의 특징을 코드로 나타내면 임상의가 시간에 따라 환자에게 체계적으로 일어나는 변화를 비교할 수 있다. 첫 방문과 마지막 방문 시점의 신체능력을 분류할 때, 환자를 분류했던 의학적 상태와 정의는 변함이 없다고 추정한다. 코드를 쓰지 않은 기록의 일반적인 특징은 동일한 행동이나 기술에 관한 데이터에 일관성이 없다는 점이다. 후향적 차트 검토를 할 때에 첫 검사 시에 기록했던 측정값이 주기적으로 업데이트되지 않았거나 다시 측정한 값이 기록되지 않았음을 흔히 볼 수 있다. 어떤 환자의 수행기준(performance criteria)을 정의하고 기록을 작성할 때에 그 기준에 대한 코드를 쓰도록 정한다면, 환자의 회복을 말해주는 측정도구를 보다 빈번하게 반복적으로 측정하게 된다. 이처럼, 사과는 사과와(측정도구는 측정도구와) 비교한다는 속담을 동일한 환자의 특징을 기록하는 데도 적절히 적용한다.

공통 코딩 시스템을 이용하면 여러 임상의가 신뢰도가 높은 상태에서 시간별로 한 명의 환자에 대한 기록을 남길 수 있다. 예를 들어, 근력에 대해서는 수많은 등급척도가 있다. 일부는 숫자로, 문자로, 플러스와 마이너스로 근력을 나타낸다. 두 임상의가 동일한 환자를 대상으로 진료기록을 작성한다고 할 때, 동일한 코드와 정의를 이용한다면 의사소통이 더 원활하게 이루어진다.

진료환경 내 환자 비교 (Comparison Across Individuals Within a Setting)

코딩시스템을 이용할 때에 가장 큰 장점 중 하나는 동향을 분석하고 집단 내 환자들을 비교할 수 있다는 점이다. 특정 임상환경에서 변화를 측정하도록 유사한 특징을 가진 환자들을 집단으로 연구할 수 있다. 동질집단임을 확인하기 위해, 환자를 처음으로 검사하고 환자의 주요 특징이 바뀌었다면 이후에 내원했을 때 이를 기록할 때에 이러한 주요 특징을 코드로 나타낼 필요가 있다. 환자의 주요 특징은 진단, 증상 및 징후, 검사 점수, 또는 그 외 특정 가능하거나 분류 가능한 품질과 관련될 가능성이 있다. 유사한 환자기록으로 코호트 데이터를 만들고자 한다면, 일반적으로 몇 가지 환자의 특징

> **동위그룹을 만들기 위한 분류**
>
> 솔라키스 등(Tsorlakis, 2004)은 대운동 기능분류체계를 이용하여 연령, 성별, 손상 분포 별로 뇌성마비 아동의 표본을 두 가지로 분류하여 이를 비교했다.

을 정하여 적격한 집단(eligible group)을 정의하고 데이터 세트를 구축하도록 환자의 손상이나 기능제한을 반복적으로 측정하여 기록한다. 이 교재는 이러한 수준의 임상연구를 목표로 한다.

임상기관간 비교 및 협력
(Comparison and Collaboration Among Clinical Sites)

임상기관별로 공통된 언어를 사용한다면 여러 연구기관의 데이터를 통합할 수 있다. 코딩시스템을 사용하는 데 동의하고 그 방법에 대한 교육을 받음으로써 임상기관은 데이터를 모으고, 대규모의 데이터 세트를 분석하며, 각기 다른 유형의 서비스 전달모형을 비교할 수 있다. 이전에 국제장애분류(ICIDH, 1980)로 불렸던 국제기능장애건강분류(ICF)는 서비스 전달모형간에 데이터를 어떻게 비교할 수 있는가에 대한 예이다. 세계의 많은 연구기관에서 환자에 대해 기술하는 데 국제장애분류(ICIDH)를 채택했으며, 많은 진단그룹의 진료패턴과 성과를 기술하는 데 그 데이터 세트를 이용했다. 국제적으로 받아들여지고 있는 코딩시스템을 이용하여 연구자는 동일한 진단을 받고 손상 또는 기능제한의 증상이 동일하나 의료서비스의 양이나 그 접근방법이 다른 환자들간의 차이를 분석할 수 있다. 그런 다음, 변수의 중요성을 살펴보도록 유사한 환자들간의 성과를 비교할 수 있었다.

데이터 수집기관간의 차이가 드러나는 것 이외에도, 연구자는 공통코딩시스템을 이용하여 더 빠른 시간 내에 더 큰 데이터 세트를 구축할 수 있다. 임상의가 특정 유형의 환자에게 관심을 가지고 있다면, 타당한 대답을 구할 수 있는 표본을 구축하도록 충분한 환자를 모으는 데 수개월 또는 수년이 걸릴 수도 있다. 공통코딩시스템을 이용하여 여러 임상기관의 데이터를 모으면, 보다 많은 특정 환자프로필에 대한 데이터를 보다 빠르게 구할 수 있다. 이러한 데이터 세트의 성공적인 2가지 예로 아급성 재활센터에서 FIM 데이터 수집이 제대로 이루어지는지 감독하는 의료재활 통일데이터체계(UDSMR, Uniform Data Systems for Medical Rehabilitation)와 외래 물리치료 병원에서 정형외과적 상태에 관한 데이터 수집이 제대로 이루어지는지 감독하는 FOTO Inc.가 있다. 두 기관 모두 환자와 대면하는 동안 수집하는 데이터를 표준화했으며, 측정도구의 신뢰성을 보장하기 위해 임상의에게 측정 및 데이터 수집과정을 교육시켰다. 두 기관 모두 다양한 임상질문에 대답하기 위해 분석했던 매우 큰 규모의 데이터 세트를 구축했으며, 각 기관은 자체적으로 자신의 성과를 비교할 수 있다.

연구에서의 조작적 정의

프리츠 등(Fritz, 2004, p. 183)은 3회의 치료를 받았을 때 OSW 점수가 5점 이상 올라가지 않으면 척추교정 후에 환자가 "호전되지 않았음"으로 정의했다.

유용한 코딩시스템의 특성
(The Qualities of Useful Coding Systems)

코딩시스템은 그룹 내 특징들을 정확하고 신뢰성 있게 기술하는 경우에만 유용하다. 물리치료 분야에는 여러 유형의 코딩시스템이 존재하지만, 임상기관간에 동일한 진단 그룹에 사용하는 코딩 과정은 상당히 다양하다. 전문분야가 계속 발전하고 임상분야에서 기술이 차지하는 비중이 늘어나면서, 코딩시스템을 사용하는 곳도 늘어나고 있다. 코딩 과정을 채택하려고 하는 임상의는 다음 내용을 감안해야 한다.

조작적 정의 (Operational Definitions)

조작적 정의는 코드의 개념적 발상과 코드그룹 내의 정도 차이를 모두 설명한다. 여기에서는 특정 용어나 측정도구를 사용하는 방법을 알려준다. 이는 동일한 특징을 기술하는 데 여러 용어가 존재하는 경우에 특히 중요하다.

조작적 정의는 특징을 측정하는 도구와 절차를 포함할 만큼 충분히 세부적으로 열거할 수도 있다(Portney & Watkins, 2000; Rothstein & Echternach, 1003). 이러한 특수성으로 인해 다른 사람들이 정확하게 측정절차를 모사하고, 결과에 올바른 코딩을 부여할 수 있다. 이론적으로, 조작적 정의는 문헌에서 찾아볼 수 있으므로 고유한 기관별 정의를 반드시 내릴 필요는 없다. 이전에 정의되었던 용어와 절차는 보통 어느 정도 신뢰성이 확립되어 있다. 확립된 코드를 이용함으로 어떤 연구의 데이터를 다른 연구의 데이터와 명확하게 비교할 수 있다.

조작적 정의가 없는 경우, 또는 기존의 정의를 관찰 대상인 의학적 상태에 확실히 적용할 수 없는 경우, 조작적 정의를 새로 내려야 할 필요가 있다. 새로운 용어와 정의가 만들어지거나 기존의 코드를 확장한다면 다른 임상의가 이를 적용하는 방식으로 새로운 조작적 정의의 신뢰도를 검증해야 한다.

상호배타적 범주 (Mutually Exclusive Categories)

코딩시스템의 범주는 상호배타적이어야 한다. 그래야 측정 또는 특징이 하나의 범주에만 속하게 되기 때문이다. 범주 정의가 중복되어 동일한 특징에 대해 코드가 하나 이상인 경우, 그 코딩시스템의 신뢰도와 유용성은 위태로워진다. 예를 들어, 대부분의 학생이 문자로 표시하는 성적표에서 C보다는 A를 받아야 하는 상대가치를 이해하고 있다. 어떤 곳에서는 A는 89~100점이라고 점수범위를 정했다고 생각해보자. 다른 곳에서는 A의 점수가 92~100점이 될 수도 있다. 90점을 받은 학생은 처음 상황에서는 A를 받지만, 두 번째 상황에서는 그렇지 못하다. 두 기관의 학생들을 한 데 섞어야 하는 경우, A를 받은 학생을 확인하기가 어려워진다.

폭과 깊이 (Breadth and Depth)

코딩시스템에는 체계적으로 정리하고자 하는 특징의 전체 범위가 포함되어야 한다(Dejong 등, 2004). 세부적으로 거의 나누어지지 않은 코딩시스템은 신뢰성이 있다 하더라도 특징들을 코딩시스템에서 찾을 수 없다면 유용하지 않다. 이와 마찬가지로, 하나의 특징에 대한 코드가 아주 상세하게 나누어져 있고 다른 특징에 대한 코드가 없는 경우, 코딩 범주의 폭으로 인해 유용한 데이터를 모으는 데 한계가 있다. 성과기록에 필요한, 코드로 나타낸 특징이나 측정도구의 수와 다른 목적으로 서식을 채우는 데 드는 시간간에 균형을 찾는 것이 비결이다. 코드가 더해지면 기록을 하는 데 걸리는 시간도 늘어난다. 흥미로운 정보가 있다고 하더라도, 임상의는 환자의 상태를 기록하는 데 가장 효율적인 방법을 결정할 필요가 있다.

사용의 편리성 (Ease of Use)

환자기록을 작성하면서 성공적으로 코딩시스템을 이용할 때 중요한 점은 사용의 편리성이다. 코딩 과정이 별도의 과정이라기보다 문서기록과정의 일부인 경우, 코딩과 기록은 동시에 이루어진다. 기록이 불완전한 일반적인 이유로는 시간 부족, 코드가 의미하는 바에 대한 혼동, 특정 서식을 작성해야 하는 사람이 누구인가에 대한 혼동, 선택한 도구에 대한 미숙함 등이 있다. 이미 빡빡하다고 느껴질 만한 임상일정에 코딩을 하는 과정이 더해지면, 기록을 작성하는 과정에 코딩 작업을 효율적으로 통합시키지 않는 한 완전하게 기록을 작성할 가능성은 없어진다.

물리치료와 일반의료분야에서 기록을 전산화하고 있는 추세이다. 코딩과 문서작성의 효율과 완성도를 높이도록 다양한 데이터 전송과정을 이용하는 상품이 많아졌다. 일부 시스템에서는 스캐너로 읽는 버블폼(bubble form)을 이용한다. 펜 판독기(pen reader)로 바코드 차트를 스캔할 수도 있다. 임상의나 고객이 진료를 하거나 받는 시점에 터치스크린 컴퓨터로 정보를 입력하고 코드화할 수 있다. 서비스의 어느 시점에든 코딩을 하도록 개인휴대정보단말기(PDA)에 전체 서비스 문서작성 프로그램이 들어가 있으며, 데이터를 입력하면 인터넷을 통해 접근한 데이터베이스에도 동시에 그 정보가 적용된다. 컴퓨터공학 분야가 계속 발전하면서, 환자 데이터에 접근하기가 용이해지고, 이를 효율적으로 수집할 수 있게 되었다.

전산화된 문서형식의 이점은 많다. 지필 문서의 데이터를 옮기려면 상당한 시간이 소요된다. 지필 문서의 데이터를 이용할 때에는 손수 차트를 찾고, 관련된 특징을 찾기 위

연구에서의 조작적 정의

반산트(VanSant, 1988)은 똑바로 누웠다 일어나는 과정에서 신체 각부의 동작 전략을 기술하기 위해 조작적 정의를 내렸다. 이 조작적 정의를 다듬어서 코딩시스템의 평가자간 신뢰도가 90%에서 95%로 증가했다.

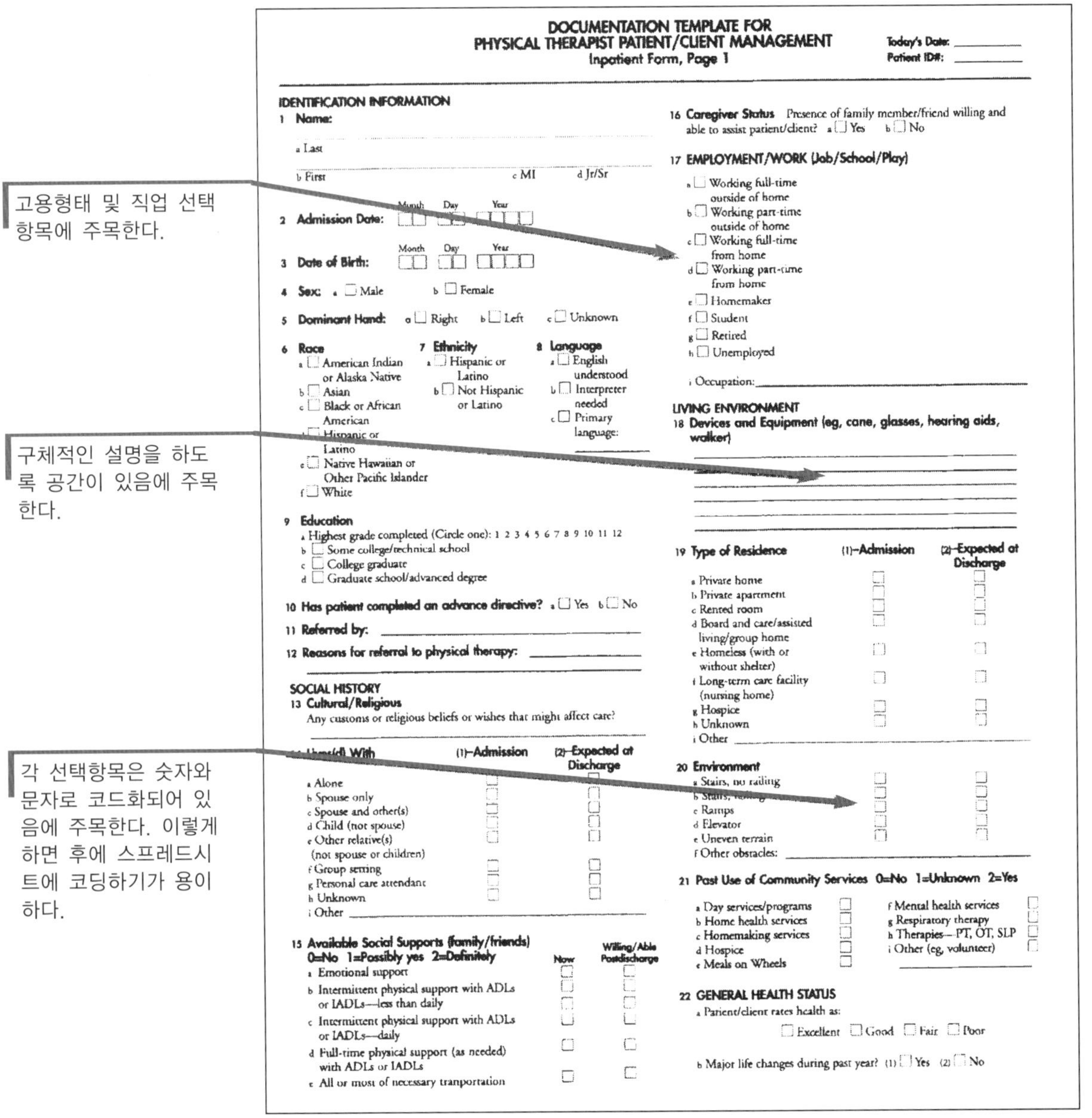

DOCUMENTATION TEMPLATE FOR PHYSICAL THERAPIST PATIENT/CLIENT MANAGEMENT
Inpatient Form, Page 1

Today's Date: ______
Patient ID#: ______

IDENTIFICATION INFORMATION

1 **Name:** a Last ______ b First ______ c MI ______ d Jr/Sr ______

2 **Admission Date:** Month ☐☐ Day ☐☐ Year ☐☐☐☐

3 **Date of Birth:** Month ☐☐ Day ☐☐ Year ☐☐☐☐

4 **Sex:** a ☐ Male b ☐ Female

5 **Dominant Hand:** a ☐ Right b ☐ Left c ☐ Unknown

6 **Race** a ☐ American Indian or Alaska Native b ☐ Asian c ☐ Black or African American d ☐ Hispanic or Latino e ☐ Native Hawaiian or Other Pacific Islander f ☐ White

7 **Ethnicity** a ☐ Hispanic or Latino b ☐ Not Hispanic or Latino

8 **Language** a ☐ English understood b ☐ Interpreter needed c ☐ Primary language: ______

9 **Education** a Highest grade completed (Circle one): 1 2 3 4 5 6 7 8 9 10 11 12 b ☐ Some college/technical school c ☐ College graduate d ☐ Graduate school/advanced degree

10 **Has patient completed an advance directive?** a ☐ Yes b ☐ No

11 **Referred by:** ______

12 **Reasons for referral to physical therapy:** ______

SOCIAL HISTORY

13 **Cultural/Religious** Any customs or religious beliefs or wishes that might affect care? ______

14 **Lives(d) With** (1)–Admission (2)–Expected at Discharge
a Alone ☐ ☐
b Spouse only ☐ ☐
c Spouse and other(s) ☐ ☐
d Child (not spouse) ☐ ☐
e Other relative(s) (not spouse or children) ☐ ☐
f Group setting ☐ ☐
g Personal care attendant ☐ ☐
h Unknown ☐ ☐
i Other ______

15 **Available Social Supports (family/friends) 0=No 1=Possibly yes 2=Definitely** Now / Willing/Able Postdischarge
a Emotional support ☐ ☐
b Intermittent physical support with ADLs or IADLs—less than daily ☐ ☐
c Intermittent physical support with ADLs or IADLs—daily ☐ ☐
d Full-time physical support (as needed) with ADLs or IADLs ☐ ☐
e All or most of necessary tranportation ☐ ☐

16 **Caregiver Status** Presence of family member/friend willing and able to assist patient/client? a ☐ Yes b ☐ No

17 **EMPLOYMENT/WORK (Job/School/Play)**
a ☐ Working full-time outside of home
b ☐ Working part-time outside of home
c ☐ Working full-time from home
d ☐ Working part-time from home
e ☐ Homemaker
f ☐ Student
g ☐ Retired
h ☐ Unemployed
i Occupation: ______

LIVING ENVIRONMENT

18 **Devices and Equipment (eg, cane, glasses, hearing aids, walker)** ______

19 **Type of Residence** (1)–Admission (2)–Expected at Discharge
a Private home ☐ ☐
b Private apartment ☐ ☐
c Rented room ☐ ☐
d Board and care/assisted living/group home ☐ ☐
e Homeless (with or without shelter) ☐ ☐
f Long-term care facility (nursing home) ☐ ☐
g Hospice ☐ ☐
h Unknown ☐ ☐
i Other ______

20 **Environment**
a Stairs, no railing ☐ ☐
b Stairs, railing ☐ ☐
c Ramps ☐ ☐
d Elevator ☐ ☐
e Uneven terrain ☐ ☐
f Other obstacles: ______

21 **Past Use of Community Services 0=No 1=Unknown 2=Yes**
a Day services/programs ☐
b Home health services ☐
c Homemaking services ☐
d Hospice ☐
e Meals on Wheels ☐
f Mental health services ☐
g Respiratory therapy ☐
h Therapies—PT, OT, SLP ☐
i Other (eg, volunteer) ☐

22 **GENERAL HEALTH STATUS**
a Patient/client rates health as: ☐ Excellent ☐ Good ☐ Fair ☐ Poor
b Major life changes during past year? (1) ☐ Yes (2) ☐ No

그림 9.1 관심분야와 점검항목으로 구성된 서식의 예(출처: APTA 물리치료사 실습가이드[1997])

해 페이지를 넘기며, 그 차트를 다시 돌려주어야 한다. 연구하고자 하는 특징의 수에 따라 데이터를 찾아서 기록하는 데 상당한 시간이 걸릴 수도 있다. 특히, 내원기록이 서사형식(narrative format)이라면 더욱 그러하다. 전산화된 기록체계에서는 선정한 변수 별로 검색할 수 있으며, 거의 수고를 하지 않고도 데이터의 부분집합을 구성할 수 있다.

어떤 임상의가 종이로 된 의무기록만을 가지고 있다면, SOAP 기록이나 서술적 경과기록 보다는 환자 정보를 기록하는 관심 분야별로 표준화된 서식을 선호한다. 임상의는 어떤 서식을 찾아야 하는지, 그 서식 어느 부분에서 정보를 찾아야 하는지 알기 때문에 관심 분야로 정보를 검색하기가 수월해진다. 기록 서식에 원을 그리거나 박스에 체크를 할 수 있도록 코드가 미리 인쇄되어 있는 경우, 기록 효율성이 커지고 데이터를 검색하기가 용이하다(그림 9.1).

데이터나 환자정보를 종이 의무기록에서 찾는 과정은 고비이며, 그 정보를 데이터 세트로 전환하는 것 또한 하나의 고비이다. 항목을 오독하거나, 특징의 코드를 잘못 부여하거나, 시각피로로 인해 표본에서 한 환자의 데이터를 다른 환자의 데이터 기록으로 단순히 코드를 부여하는 것 모두 상당한 양의 데이터를 입력할 때 저지를 수 있는 사람의 실수이다. 코드로 나타낸 특징과 측정 및 질문에 대한 반응 등을 전자적으로 데이터 세트에 입력할 수 있는 기록시스템을 통해 시간이 절약되고 신뢰성 있는 시스템이 만들어진다.

코딩에 혼동을 야기하는 원인 (Source of Coding Confusion)

몇 가지 이유로 코딩 용어에 혼동이 생긴다. *검진(examination)*과 *평가(evaluation)*처럼 단어는 약간씩 달라질 수 있지만 조작적 정의는 동일한 용어가 있다. 앞서 언급했듯이, 물리치료사 실습가이드(1997)에서 조작적 정의와 함께 공통 분류체계를 마련할 때까지 이러한 용어는 서로 바꾸어 사용할 수 있었다. 이제는 두 용어가 각기 다른 과정을 의미하게 되었다.

진료환경이나 진단별로 동일한 단어이나 달리 정의하는 용어도 있다. *장애(disability)*란 용어는 1990년 미국 장애인법 P.L. 101-336에서는 *손상(impairment)*의 존재로, 1980년 국제장애분류(ICIDH)에서는 *기능제한(functional limitation)*으로, 장애예방을 위한 국립의제에서는 *사회적 제약(social limitation)*을 뜻했다(Izzoni, 2002). 이처럼, 장애모형에 따라 동일한 용어를 매우 다른 구성체로 간주할 수 있다(Iezzoni, 2002; Jette, 1995; 미국 보건복지부, 1993).

때로, 어떤 용어에 대해 상황에 맞지 않는 정의가 내려져 있거나, 그 용어가 임상의가 측정하고자 하는 관찰 또는 행동을 정확하게 서술하지 못할 수도 있다. 예를 들어, *독립적으로 화장실 사용하기(independent toileting)*란 용어는 현실적으로 미취학 아동에 관해 이야기할 때 어른의 감독 없이 완전히 독립함을 뜻하지는 않는다. 용어가 혼동되거나 그 상황에 맞게 적절히 설명을 하지 못하는 경우에는 새로운 용어를 만들거나 정의를 다시 내릴 필요가 있다. 어떤 경우든, 임상의는 유용성이 제대로 검증된 용어를 확인하거나 새로운 용어를 문서에 쓰기 전에 이를 검증하는 데 책임이 있다.

코딩시스템의 예 (Examples of Coding Systems)

재활치료 분야에서 사용하는 코딩시스템의 종류는 상당히 많다. 여기에서는 그 중 일부를 설명하고자 한다. 코딩시스템은 다양한 환자진료 특성과 과정을 표준화하는 노력을 나타낸다. 임상환경의 요건, 연구하고자 하는 성과의 유형과 목적, 데이터 수집의 실용성, 데이터를 관리하는 데 이용할 수 있는 근거의 양 등을 감안하여 코딩시스템을 선정한다. 어떤 경우, 병원에서 데이터를 정리하는 데 이미 코딩시스템을 이용하고는 있지만 이 데이터를 쉽게 검색하지 못할 수도 있다. 다른 진료환경에서는 수고를 거의 하지 않아도 데이터를 빠르게 찾을 수 있다. 전자기록을 이용하지 않는 곳에서는 손수 환자 차트를 검토하고 서술적 보고서를 코드로 된 데이터로 변환해야만 데이터를 이용할 수 있다. 성과연구에 착수할 때 임상의는 코드화된 어떤 정보를 이용할 수 있는지, 선택한 질문에 대답을 구하는 데 어떤 정보가 유용한지를 판단할 필요가 있다.

이어지는 예는 이용할 수 있는 코딩시스템들이다. 이 예가 모든 코딩시스템을 나타낸 것은 아니다. 진료가 발전함에 따라 업데이트 되거나 새로이 만들어지는 코딩시스템을 확인하는 것이 중요하다.

질병 코드(Disease Coding)

질병과 부상은 원인(총상), 병인(관상동맥질환), 보여지는 증상(발진을 동반한 열) 등 여러 방법으로 분류할 수 있다. 흔히, ICD-10 코드와 같은 코딩시스템은 행정상의 과정에 도움이 되며, 환자 추적, 청구서 발행 과정, 의료이용도 관리, 품질개선 발의(quality improvement initiatives) 등을 위해 기관과 정부당국에서 이용하고 있다.

행정코드는 연구하고자 하는 표본집단을 구성하는 데 유용하나, 성과연구에 이용하기에는 몇 가지 한계점이 있다. 즉, 코드를 일관적이지 않게 쓰고, 당시에 환자가 치료받지 않은 동반질환에 대해서는 코드를 부여하지 않으며, 환자의 건강상태나 진단질환의 중증도에 대한 민감성이 떨어지며, 기능상태의 참조점이 없다는 점이다(Iezzoni, 2002). 이처럼, 동일한 진단을 받은 환자 표본을 구축하도록 행정코드를 이용한다면, 그 구성원의 중증도나 기능제한의 정도가 동일한지의 여부를 알지 못한다. 그럼에도 불구하고, 코딩시스템은 그대로 문서기록 과정에 통합되곤 한다. 표본 세트를 구성하는 데 코딩시스템을 이용한다면, 임상의는 연구 표본이 균일하도록 추가적으로 다른 특징이나 코드를 고려하고자 할 수도 있다.

ICD-10

국제질병분류의 10번째 버전(ICD-10, International Classification of Disease)은 세계의 사망률과 이환율 통계를 보고하기 위한 일련의 코드이다. ICD-10은 세계보건기구가 만든 국제분류체계에 속하지만, 질병과 사망원인의 체계화는 1700년대 중반에 이루어졌다(who.int/classifications/icd/en/).

ICD-9-CM

국제질병분류의 9번째 버전-임상수정코드(Clinical Modification)는 병원 입원, 통원 및 진료실 내원에 적용하는 질병 및 중재의 코딩시스템이다. 코딩은 의무기록과 사례

검토, 외래진료와 그 외 진료 프로그램, 기본적인 보건 통계의 데이터를 뒷받침한다. 이는 세계보건기구(WHO)의 ICD-9에 기초한다(who.int/whosis/icd10/othercla.htm). 국립보건통계센터(NCHS, National Center for Health Statistics)와 메디케어 및 메디케이드 서비스 센터(Center for Medicare and Medicaid Services; CMS)는 미국에서 코드를 매년 업데이트하고 수정하는 기관이다(cdc.gov/nchs/about/otheract/icd9/abticd9.htm).

DSM-IV-TR

정신질환 진단 및 통계편람(Diagnostic and Statistical Manual of Mental Disorders; DSM) 4편-내용 수정본(DSM-IV-TR, 2000)은 미국정신의학자협회(American Psychiatric Association; APA)가 발표한 정신건강장애에 대한 코딩시스템이다. 여기에는 코딩과정을 안내하도록 기준과 설명이 포함되어 있다(behavenet.com/capsules/disorders/dsm4tr.htm).

손상코드 (Impairment Coding)

일반적으로 손상은 물리치료 분야에서 가장 흔하게 측정하는 환자의 특징이다. 제한된 동작범위나 근력과 같은 여러 손상은 도구나 척도로 측정한다. 대부분의 손상은 측정할 수 있는 특성으로 정의하기 때문에 별도의 코드를 만들 필요가 없다. 실제로, 대규모의 덜 명확한 범주로 데이터를 바꾸어 기록하기보다는 실측정 데이터를 입력하는 것을 선호한다. 예를 들어, 덜 정확한 범주로 경미하거나 중등도의 제한이라고 바꾸기보다는 실제 동작범위를 기록하는 것이 낫다. 원 서식에 기입한 데이터는 다른 기록 형태로 바뀐 데이터로 수행할 수 없는 여러 유형의 분석에 쓰인다. 원시데이터를 기록하고 나서야 주제별 큰 범주로 데이터를 옮길 수 있다.

손상 기록은 물리치료에서 상당히 일반적이다. 다음 내용은 표준화된 보고과정에 쉽게 쓰여지는 손상과 그에 대한 측정도구의 일반적인 예를 보여주고 있다.

- 근력: 검력계 판독값이나 도수근력검사 등급으로 기록
- 동작범위: 움직임 정도로 기록
- 통증: 가시적 유추 척도 상의 밀리미터로 기록
- 상처 크기: 지름이나 상처분류척도로 기록(Armstrong, Lavery & Harkless, 1998)

각 예에서, 측정도구나 범주 내 수준을 나타내도록 조작적 정의를 이용할 수 있다. 가능하다면, 숫자로 나타내는 측정값을 이용한다. 도수근력검사와 같은 일부 코딩시스템에는 몇 가지 근력범주가 있을 수도 있다. 이 경우, 임상의는 일관적으로 이용할 범주를 결정해야 한다. 검증되지 않은 새로운 코드를 만들기보다는 신뢰도가 확립된 측정도구나 코드를 이용하는 것이 낫다. 그러나, 코드의 신뢰도 여부 검증과는 상관없이, 임상의

는 사용하고자 하는 코드의 신뢰도가 허용수준에 이르도록 훈련 및 검증을 하는 시간을 가져야 한다.

장애코드 (Disability Coding)

▶ 관절가동범위제한과 같은 손상 측정도구는 덜 명확한 한계 범주(예, 경미하거나 중증도의 제한)로 데이터를 바꾸어 기록하기보다는 실측정 데이터를 입력하는 것이 가장 유용하다.

질병이나 부상의 결과로 환자가 마주하게 되는 문제와 관련된 조작적 정의와 용어를 알려주는 많은 장애모형이 있다(여러 모형에 대한 검토는 제 5장 참조). 환자 상태에 대해 손상 이외의 측면을 살펴보는 측정도구는 점차 늘어나고 있는 추세이며, 장애모형에서는 여기에 쓰이는 용어를 체계적으로 정리했다. 환자 관리방법을 분류하는 데 하나의 모형을 이용했을 때의 한계점은 그 모형의 큰 구성요소 각각에 대해 확립된 단계적 차이(gradations), 범주(categories), 코드(codes)가 없을 수 있다는 점이며, 확립된 코드가 없으면 데이터 세트는 각 임상환경에 맞게 개별화된다. 이러한 한계점이 없는 예로, 환자 상태를 기술하는 데 장애모형과 코딩시스템 모두를 사용하는 국제기능장애건강분류(ICF)가 있다.

ICF (이전에는 ICIDH)

세계보건기구(WHO)는 1980년에 국제장애분류(ICIDH)를 발표했다. 여기에서는 광범위한 손상(신체 수준의 제약), 장애(과제 수준의 제약), 핸디캡(질병의 결과로 발생하는 사회적 역할 제약)에 대한 문자 및 숫자코드시스템을 확립했다. 세계 여러 나라가 코딩시스템을 이용하여 환자를 기술했으며, 이로 인해 국가간의 장애 동향을 추적할 수 있었다. 9년간의 국제적인 수정과정을 통해 언어를 업데이트하고, 특수성을 더하며, 질

ICF 웹사이트 www3.who.int/icf/online-browser/icf.cfm의 코딩계층구조 예

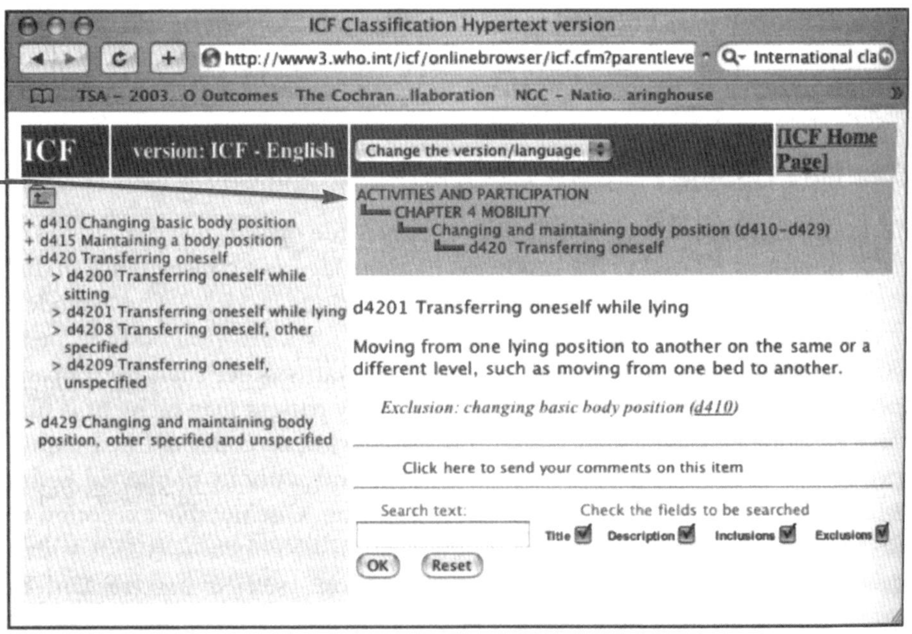

그림 9.2 ICF 웹사이트의 코딩계층구조 예(WHO[2005], http://www3.who.int/icf/online-browser/icf.cfm)

병의 결과를 기술하는 범주의 유형을 늘리고, 한계점 외에 능력에도 새로이 초점을 맞춰 국제장애분류(ICIDH)는 국제기능장애건강분류(ICF, 2001)가 되었다.

국제기능장애건강분류(ICF)는 크게 두 부분으로 이루어져 있다. 파트 1은 신체기능(body function), 신체구조(body structure) 및 실생활에서의 활동 및 참여(activities and participation)에 대한 코딩 영역이다. 파트 2는 환경 및 개인적 요인에 관한 영역이다. 그러나, 개인적 요인과 관련된 코드는 없다. 각 영역은 계층구조로 되어 있으며 위치를 정하도록 각 계층구조에 할당된 문자 및 숫자 코드가 있다. 일련의 코드에서 첫 문자는 문제와 관련된 영역을 나타낸다. 즉, b는 신체기능, s는 신체구조, d는 활동과 참여의 코드를 나타내며 활동과 참여는 각각 a와 p로 나타낼 수도 있다. 환경 영역을 나타내는 코드는 e로 시작한다.

영역을 나타내는 문자 코드 다음으로는 문제에 대한 코드를 추가적으로 열거하는 장(chapter)을 나타내는 1자리 수의 숫자 코드가 온다. s7은 움직임과 관련된 신체구조문제를 말한다. d4는 활동 문제이며, 보다 구체적으로 말하자면 이동성에 문제가 있음을 뜻한다.

영역을 나타내는 문자와 장을 나타내는 코드 다음으로는 문제의 성격에 대해 보다 자세히 말해주는 2자리 코드가 온다. d420은 활동 및 참여와 관련된 문제로, ICF 제 4장의 이동성, 특히 스스로를 옮기는 데 문제가 있음을 뜻한다.

다섯 번째로 오는 숫자는 제한된 활동에 관해 보다 자세한 내용을 말해준다. 바로 전에 들었던 예에서 d4201은 어떤 위치에 누워있다가 다른 위치로 가서 눕는 과정에서 스스로의 몸을 옮기는 데 문제가 있음을 뜻한다. 또한, d4200은 어떤 위치에 앉았다가 다른 위치에 가서 앉는 과정에 스스로 몸을 옮기는 데 문제가 있음을 말한다(그림 9.2).

5자리의 코드 뒤에는 소수점이 오고 영역에 따라 2~3자리의 수식어(modifier)가 온다. 신체구조코드에는 소수점 다음으로 3개의 수식어가 오며, 이는 변화의 정도(없음 ? 완전손상), 변화의 성격, 손상 위치(좌측 또는 우측, 근위부 또는 원위부)를 나타낸다. 활동 및 참여 영역에는 2~4 단계의 한정어(qualifier)가 오는데, 첫 번째는 수행품질, 두 번째는 수행능력을 나타낸다. 선택사항인 세 번째와 네 번째 한정어는 도움을 받는 수행과 도움을 받지 않는 수행과 관련이 있다.

환자가 질병의 결과로 가졌을 만한 문제를 기술하도록 5자리 코딩 과정(소수점까지, 혹은 ICF에서 부르는 대로 4단계 코드까지)에는 1424가지 특정코드가 있다. 국제기능장애건강분류(ICF) 매뉴얼에 따르면 2단계 코드는 실태도자와 보건성과연구에, 4단계 코드는 재활치료를 포함하여 전문의 서비스에 더 적합하다.

국제기능장애건강분류(ICF)의 온라인 버전은 세계보건기구(WHO) 웹사이트에서 볼 수 있다(www3.who.int/icf/online-browser/icf.cfm). 인쇄본도 이 웹사이트에서 주문이 가능하다. 이 도구는 어떤 환자가 보여줄 만한 문제의 집합체를 기술하는 데 이용할 수 있는 국제적으로 인증된 코딩시스템이므로 임상의는 여기에 대해 잘 알아야 한다. 국제기능장애건강분류(ICF) 아동용 버전은 개발 중에 있으며, 마찬가지로 웹사이트에서 볼 수 있다. 전문의가 국제기능장애건강분류(ICF)를 보다 적극적으로 이용하도록 임상의 매뉴얼을 개발하기 위해 APTA는 현재 다제학적 개발과정에 참여하고 있다.

최소 데이터 세트

최소 데이터 세트(minimum data set; MDS)는 메디케어(,edicare)에서 관리하며, 요양원 환자를 대상으로 하는 재가노인기능상태평가도구(Resident Assessment Instrument; RAI)를 통해 분기마다 수집된 자료를 담고 있다(cms.hhs.gov/quality/mds20/). 요양원 거주자를 대상으로 하는 이 횡단적 조사에는 환자 추적과 인구학적 정보, 입소일, 입소 전에 환자가 일상적으로 기능하는 수준에 관한 항목, 입소 시 의사소통, 웰빙, 일상생활활동(ADL) 기능, 이동기술 등 여러 분야의 상태에 관한 정보가 있다. 이 데이터는 주로 요양원 치료비에 대한 의료수가를 조정하는 데 이용된다. 최소 데이터 세트(MDS)에는 진단 코드와 건강상태 등급(예, 인지, 신체적 기능, 일상 활동)이 포함되므로, 그룹간의 동향을 살펴보는 데 보다 유용할 것이다. 이 데이터 세트의 주요 한계점은 시간에 따른 각 환자의 상태를 추적하기보다는 일년에 4회 거주인구를 대상으로 표본조사를 한다는 것이다.

OASIS

성과 및 평가 정보 세트(Outcome and Assessment Information Set; OASIS)도 메디케어에서 관리하며, 재택의료서비스를 받는 모든 환자를 대상으로 정보를 수집한다. 또한, 이는 재택의료와 품질개선 발의에 대한 의료수가를 결정하는 데 이용하는 행정적 코딩 과정이기도 하다(cms.hhs.gov/oasis/hhoview.asp). 여기에서는 다양한 손상, 장애 및 사회적 제약에 관한 정보를 코드화한다.

통합 파킨슨병 단계 척도

통합 파킨슨병 단계 척도(Unified Parkinson Disease Rating Scale; UPDRS)는 파킨슨병을 앓고 있는 환자의 장애 정도를 기술하는 데 이용하는 질병-특이적 평가도구의 예이다. 이 척도는 장애의 정도를 판단하도록 손상과 기능제한에 관한 질문을 하는 3가지 주요 구성요소(지적 활동, 일상생활 활동, 운동 활동)로 되어 있다. 사용자는 최대 장애점수인 199점에서 장애가 없음을 나타내는 0점까지 숫자로 점수를 나타낼 수 있다(국립 파킨슨병 재단, 2006).

PEDI

소아 수행능력 평가도구(Pediatric Evaluation of Disability Inventory; PEDI)는 질병-특이적이 아닌 연령관련 도구의 예이다. 이는 생후 6개월 내지 7년인 아동의 기능에 대해 부모가 대답하는 설문지이다(Feldman, Haley & Coryell, 1990). 이 도구는 실제

기능, 보호자 도움, 환경의 변화에 의해서나 적응장치를 이용한 과제 변경 등 기능상태의 여러 측면을 측정한다. 여기에서는 스스로 돌보는 기술, 운동성 및 사회적 기능 등 3가지 주요 영역을 살펴본다.

중재코드(Intervention Coding)

환자의 특성과 중재성과를 분류하는 시스템은 중재방법을 분류하는 시스템보다 훨씬 용이하다. 효과적인 진료를 기술하는 능력은 환자가 받은 중재방법을 추적하는 능력에 기초한다. 무작위 대조군 임상시험(randomized controlled clinical trials; RCT)은 치료효과를 확립하는 가장 확실한 방법으로 여겨지지만, 이는 매우 통제된 조건 하에 진행된다. 임상에서는 환자를 관리하는 동안 여러 가지 중재방법을 섞어서 쓰므로 각 치료의 효과가 그만큼 분명하지 않다. 중재의 임상적 성과를 연구할 때에는 환자에게 시행했던 중재방법 모두를 확인하는 것이 유용하다. 중재방법을 코딩하는 방법은 아래와 같이 두 가지가 있다.

CPT 코드

공통 절차상 용어(Common Procedural Terms; CPT)는 의료절차에 대한 숫자 코드이다. 이는 주로 제 3자 납부자에게 청구서를 발행할 때 이용하는 행정 코드이며, 흔히 임상의가 제공하는 중재의 횟수를 기술하려는 부사가 이용하곤 한다. 공통 절차상 용어(CPT) 코드는 원래 내과 의사가 사용하도록 고안된 것이므로 물리치료에 대한 상세수준과 내용타당도가 물리치료사가 제공한 물리치료의 적용범위를 나타내지는 않는다. 몇 년이 지나면서 코드가 추가되긴 했지만, 실제로 행해지는 물리치료 중재방법을 기술하는 데 필요한 세부사항이 그 범위와 수준 면에서 부족한 실정이다. 내용타당도가 결여되어 있다는 점이 주요 한계점이긴 하지만, 공통 절차상 용어(CPT) 코드는 현재 많은 임상환경에서 일상적인 문서를 작성할 때 사용한다. 이런 상황에서, 공통 절차상 용어(CPT) 코드를 성과연구에서 이용할 수 있지만, 성과를 해석할 때에는 신중해야 한다.

국립물리치료실습분류 2000

핀란드 병원연맹은 1993년에 물리치료 용어집의 영어판을 출간했다. 여기에서는 환자를 대상으로 전형적으로 수행하는 물리치료 중재절차의 유형을 분류한다. 이 분류체계는 2000년에 수정이 되었으며, 2002년에 예비시험을 거쳤다(2003). 이 분류체계에서는 3자리 코딩시스템을 이용하여 활동을 크게 6가지 범주로 나누었다. 첫 번째 자리는 중재의 6가지 범주를 말한다.

F1. 물리치료 검진(examination)과 사정(assessment)
F2. 물리치료 상담 및 치료활동
F3. 일상생활과 근무환경에서 의뢰인에게 도움이 되는 물리치료 서비스

국립물리치료실습분류 2000
핀란드어 무료번역 2003년 5월 24일
번역자 리나 노로넨(Leena Noronen)

주요 범주와 아범주, 분류의 단일 수단과 방법

F1. 물리치료 검진과 사정

F110 치료방향을 위한 물리치료 사정

F120 물리치료 사정
F121 기능과 기능수행력 사정
F122 신체 능력 사정
F123 자세와 움직임 통제 및 협응 사정
F124 통증 사정
F130 물리치료계획 세우기

F190 기타 물리치료 검진과 사정

F2. 물리치료 상담 및 치료활동

F210 물리치료 지도와 상담
F211 건강증진 상담
F212 기능증진 지도 및 상담
F214 개별적인 물리치료 프로그램 세우기

F220 운동치료
F221 기능용량과 운동성 연습
F222 신체능력 연습
F223 자세와 움직임 통제 및 협응 운동

F230 도수요법
F231 연조직 치료
F232 관절가동화 및 안정화
F233 관절 도수교정

F240 전기요법과 열요법
F241 열요법
F242 전기요법

F290 기타 물리치료 상담 및 치료활동

F3. 일상생활과 근무환경에서 의뢰인에게 도움이 되는 물리치료 서비스

F310 보조장치를 사용하여 움직임과 기능용량을 지원하는 서비스
F311 보조장치의 필요성 사정, 계획 및 후속조치
F312 보조장치 선택 및 제공
F313 보조장치 대여, 지도 및 사용법 훈련
F314 보조장치 보상금 및 유지관리에 필요한 조치

F320 가정생활과 생활환경에서 관리가 이루어지도록 지원하는 서비스
F321 생활환경에서 이루어지는 관리에 대한 사정
F322 생활환경의 변화
F323 환경을 통제하도록 지원하는 서비스

F330 직장에서 관리가 이루어지도록 지원하는 물리치료 서비스
F331 작업수행능력 사정
F332 예방조치와 구제조치

F390 기타 가정생활과 생활환경에서 관리가 이루어지도록 지원하는 서비스

F4. 의뢰인을 위한 간접 물리치료

F410 지식습득

F420 문서작성

F421 환자/의뢰인 기록에서의 문서작성
F422 물리치료에 관한 피드백 또는 보고서 작성

F430 여러 전문분야의 협력
F431 의뢰인 치료에의 협력
F432 재활치료 계획에 참여
F433 의뢰인을 위해 물리치료 지속
F434 다분야 상담 또는 요법의 일부로서의 물리치료

F440 물리치료사의 상담

F490 의뢰인을 대상으로 하는 기타 간접 물리치료

F5. 전문지식과 교육활동
F510 전문가로서 행동하기
F520 교육활동
F521 교육자로서 행동하기
F522 업무 지도 및 지식 활동
F523 다른 직원 지도하기

F530 학생 지도하기
F531 물리치료학과 학생 지도하기
F532 그 외 학생 지도하기

F540 서면자료 만들기
F541 물리치료에서 사용할 자료 만들기
F542 출판물, 기사 및 보고서 작성하기

F590 기타 전문지식과 교육활동

F9. 행정과 내부개발사업
F910 행정활동
F920 계속 교육
F930 연구 및 개발 업무
F940 품질관리
F950 마케팅과 정보
F990 기타 행정과 내부개발사업

그림 9.3 국립물리치료실습분류 2000(핀란드 지방자치단체연합을 대신하여 홀마(T. Holma)의 동의 하에 인용)

F4. 의뢰인을 위한 간접 물리치료
F5. 전문지식과 교육활동
F9. 행정과 내부개발사업

각 주요 범주에서 2번째 자리와 3번째 자리는 그 범주 내의 활동의 유형을 정의한다(그림 9.3). 지금까지, 이는 물리치료 임상의 범위를 반영한다고 알려진 유일한 코딩시스템이다. 홀마와 노로넨(Holma and Noronen, 2003)은 4곳의 임상기관에 있는 20명의 물리치료사로부터 예비 성과데이터를 보여주었으며, 이 분류체계가 언어를 표준화하고 임상기관과 각 임상의 시간배분에 대해 기술하는 데 유용함을 입증했다.

서술적 기록의 데이터 코딩하기 (Coding Data From Narrative Notes)

광범위한 환자기록 형식에서 성과데이터를 수집할 수 있다. 이러한 형식은 전자기록에서 매우 구조화된 환자정보서식 및 검진 흐름도와 저강도 구조화된 환자에 관한 서술적 기록 모음집에 이르기까지 다양하다. 일부 기록체계에서는 이러한 형식을 조합하여 이용하기도 한다.

이 교재에서는 후향적 데이터 수집에 초점을 맞추고 있다. 즉, 기존 기록에서 데이터를 수집하는 것이다. 앞에서 설명했던 코딩시스템은 특정 병원에서 이미 문서작성 기준의 일부가 되었다. 그런 경우, 코딩시스템이 선정한 환자의 특징을 기록하는 방법을 이미 표준화했기 때문에 임상의가 데이터 세트를 작성하기가 더 수월하다.

표준 진료과정에서 이용하는 코딩시스템이 없다면, 임상의는 전형적인 코딩양식 중 하나를 이용하거나 새로운 코딩시스템을 만들어 환자의 기록을 코드로 나타낸 데이터로 옮기는 것이 유용함을 알게 될 것이다. 예를 들어, 초기 검진을 통해 작성한 문제 목록은 ICF 코드를 이용하여 코드 데이터로 쉽게 나타낼 수 있다. 임상의는 코드를 선택하는 의사결정 과정을 꼼꼼하게 기록해야 한다. 그래야 믿을 만한 코드를 환자기록에 쓸 수 있다.

현재 사용하는 코딩시스템이 적합하지 않거나, 표준화된 코딩시스템이 없다면, 특정 질문이 요구하는 바에 부합하도록 코딩시스템을 만들어야 할 수도 있다. 이 경우, 임상의는 대상변수에 대한 코드 정의를 확립하고, 조작적 정의를 이용하여 혼동하지 않고 환자기록의 형태를 바꿀 수 있는지를 살펴보도록 몇 개의 차트를 이용하여 예비검증을 한다.

요약 (Summary)

코드화는 데이터를 입력하기 위해 관찰내용을 영어와 숫자로 변환하는 과정을 말한다. 환자의 특징을 코드로 나타내면 임상의가 환자 개인의 변화와 환자집단간 변화를 추적할 수 있다. 문서 관리체계에는 코드의 수를 여러 가지로 쓸 수 있는데, 서술적 문서에는 코드로 나타낸 정보의 양이 최소한으로 있으며, 전산화된 문서는 그와 반대이다. 유용한 코딩시스템이 되려면 조작적 정의가 명확하고, 범주가 상호 배타적이며, 관철내용을 정확하게 나타내도록 그 범위와 수준이 충분하고, 사용하기가 용이해야 한다. 병인, 손상, 장애 및 중재에 대한 코딩시스템의 예에서는 환자정보 기록을 표준화하는 방법을 설명하고 있다. 임상기록을 작성할 때에 코드를 이용하면 후향적 연구를 할 때 가장 효율적으로 환자데이터에 접근할 수 있다. 그러나, 서술적 기록을 이용하여 후향적 연구를 할 때에는 기존의 코딩 양식을 이용하여 데이터를 코드로 옮길 수 있다.

참고문헌(References)

American Physical Therapy Association (1995). A guide to physical therapist practice, vol. 1: A description of patient management. Physical Therapy 75(8):707–756.

American Physical Therapy Association (1997). Guide to Physical Therapist Practice. American Physical Therapy Association, Alexandria, VA.

American Physical Therapy Association (2001). Guide to physical therapist practice, 2nd ed. American Physical Therapy Association, Alexandria, VA.

American Psychiatric Association (2000). Diagnostic and Statistical Manual of Mental Disorders, Fourth Edition, Text Revision (DSM-IV-TR). Arlington, VA.

Armstrong DG, Lavery LA, & Harkless LB (1998). Validation of a diabetic wound classification system. Diabetes Care 21(5):855–859.

Coiera E (2003). Healthcare Terminologies and Classification Systems in Guide to Health Informatics, 2nd ed. Oxford University Press.

DeJong G, et al. (2004). Toward a taxonomy of rehabilitation interventions: Using an inductive approach to examine the "Black Box" of rehabilitation. Archives of Physical Medicine and Rehabilitation 85:678–686.

Feldman AB, Haley SM, & Coryell J (1990). Concurrent and construct validity of the Pediatric Evaluation of Disability Inventory. Physical Therapy 70(10):602–610.

Focus on Therapeutic Outcomes, Inc. (FOTO) P.O. Box 11444, Knoxville, Tennessee 37939–1444.

Fritz JM, et al. (2004). Factors related to the inability of individuals with low back pain to improve with a spinal manipulation. Physical Therapy 84(2):173–190.

Holma T & Noronen L (2003). The National Classification of Physiotherapy Practice: Continuous tool development: A never-ending story? (abstract). World Confederation of Physical Therapy.

Iezzoni LI (2002). Using administrative data to study persons with disabilities. The Milbank Quarterly 80(2):347–379.

Jette AM (1995). Outcomes research: Shifting the dominant research paradigm in physical therapy. Physical Therapy 75:965–970.

McClure PW, et al. (2004). Shoulder function and 3-dimensional kinematics in people with shoulder impingement syndrome before and after a 6-week exercise program. Physical Therapy 84(9):832–848.

Portney LG & Watkins MP (2000). The research question. In Foundations of Clinical Research: Applications to Practice. Prentice Hall Health, Upper Saddle River, NJ.

Rothstein JM & Echternach JL (1993). The basics: terms and concepts. In Primer on Measurement: An Introductory Guide to Measurement Issues. APTA, Alexandria, VA.

Tsorlakis N, Evaggelinou C, Grouios G, & Tsorbatzoudis C (2004). Effect of intensive neurodevelopmental treatment in gross motor function of children with cerebral palsy. Developmental Medicine and Child Neurology 46(11):740–745.

The Finnish Hospital League (1993). Terminology of physiotherapy. Helsinki, Finland.

Uniform Data System for Medical Rehabilitation, 270 Northpointe Parkway, Suite 300, Amherst, NY 14228.

US Dept. of Health and Human Services (1993). Research plan for the National Center for Medical Rehabilitation Research. NIH Pub. No. 93–3509.

VanSant AF (1988). Rising from a supine position to erect stance: Description of adult movement and a developmental hypothesis. Physical Therapy 68(2):185–192.

Werneke M & Hart DL (2003). Discriminant validity and relative precision of classifying patients with nonspecific neck and back pain by anatomic pain patterns. Spine 28:161–166.

World Health Organization (2001). International classification of functioning, disability and health: ICF. Geneva, Switzerland.

Websites

BehaveNet Clinical Capsule: DSM-IV-TR (2005). Diagnostic and statistical manual of mental disorders, 4th ed. (behavenet.com/capsules/disorders/dsm4tr.htm)

Centers for Medicare and Medicaid Services (2005). MDS 2.0 Information Site (cms.hhs.gov/medicaid/mds20/)

—(2005). Chapter 3 - Item-by-Item Guide to the MDS in the RAI User's Manual by Chapter. (cms.hhs.gov/quality/mds20)

—(2005). OASIS Overview. (cms.hhs.gov/oasis/hhoview.asp)

The National Center for Health Statistics (2005). Classification of diseases, functioning and disability: ICD9-CM. (cdc.gov/nchs/about/otheract/icd9/abticd9.htm)

World Health Organization (2005): Classification: History of the ICD (who.int/classifications/icd/en/)

National Parkinson Foundation (2006) (parkinson.org/site/pp.asp?c=9dJFJLPwB&b=123510)

제10장 데이터 세트 구축하기 (Constructing the Data Set)

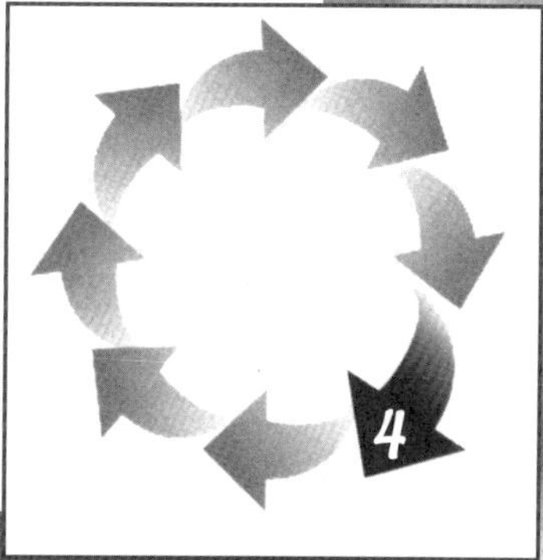

주요 용어

데이터 세트
스프레드시트
플랫파일
행
열
셀
관계형 데이터베이스
변형 데이터
데이터기록 서식
코딩 수첩

본 장의 성과

- 데이터 세트의 기본 구성요소와 용어 확인
- 플랫파일과 관계형 데이터베이스 간의 차이 설명
- 데이터를 스프레드시트에 입력할 때에 코딩에 대한 지식과 팁 적용

본 장에서는 데이터 세트 용어, 저장할 수 있는 두 가지 포맷, 스프레드시트의 기본 구성요소를 설명하고자 한다. 전형적인 임상데이터의 예를 들어, 데이터를 범주로 분류하는 방법, 코드를 할당하는 방법, 데이터를 간단한 스프레드시트에 입력하는 방법 등을 보여주고 있다. 데이터 세트의 기본 구성요소에 대해 잘 알지 못하는 독자들을 위해 이를 설명했다. 통계학 과정의 데이터 세트, 스프레드시트 패키지, 데이터베이스 소프트웨어에 대해 잘 알고 있는 독자는 코딩수첩 부분을 건너뛰고자 할 수도 있다(p. 147).

데이터 세트의 기본 구성요소
(The Basic Components of A Data Set)

데이터 세트는 선택한 특징에 따라 정리한 데이터 모음이다. 이는 수치 데이터 및/또는 문자 데이터를 통칭한다. 데이터 세트를 저장하는 방법에는 플랫파일(flat file)과 관계파일(relational file) 2가지가 있다. 플랫파일은 구성이 간단하며 작은 데이터 세트에 적합하다. 관계파일에는 계획과 소프트웨어에 대한 지식이 약간 더 필요하지만, 더 크거나 복잡한 데이터 세트를 분석하기에 적합할 만큼 융통성이 있다.

스프레드시트(Spreadsheets)

스프레드시트는 플랫파일이다. 이는 수치 데이터를 취급하도록 고안했으나 문자 라벨도 수용할 수 있는 열과 행으로 구성된 2차원적 데이터 구성 도구이다. 스프레드시트는 일반적으로 문자기반의 데이터를 다루기에는 효율적이지 못하나, 수치 데이터로 수학관련 함수를 훌륭하게 해낸다. 연구변수는 각 행의 맨 윗칸에 입력하며, 열은 각기 다른 사례나 환자를 나타낸다. 변수가 증가하면 데이터 세트의 너비가 늘어나고, 사례가 많아지면 길이가 늘어난다.

스프레드시트는 종이와 연필로도 만들 수 있으며, 계산은 수동적으로 할 수 있다. 전자 스프레드시트는 소프트웨어에 데이터관리 기능이 통합되어 있다. 분석이 용이하도록 문자 데이터는 일반적으로 수치 데이터로 변환된다. 상업적으로 통용되고 있는 스프레드시트 소프트웨어 패키지로 마이크로소프트 엑셀, 로투스(Lotus) 1-2-3, 애플워크(AppleWorks)가 있다.

플랫파일의 장점은 데이터 세트를 간단하게 만든다는 점이다. 어떤 연구를 개발하고 관련 특성을 결정하고 나서, 새로운 변수가 확인이 되면 이를 추가할 수 있다. 예를 들어, 한 임상의가 환자의 의뢰경위, 인구통계자료, 초기평가 측정값, 퇴원 시 측정값, 환자 만족도 점수가 포함된 데이터 세트를 만들었다고 가정해보자. 이 임상의가 후에 치료 전후의 삶의 질 점수 등 다른 변수를 스프레드시트에 추가해야 한다고 생각한다면, 데이터 세트에 쉽게 행을 추가할 수 있다.

플랫파일을 두 번째 장점은 모든 표본 데이터를 한눈에 볼 수 있다는 점이다. 이는 모든 데이터 점을 입력한 후에 데이터의 동향과 오류를 발견하는 데 특히 유용하다.

플랫파일의 주요 단점은 큰 데이터 세트는 관리하기 어렵다는 점이다. 데이터에 많은

	변수 1	변수 2	변수 3
피험자 1			
피험자 2			
피험자 3			
피험자 4			
피험자 5			
피험자 6			

그림 10.1 간단한 스프레드시트의 골격

변수를 입력하면 데이터 세트의 폭이 지나치게 넓어진다. 데이터 세트의 폭이 넓어지면 스프레드시트 페이지가 오른쪽으로 추가되어 관련 있는 모든 데이터를 한눈에 보기가 어려워진다. 또한 변수의 수가 많아지면 데이터를 잘못 입력하기가 쉬우므로 데이터 세트에 에러가 생길 수 있다. 정보를 입력해야 할 때마다 모든 환자와 모든 변수가 포함된 하나의 큰 스프레드시트를 연다면, 잘못된 변수나 환자기록 아래에 정보를 입력할 가능성이 커진다. 그림 10.1은 기본적인 스프레드시트의 골격을 나타내고 있다.

관계형 데이터베이스(Relational Databases)

관계형 데이터베이스는 수치 데이터와 문자 데이터 모두를 수용할 수 있는 다차원적 구성 도구이다. 새로운 데이터는 표준화된 필드 포맷을 통해 대답을 타자로 치거나 메뉴에서 선택하는 방식으로 입력된다. 지정된 문자필드의 프롬프트는 입력자에게 신호를 주므로 사전에 정한 포맷의 데이터만이 수용된다. 데이터베이스는 스프레드시트보다 문제데이터를 더 쉽게 수용하며, 큰 데이터 세트를 융통성 있게 관리할 수 있다. 표준화된 필드 포맷으로 인해, 여러 사용자가 높은 신뢰도를 갖고 데이터를 입력할 수 있다. 데이터베이스는 사무직 직원, 임상의 및 환자가 중앙집중식 데이터 세트에 기여할 수 있는 임상환경에서 특히 유용하다. 여러 출처의 데이터를 컴퓨터에서 합치면 인건비도 최소한으로 줄이고, 종이기록에서 손으로 데이터를 옮겼을 때 발생할 수 있는 실수가 거의 생기지 않는다. 상업적으로 통용되는 데이터베이스 소프트웨어로는 디베이스 V(dBase V), 비주얼 폭스프로(Visual FoxPro), 마이크로소프트 엑세스(Microsoft Access)가 있다.

관계파일은 하나 이상의 공통 감별특징으로 연결된 일련의 플랫파일로 볼 수도 있다. 대부분의 경우, 식별자(identifier)는 모든 문서과정(예, 일정관리, 청구서 발행, 데이터 수집)에 할당된 환자번호이다. 식별번호를 이용하여 별도의 스프레드시트에 종류가 다른 데이터를 저장할 수 있으며, 이로 인해 데이터를 입력하고 관리하기가 용이하다. 또한, 분석을 위해 식별자를 이용하여 각각의 스프레드시트에 있는 항목을 새로운 스프레드시트에 재결합시키는 것도 가능하다. 이는 하나의 스프레드시트에는 모든 환자에

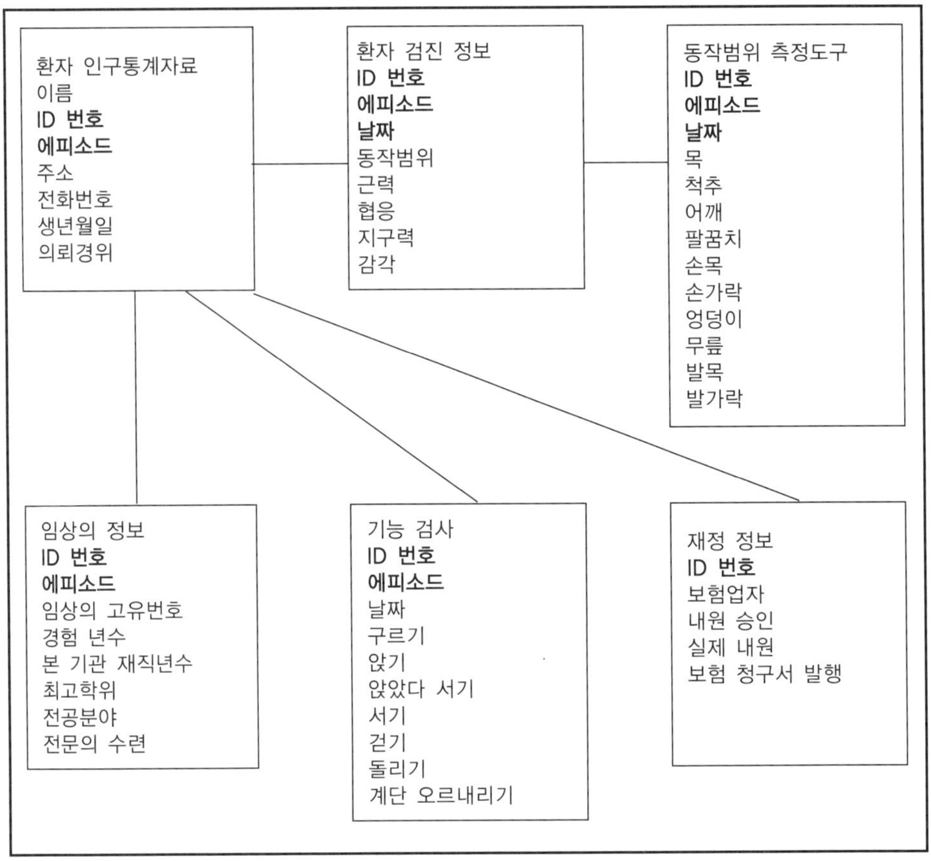

그림 10.2 연결된 스프레드시트가 있는 관계형 데이터베이스의 골격

관한 모든 데이터가 있다기보다는 특정 질문에 관련된 변수와 환자에 대한 데이터만이 있음을 뜻한다. 그림 10.2는 여러 개의 스프레드시트가 어떻게 정리가 되고 연결이 되는지를 보여준다. 각 박스는 스프레드시트를 나타내며, 행 머리글이 포함되어 있다.

이 예에서 *ID 번호*는 공통 감별특징으로, 각 스프레드시트에 기입한다. ID 번호는 환자가 처음으로 내원했을 때 할당되는 번호로 환자나 그 환자를 돌보는 의사가 작성하는 모든 서식에 기입한다. 모든 정보를 하나의 플랫파일에 입력할 수도 있지만, 이 예에서는 관계형 데이터베이스의 3가지 장점을 설명하고 있다.

우선, 정보를 범주별로 정리했기 때문에 각 스프레드시트의 크기가 작다는 것이다. 보통 사무직원이 수집하는 환자의 인구통계자료는 하나의 스프레드시트에 정리된다. 임상의가 입력하는 데이터는 내용과 그에 필요한 상세정보의 양에 따라 여러 개의 스프레드시트로 연결된다. 재정정보는 또 다른 스프레드시트에 정리한다. 누군가 데이터를 입력하고자 할 때, 관련 정보만 있는 파일을 열고 프롬프트로 레이블필드를 가지고 있다면 데이터를 잘못 입력할 가능성이 줄어든다.

관계형 데이터베이스는 또한 한 문제에 대한 1회의 진료 에피소드, 및 동일한 문제나 다른 문제에 대해 수회의 진료 에피소드를 거치면서 환자에 관한 정보를 추적하기가 용이하다. 여러 개의 스프레드시트를 연결할 수 있으며, 플랫파일보다 훨씬 복잡한 데이터를 다룰 수도 있다. 예를 들어, 한 환자가 어떤 부상으로 처음에 재활치료를 받다가 나중에는 다른 부상으로 재활치료를 받아야 할 수도 있다. 에피소드의 감별특징이 더 해지면서 임상의는 첫 번째 에피소드와 관련된 모든 데이터를 연결하는 첫 번째 시작일을 확인할 수 있으며, 두 번째 시작일은 후속 부상에 관한 데이터와 연결된다. 이제 임상의는 많은 환자들을 대상으로 특정 유형의 부상에 대한 데이터를 보거나 진료 에피소드에 따른 한 환자의 이력을 볼 수 있다.

관계형 데이터 세트를 이용해 사용자는 어떤 특징에 관한 세부내용을 많이 기록할 수 있다. 그림 10.2에서 '환자 검진 정보'의 데이터로는 열거한 각 특성에 대한 정보를 입력하는데 하나의 코드만을 입력해야 한다. 예를 들어, 관절가동범위(range of motion; ROM)는 하나의 특성이다.

동작범위라고 쓴 곳의 아래에 하나의 코드만을 입력할 수 있는 경우, 그 코드는 아주 기초적인 질문이나 광범위한 질문에 대한 답이 되어야 한다. 다음 3가지 코딩방법 중 하나를 사용할 수 있지만, 하나의 코드만을 쓸 자리밖에 없다.

코드 선택 1: 동작범위에 제한이 있는가?

1 = 네
2 = 아니오

코드 선택 2: 동작범위가 제한되는 곳이 어디인가?

1 = 없음	2 = LU	3 = RUE
4 = LLE	5 = RLE	6 = LU & LE
7 = RU & LE	8 = 경부/척추	9 = 사지

코드 선택 3: 동작범위가 어느 정도로 제한되는가?

1 = 없음
2 = 경미
3 = 중등도
4 = 중증

3가지 코딩방법 모두 상세내용의 수준은 제한되어 있다. 관계형 데이터베이스에서는 별도의 데이터 파일을 두어 특정 진료 에피소드에 대해 기록한 정확한 동작범위 측정값과 연결할 수 있다. 그림 10.2에서 '환자 검진 정보'의 동작범위 범주는 선택 1을 이용해 코드로 나타내지만 관련된 데이터 세트로 '동작범위 측정도구'가 있어 여기에서 특별히 각 진료 에피소드와 측정 날짜별로 정리한 동작범위 측정값을 저장한다. 정보를 결합하고 적합한 경우 상세 내용을 추가할 수 있으므로, 변화여부를 평가하기 위해 일년 전에 기록했거나 초기 검진 때 기록했던 환자의 동작범위 측정값을 최근의 측정값과 비교할 수 있다.

요약하면, 관계형 데이터베이스의 장점은 여러 사용자 간에 신뢰도가 높으면서도 범주별 파일이나 스프레드시트를 연결하여 구성할 수 있는 많은 양의 데이터를 수집할 수 있다는 점이다. 모든 스프레드시트가 연결되므로 한 명의 환자에 대해 정리할 수 있는 상세 정보의 양은 무한하다. 플랫파일과 관계형 데이터베이스를 이용해 연구자는 분석할 특정 범주의 데이터를 합칠 수 있는 반면, 관계형 데이터베이스는 큰 데이터 세트를 다루는 데 더 효과적이다.

관계형 데이터베이스의 주요 한계점은 임상의가 데이터베이스 소프트웨어를 편하게 생각하는가의 여부와 데이터베이스를 설계하기 전에 수집할 데이터의 종류를 계획할 필요성이 있다는 점이다. 임상부서에서 환자에 관한 데이터를 정리해야 이후 성과연구를 수행할 수 있으므로, 관계형 데이터베이스는 수집할 수 있는 수많은 사례와 다양한 종류의 정보를 다루는 데 더 적합하다.

코딩 수첩(The Coding Handbook)

종이 데이터 세트나 전자 데이터 세트에 상관없이, 성과연구의 방법을 보강해주도록 데이터를 수집하기에 앞서 거쳐야 할 단계가 있다. 이러한 단계를 통해 데이터를 보다 효율적으로 수집하고, 데이터에 있을 수 있는 잠재적인 오류를 줄여주며, 정보를 수집하고 코딩하는 동안 내리는 의사결정의 이력도 보유할 수 있다.

이에 대한 기록을 '코딩 수첩(coding handbook)'이라고 한다. 이 수첩은 연구를 위한 지침이다. 여기에는 용어, 조작적 정의, 할당된 숫자 코드, 데이터 수집 과정에서 따르는 그 외 절차 등이 포함된다. 코딩 수첩은 데이터를 수집하고 해석하는 동안 임상의에게 의뢰경위로 이용되기도 한다. 여기에 다음 항목이 포함되는 것을 권장한다.

1. **변수의 위치**. 환자기록에 있는 데이터를 코딩하는 첫 번째 단계는 의무기록에서 원하는 변수를 찾는 것이다. 예를 들어, 생년월일(DOB, date of birth)이 필요하다면, 병원의 환자기록에서 생년월일이 있는 곳을 확인해야 한다. 임상기관마다 의무기록을 정리하는 방법은 다르다. 병원에서는 생년월일이 보통 입원정보에 있거나 식별카드 어드레서그래프(addressograph)에 있다. 외래진료소에서는 생년월일이 환자가 작성하거나 환자를 검진하면서 임상의가 작성한 등록정보에 있을 것이다. 참조 출처로 각 변수의 전형적인 위치를 기록해두는 것이 유용하다. 이는 데이터를 수집하는 환자에게 도움이 되며, 대규모 연구에서 데이터를 수집하도록 다른 임상의를 교육하는 데 반드시 필요하기도 하다.
2. **각 변수를 기록하는 포맷 결정하기**. 변수를 한 가지 방법 이상으로 기록할 수 있는 경우, 임상의는 연구에 맞는 형식을 정해야 한다. 예를 들어, 생년월일은 월, 일, 년 순으로 숫자로 나타내거나, 월을 문자로 나타내거나, 연도를 2자리 또는 4자리 숫자로 나타내는 방법이 있다. 동작범위 측정값은 180°나 360°를 기준으로 기록할 수 있다. 근력은 파운드, 토크 또는 반복측정의 경우 무게와 같이 기록할 수 있다. FIM과 FEDI와 같이 구성점수가 있는 표준화된 검사에서는 구성점수를 기록하거나 총점으로만 표시할 수도 있다. 데이터 수집을 시작하기 전에, 임상의는 각 변수에 대해 어느 정도로 상세하게 기록하고자 하는지를 결정해야 한다. 그림 10.3은

A. 로그 = 환자 로그 번호 #
환자 로그번호 # 등 입력(글자-#-날짜)
B. 임상의 # = 임상의 번호
임상의 번호 # 입력

C. 진단 = 환자 진단명

1 = 요추 염좌	7 = 유착관절낭염	13 = 손목 염좌
2 = s/p 손 수술	8 = 쇄골 골절	14 = s/p 반월상 연골봉합
3 = 척추골절	9 = s/p CABG	15 = 팔꿈치 fx/탈구
4 = 회전근개파열 봉합	10 = 무릎 문제	16 = 근막동통증후군
5 = 대퇴골 골절	11 = 거골 골절	17 = 근육파열
6 = 만성 LBP	12 = 관절염	18 = 발목뼈공동
		19 = 복합

D. # 목표 = 초기 평가에서 전체 # 목표의 수
교육, 손상, 장애, 핸디캡 목표의 수 입력 #

E. (E) 목표 = 초기 평가에서 전체 교육 목표의 수
교육 목표(즉, 자가운동 프로그램)의 수 입력 #
0 = 교육 목표 없음

F. (I) 목표 = 초기 평가에서 전체 손상 목표의 수
손상 목표(즉, 통증, 부종, 동작범위)의 수 입력 #
0 = 손상 목표 없음

G. (D) 목표 = 초기 평가에서 전체 장애 목표의 수
장애 목표(즉, 보행, 들어올리기)의 수 입력 #
0 = 장애 목표 없음

그림 10.3 코딩 수첩의 예. 글자와 진한 글씨체는 스프레드시트 행에 해당한다.

코딩 수첩의 예이다.

3. **문자 데이터를 수치 코드로 변환하기.** 데이터를 코딩할 때에 그 밑바탕에 깔려있는 규칙 중 하나는 통계분석이 용이하도록 모든 정보를 수치 데이터로 변환해야 한다는 것이다. 범위의 정도나 활동 시간 등 그 특성을 수치로 나타낼 때에는 이 과정이 간단하다. 명목 데이터, 즉, 특정 상태나 특징을 표시하는 데이터는 그에 대한 코드를 할당해야 한다. 예를 들어, 환자의 성별을 기록할 때 남성이나 여성 중 하나를 선택하나 문자나 글자 축약은 전자 스프레드시트에서 쉽게 처리하지 못한다. 일어날 수 있는 상태 각각에 대해 숫자를 부여하여 명목을 수치 코드로 변환한다(예, 여성 = 1, 남성 = 2).

   한 유형의 문자 데이터는 무작위 코딩 과정을 필요로 한다. 즉, 환자 식별자에 대해 사례 식별 라벨을 할당한다. 이러한 라벨은 환자의 이름이나 코드화된 데이터가 있는 차트 번호와 연결된 무작위 코드이며, 기밀을 유지하고 객관성을 보장하기 위해 이를 데이터와 따로 보관해야 한다. 데이터를 검색하거나 명확히 나타내기 위해 후에 차트를 다시 살펴봐야 한다면, 임상의는 코드를 풀 수 있다. 연구를 마치면 이 식별 명단은 파기해야 한다.

4. **데이터를 저장하는 절차 마련하기.** 데이터를 저장하는 절차가 있어야 데이터 파일을 안전하게 보호하고 기록 서식을 믿을 수 있다. 소규모 연구에서, 잠금장치를 할

수 있는 휴대용 파일박스, 노트북 또는 파일 오거나이저(file organizer)가 적합하다. 연구의 규모가 크면 잠금장치가 있는 전용 파일 서랍이 필요할 수도 있다. 컴퓨터 파일은 비밀번호를 걸어 보호해야 한다. 파일에 건강보험 양도 및 책임법에서 정의한 개인건강정보가 있다면, 기밀유지와 기록보안에 필요한 절차를 취해야 한다. 또한, 연구질문, 이론적 근거, 관련 문헌을 어디에 보관할 것인지를 고려한다. 모든 것을 함께 저장하면 문헌과 연구를 수행하는 이유에 결과를 통합하기가 용이해진다.

5. **추적절차 준비하기**. 여러 사람이 데이터 세트에 기여하는 연구를 수행할 때, 누가 어떤 기록을 입력했는지를 추적하는 절차를 만드는 것이 중요하다. 이 절차에서는 데이터 입력자를 확인하는 방법, 이전에 입력한 데이터를 뜻하지 않게 중복해서 쓰지 않도록 방지하는 방법, 코딩 신뢰도를 유지하도록 이를 보장하는 방법 등을 다루어야 한다. 한 사람만이 데이터를 수집한다 해도 데이터 기록 양식을 살펴보는 데 이 절차가 유용하다. 하나의 절차 또는 코드 정보를 변경하는 경우, 이 절차를 통해 이전에 입력했던 데이터를 찾기가 용이하다.
6. **예외일지 작성하기**. 예외일지에는 데이터가 규칙에 부합하지 않을 때 내리는 결정을 기록한다. 예외사례를 이용하는 방법이나 폐기하는 방법에 관한 결정은 이후에 참조할 수 있도록 기록한다. 발견한 내용을 해석하거나 유사한 예외사례가 다시 발생했을 때 이 기록이 유용하게 쓰인다. 데이터를 수주 또는 수개월 동안 입력하는 경우, 특이한 데이터 코드를 부여했음을 잊어버리기 쉽다. 예외일지는 이러한 의사결정에 대한 이력이다. 데이터를 어떻게 다루었는지, 어떤 데이터를 데이터 세트에서 생략했는지를 알게 됨으로 임상의는 더욱 공정하고 신중하게 연구의 결과를 해석 및 보고할 수 있다. 예를 들어, 이전에 만성질환으로 치료를 받은 환자가 진료를 받으려고 다시 한 번 내원을 했다고 가정해보자. 1회 진료에 대해 이전에 부여한 코드가 없다면, 무엇을 입력해야 할지에 대해 결정을 내려야 한다. 어떻게 기록할 것인지에 대한 결정과 그에 대한 근거는 이후에 참조하도록 예외일지에 기록한다. 그러면, 동일한 상황에 처했을 때, 임상의가 어떻게 진행해야 할지 참조할 수 있다. 이 예외기록은 코딩 수첩에 따로 간단히 기록할 수 있다.

데이터 기록 양식(The Data Recording Form)

연구의 모든 변수, 예상되는 모든 코드라벨과 각각의 숫자 코드, 각 사례에서 선택한 코드를 나타내는 방법, 주석을 달 수 있는 공간 등이 있는 데이터 기록 양식을 만드는 것이 도움이 된다. 데이터를 추적하고 옮겨진 데이터에 숫자 코드를 잘못 입력할 가능성을 낮추기 위해 검토한 각 차트에 대해 하나의 양식을 이용한다. 빈칸을 채우는 것보다 해당 사항에 원을 그리는 양식으로 코딩 과정을 더 빨리 진행하며 코드를 잘못 기입하는 경우도 줄일 수 있다. 그림 10.4와 10.5는 데이터 수집 양식의 예이다. 그림 10.4는 후향적 병원차트 검토 연구에서, 그림 10.5는 다기관 전향적 연구에서 이용했다. 코딩 수첩과 데이터 기록 양식을 작성하고 나면, 데이터를 수집하고 입력한다.

스프레드시트에 데이터를 입력할 때의 실용적인 팁 (Practical Tips For Entering Data Into a Spreadsheet)

이어지는 팁은 성과연구를 처음으로 하는 임상의를 위한 것이다. 여기에서는 데이터 세트를 전자 스프레드시트에 입력한다고 가정한다. 그러나, 종이 스프레드시트와 관계형 데이터베이스에도 이를 적용할 수 있다.

셀 당 1 데이터 비트(One Data Bit Per Cell)

스프레드시트의 각 셀에는 하나의 숫자 코드만 입력해야 한다. 두 가지 진단명이 있어 이 둘을 모두 입력해야 하는 경우, 두 개의 행을 만들어야 한다. 두 개의 코드를 하나의 셀에 함께 기입하면 스프레드시트 소프트웨어가 정보를 인식하지 못하므로 이를 계산에 포함시키지 못한다.

가능한 최소 측정단위를 기록 (Record the Smallest Unit of Measurement Possible)

특정 측정값을 기록할 때에는 그 연구에 맞는 가장 작은 단위를 이용하는 것이 가장 좋다. 예를 들어, 동작범위 측정도구는 10도 간격이 아닌 특정한 각도로 기록해야 한다. 성인의 연령은 연수로 기록하나, 3개월의 차이가 연구와 관련이 있는 유아의 경우 개월 수로 연령을 기록하는 것이 중요하다.

변형 데이터 입력하지 않기(Avoid Entering Transformed Data)

변형 데이터는 데이터 세트에 입력하기 전에 다른 값이나 라벨로 조작, 기록 또는 축소한 데이터를 말한다. 변형 데이터로, 원점수를 백분율로 변환하거나 통증척도점수를 '통증없음', '경미한 통증', '중증의 통증' 으로 변환하는 예를 들 수 있다. 가능하다면 데이터는 원래의 측정값 그대로 입력해야 한다. 이 데이터는 연구를 목적으로 덜 세부적으로 분류되거나 간략한 단위로 변환될 수 있으나, 변형 데이터로만 기록하는 경우, 데이터를 거슬러 올라가서 원래 데이터를 찾을 수 없다. 예를 들어, 표준화된 검사가 3가지로 구성되어 있다면, 각 구성부분의 점수를 기록하거나 총점을 기록할 수 있다. 각 구성부분의 점수를 기록한다면, 이를 다 더해서 총점을 계산할 수 있으나, 총점만을 기록한다면 다시 돌아가 데이터를 재입력하지 않고는 각 구성부분의 점수를 알 수 없다.

결손데이터(Missing Data)

데이터 셀에 입력할 정보나 측정값이 없는 경우, 결손데이터임을 나타내는 코드를 쓰는 것이 도움이 된다. 셀이 비어있으면 그 셀을 뜻하지 않게 건너뛰었는지 실제로 데이

코딩 체크리스트

로그__________2006 043. 임상의 코드 ______

046. 의뢰 진단 코드:

의뢰 이유	047.	손상	Y[1]	N[2]	N/A[3]
	48.	장애	Y[1]	N[2]	N/A[3]
	49.	핸디캡	Y[1]	N[2]	N/A[3]

50. 질병 진행 정도 진행성[1] 정적[2]

51. 질병 기간 급성(2주 이하)[1]
아급성(2–6주)[2]
만성(6주 초과)[3]
재발[4]

52. 초기 손상 중증도: 운동[1] 감각[2] 의사소통[3] 운동, 감각, 의사소통[7] 운동 & 감각[4] 운동 & 의사소통[5] 감각 & 의사소통[6]

해당하는 곳에 원을 그려 데이터를 신속하게 기록할 수 있다.

문자 위에 쓴 숫자 코드로 코딩과정을 신속하게 하고, 이를 옮길 때에 실수할 확률을 낮출 수 있다.

그림 10.4 데이터 기록 양식의 예

터가 없는지를 구분할 수 없다. 행에 보통 입력하는 데이터의 유형마다 다른 결손데이터 코드를 만드는 것이 가장 좋다. 예를 들어, 2자리 코드(예, 학년)를 기록하는 행에서 결손데이터를 표시할 때 3자리 코드(예, 999)를 쓰면, 데이터 세트를 육안으로 살펴봤을 때 3자리 코드가 눈에 띄게 된다.

데이터 정제하기(Cleaning the Data)

데이터 수집 양식에 모든 데이터를 입력한 후에는 결손데이터와 오타가 없는지 데이터의 품질을 검토하는 것이 중요하다. 검토방법의 하나로 데이터 세트를 출력하여 입력한 숫자의 배열을 살펴본다. 2자리 숫자를 기입해야 하는 곳에 3자리 숫자가 있고 이것이 결손데이터 코드가 아니라면, 데이터 기록 양식을 다시 확인한다. 또 다른 방법으로는 모든 변수의 빈도를 계수하고 코딩 수첩의 결과와 비교한다. 데이터 세트의 코드가 수첩의 코드와 일치하지 않으면, 그 피험자의 데이터 수집 양식을 살펴본다. 세 번째 검토방법은 무작위로 데이터 수집 양식을 선택하여 입력한 데이터를 이중으로 확인하는 것이다. 데이터가 많다면, 데이터에 오류가 없음을 보장하도록 한 가지 이상의 방법으로 데이터를 검토하는 것이 적합하다(DePoy & Gitlin, 1998).

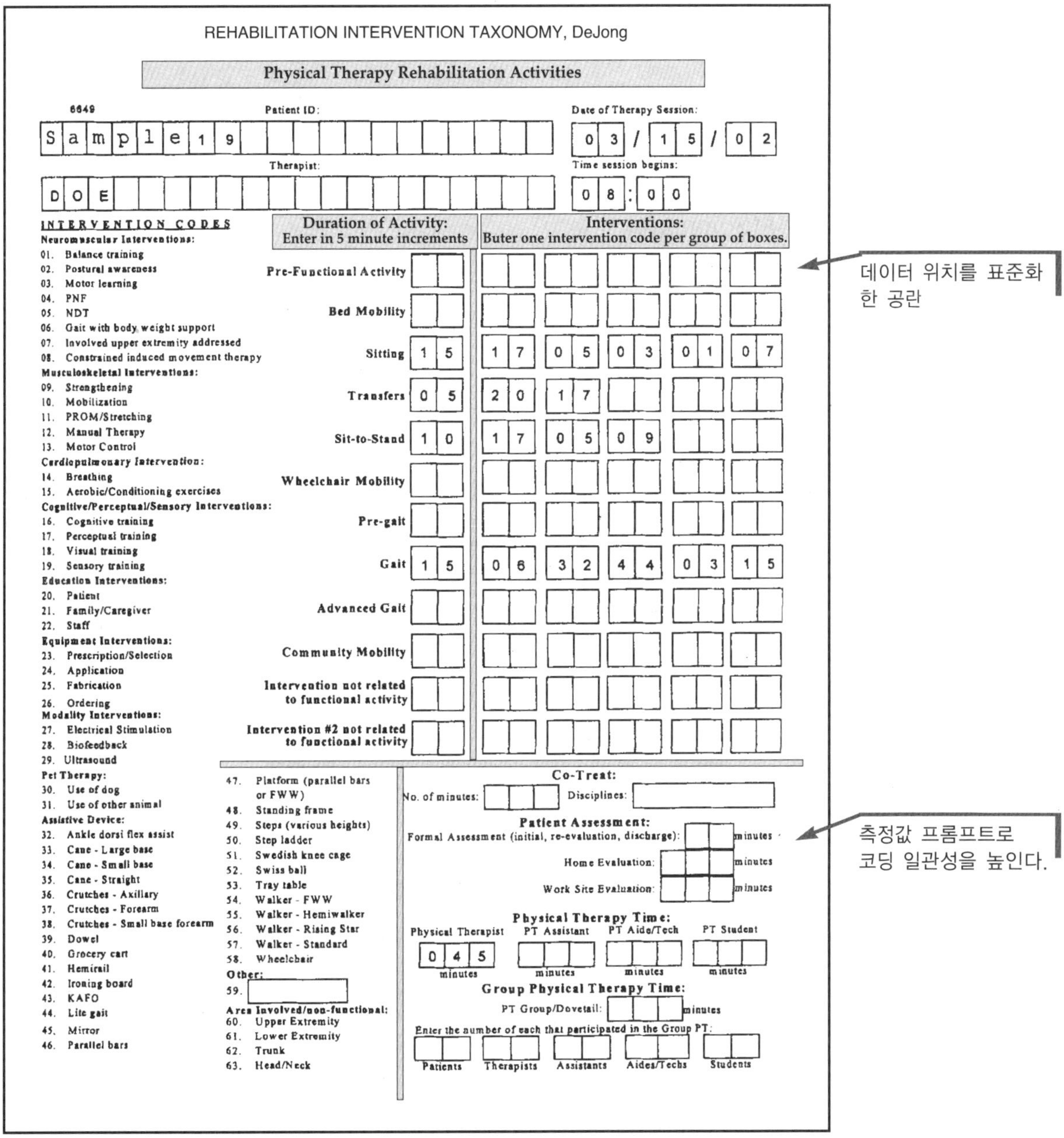

REHABILITATION INTERVENTION TAXONOMY, DeJong

Physical Therapy Rehabilitation Activities

6649 Patient ID: S a m p l e 1 9 Date of Therapy Session: 0 3 / 1 5 / 0 2

Therapist: D O E Time session begins: 0 8 : 0 0

INTERVENTION CODES
Neuromuscular Interventions:
01. Balance training
02. Postural awareness
03. Motor learning
04. PNF
05. NDT
06. Gait with body weight support
07. Involved upper extremity addressed
08. Constrained induced movement therapy
Musculoskeletal Interventions:
09. Strengthening
10. Mobilization
11. PROM/Stretching
12. Manual Therapy
13. Motor Control
Cardiopulmonary Intervention:
14. Breathing
15. Aerobic/Conditioning exercises
Cognitive/Perceptual/Sensory Interventions:
16. Cognitive training
17. Perceptual training
18. Visual training
19. Sensory training
Education Interventions:
20. Patient
21. Family/Caregiver
22. Staff
Equipment Interventions:
23. Prescription/Selection
24. Application
25. Fabrication
26. Ordering
Modality Interventions:
27. Electrical Stimulation
28. Biofeedback
29. Ultrasound
Pet Therapy:
30. Use of dog
31. Use of other animal
Assistive Device:
32. Ankle dorsi flex assist
33. Cane - Large base
34. Cane - Small base
35. Cane - Straight
36. Crutches - Axillary
37. Crutches - Forearm
38. Crutches - Small base forearm
39. Dowel
40. Grocery cart
41. Hemirail
42. Ironing board
43. KAFO
44. Lite gait
45. Mirror
46. Parallel bars
47. Platform (parallel bars or FWW)
48. Standing frame
49. Steps (various heights)
50. Step ladder
51. Swedish knee cage
52. Swiss ball
53. Tray table
54. Walker - FWW
55. Walker - Hemiwalker
56. Walker - Rising Star
57. Walker - Standard
58. Wheelchair
Other:
59.
Area Involved/non-functional:
60. Upper Extremity
61. Lower Extremity
62. Trunk
63. Head/Neck

	Duration of Activity: Enter in 5 minute increments	Interventions: Enter one intervention code per group of boxes.				
Pre-Functional Activity						
Bed Mobility						
Sitting	15	17	05	03	01	07
Transfers	05	20	17			
Sit-to-Stand	10	17	05	09		
Wheelchair Mobility						
Pre-gait						
Gait	15	06	32	44	03	15
Advanced Gait						
Community Mobility						
Intervention not related to functional activity						
Intervention #2 not related to functional activity						

Co-Treat:
No. of minutes: Disciplines:

Patient Assessment:
Formal Assessment (initial, re-evaluation, discharge): minutes
Home Evaluation: minutes
Work Site Evaluation: minutes

Physical Therapy Time:
Physical Therapist 0 4 5 minutes; PT Assistant minutes; PT Aide/Tech minutes; PT Student minutes

Group Physical Therapy Time:
PT Group/Dovetail: minutes
Enter the number of each that participated in the Group PT:
Patients Therapists Assistants Aides/Techs Students

그림 10.5 데이터 수집 양식의 예(From DeJong 등 [2004] p. 683)

간단한 스프레드시트의 예(Example of a Simple spreadsheet)

이어지는 내용은 2 단계의 데이터 세트에 관한 것이다. 그림 10.6의 간단한 스프레드시트에는 환자기록에서 수집할 수 있는 일부 특징이 포함되어 있다. 행 머릿글은 정보의 종류이며, 열은 3가지 사례의 소견을 나타낸다.

그림 10.6에서 환자의 이름과 진단명 등 일부 정보를 문자로 입력한다. 전자 스프레드시트는 숫자를 인식하는 것만큼 쉽게 이름을 인식하지 못하므로, 이 데이터는 숫자

코드로 나타내야 한다. 코딩 수첩에 코드를 입력하면 할당된 번호가 다시 유의미한 정보로 바뀔 수 있다.

그림 10.7은 이니셜과 진단명을 숫자 라벨로 변환한 것이다. 이제, 스프레드시트 프로그램은 셀을 읽을 수 있으며, 빈도 계수나 그 외 데이터 조작값을 보여준다.

요약(Summary)

환자집단의 정보를 분석하기 위해 보고자 하는 특성에 관한 데이터를 데이터 세트로 정리해야 한다. 데이터를 정리하는 방법은 플랫파일과 관계형 데이터베이스 등 두 가지가 있다. 플랫파일은 소규모의 데이터 세트나 간단한 데이터 세트에 적합한 2차원적 스프레드시트이다. 관계형 파일은 공통 식별자로 연결되어 있는 여러 개 스프레드시트이며 크고 복잡한 데이터 세트에 적합하다. 데이터를 효율적으로 수집하고 데이터 세트에 생길 수 있는 오류를 줄이기 위해 코딩 책자와 데이터 기록 양식을 작성하는 등 데이터를 수집하기 전에는 수많은 단계를 거쳐야 한다. 데이터는 변형된 상태가 아니라 원래의 상태 그대로 입력해야 데이터를 분석하고 보고할 때 융통성 있게 이를 활용할 수 있다. 가능한 한 데이터 세트에 오류가 없도록 데이터를 분석하기 전에 주의해서 데이터를 검토한다.

환자 이니셜	의뢰경위	연령	의뢰 진단명	최초 평가일	납부자
MM	1	35	콜레스 골절	1/17/98	1
JB	2	45	수근관 증후군	1/1/98	2
PR	3	55	팔꿈치 통증	1/21/98	3

그림 10.6 간단한 데이터 세트의 예

피험자 ID	의뢰경위	연령	진단명	최초 평가일	납부자
079	1	35	1	1/17/98	1
234	2	45	2	1/21/98	2
561	3	55	3	1/21/98	3

주: 1 = 콜레스 골절, 2 = 수근관 증후군, 3 = 팔꿈치 통증

그림 10.7 수정한 데이터 세트의 예

참고문헌(References)

DeJong G, et al (2004). Toward a taxonomy of rehabilitation interventions: Using an inductive approach to examine the "black box" of rehabilitation. Archives of Physical Medicine and Rehabilitation 85:678–686.

DePoy E & Gitlin LN (1998). Preparing data for analysis. In Introduction to Research: Understanding and Applying Multiple Strategies, pp. 235–245. Mosby, St. Louis.

권고사항(Recommended Readings)

Filemaker, Inc (1997-1999). Filemaker Pro 5: User's Guide. Santa Clara, CA.

Microsoft Corporation (1993-1994). User's Guide: Microsoft Excel.

Rothstein JM & Echternach JL (1993). Primer on measurement: An introductory guide to measurement issues. American Physical Therapy Association, Alexandria, VA.

제 11 장

데이터 분석
(Data Analysis)

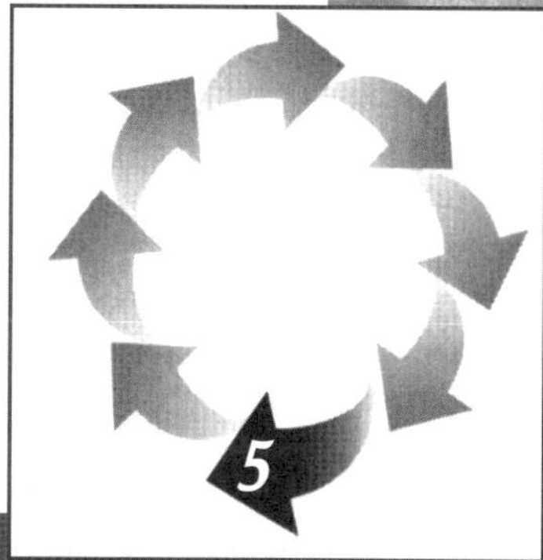

주요 용어

기술통계
상관통계
비교통계
통계적 유의성
임상적 유의성
표본편향
절차 변동
측정 편향
시기적 편향
실험적 편향

본 장의 성과

- 3단계의 데이터 분석방법 정의
- 표본 성과질문에 답을 구하기 위해 서술 데이터 요약
- 분석의 유형에 따른 일반 통계과정 확인

데이터를 수집하고 코드화하여 스프레드시트에 입력하고 나서, 성과 질문에 대한 대답을 구하도록 데이터를 분석해야 한다. 본 장에서는 데이터를 검토하는 단계, 일반적인 통계 공식의 목적, 데이터 분석결과를 해석할 때에 반드시 평가해야 하는 전형적인 편향원(bias source)을 설명하고자 한다.

임상의는 연구방법론에 대해 기본적인 지식을 가지고 있으며, 표본추출, 편향, 한계, 일반성과 같은 개념 외에도 표본추출, 절차 표준화 및 기본적인 응용통계학 등의 과정을 이해하고 있다고 가정한다. 여기에서는 이러한 개념의 예를 들고 있지만, 이들이 전부는 아니다. 연구 교재와 통계 전문가는 데이터에 대해 보다 완전히 알게 되는 데 도움이 되며, 이를 이용해 임상의는 올바른 분석방법을 선택할 수 있다. 통계 전문가는 특히 전산화된 통계 프로그램을 이용하고 이를 해석하는 데 도움이 된다. 본 장에서 독자들은 공정하게 보고할 책임을 인정하는 데 초점을 맞추고, 불완전하거나 편향된 보고로 인해 야기되는 잠재적인 결과를 인지해야 한다. 본 장은 통계를 가르치기보다는 질문에 대한 대답을 구하도록 통계를 체계적으로 정리하는 방법에 대한 지침을 제공하는 데 그 목적을 두고 있다. 본 장의 말미에는 권장도서 목록을 열거했다.

데이터 해독 전략(A Strategy for Reading the Data)

관심 있는 문제에 대한 데이터를 수집하는 것은 커다란 조각퍼즐의 조각을 모으는 것과 같다. 각 데이터 조각이 특별하며 이는 특정 위치에 놓인다. 완전한 조각퍼즐에서 색과 모양을 꼼꼼히 살펴보는 것과 마찬가지로 완전한 데이터 세트를 살펴보는 것이 중요하다. 일부 연구자는 이러한 정독과정을 "데이터가 이야기하게 한다"고 말한다. 이러한 비유는 어떤 결론이든 이를 뒷받침하는 자료에 의해 힘이 실린다는 생각을 굳혀준다. 데이터가 본래 드러내고자 했던 이야기나 그림에 연구자가 찾고자 하는 내용에 대해 치우침이 생기지 않도록 대책을 추가한다. 데이터를 정독하는 과정에 임상의는 데이터의 동향, 데이터의 이상치가 나타나는 빈도와 그 유형, 결손데이터의 형태 등을 검토하고, 데이터 세트의 질이 임상의의 기대에 미치는지의 여부를 살펴보려고 한다.

분석 전 데이터를 정독하는 데 있어 몇 가지 제안을 하고자 한다.

1. **세심히 살펴볼 수 있도록 모든 데이터를 펼쳐 놓는다.** 전체 스프레드시트를 출력하고 모든 데이터를 볼 수 있도록 펼쳐 놓는다.
2. **결손데이터를 찾는다.** 데이터가 있어야 할 자리가 비어있는 곳을 찾고, 우연히 생략한 데이터나 결손데이터 및 잘못된 데이터의 이유를 확인하도록 데이터 기록 양식을 다시 살펴본다.
3. **예상하는 데이터의 종류를 찾는다.** 피로로 인해, 또는 키를 우연히 두 번 눌러 데이터를 잘못 입력하는 경우가 있다. 컴퓨터 키보드가 고정키인 경우에는 글자를 잘못 입력하거나 중복하여 입력하기가 쉽다. 예를 들어, 연령을 연수로 입력할 때 컴퓨터의 "0" 키를 무심코 두 번 누르거나 그 키가 오래 눌러져 있으면 "70" 대신에 "700"으로 입력할 수가 있다. 2자리 숫자가 예상되기 때문에 스프레드시트 상에서

이 행에 존재하는 3자리 숫자는 눈에 띄게 된다.

4. **첫 느낌대로 각 행의 데이터를 평가한다.** 숫자의 범위, 그 범위 내에서의 다양성 또는 균질성, 첫 느낌이 예상했던 것과 일치하는지의 여부 등을 살펴본다. 때로, 데이터를 수집하는 동안에 무엇을 수집해야 할지에 대한 생각을 갖게 된다. 이 때에는 각각의 기록에서 전체 행을 살펴봄으로 그 느낌을 더욱더 강하게 받을 수도 있고, 그렇지 않을 수도 있다.
5. **데이터를 정독한 느낌을 적는다.** 각 행의 데이터가 말하고자 하는 바를 요약한다. 이는 데이터의 이야기의 토대가 된다. 첫 느낌을 통해 예상치 못했던 데이터의 양상을 볼 수 있다. 후에, 데이터로 통계분석을 할 때 이러한 느낌이 확인되거나 버려질 수 있다.

이러한 과정을 마치면, 데이터는 형식분석의 대상이 될 수 있다.

3단계 데이터 분석방법(The Three Levels of Data Analysis)

기술분석(descriptive), *상관분석(correlative)* 즉, *추세분석(trend)*, *비교분석(comparative)* 등 데이터에 적용할 수 있는 분석방법은 세 단계로 되어 있다. 기술분석은 데이터의 패턴을 요약한다. 상관분석은 두 변수가 어떻게 유사한지, 또는 서로 어떻게 관련이 있는지를 설명한다. 비교분석은 두 가지 이상의 변수가 어떻게 다른지를 말해준다. 각 분석방법의 목적은 다르다.

기술분석은 변수나 범주의 데이터 포인트(data point)가 어떻게 분포하는지를 보여준다. 이러한 분석방법에는 합계, 평균, 최빈치 표준편차, 명목변수의 빈도계수 등의 공식이 포함된다. 성과연구에서는 데이터를 수집한 대상인 실제 환자 표본을 기술하는 것이 중요하다. 대표 표본에서 데이터를 수집하고자 할 때, 기술분석은 그 일이 실제로 일어났는지, 또는 표본에 치우침이 있는지를 확인해준다. 예를 들어, 어떤 연구에 연령이 40세에서 60세 사이인 환자가 참여한다면, 이상적인 데이터 세트에는 그 범위의 모든 연령을 대표하는 환자들이 있고 평균 연령은 50세가 될 것이다. 실제로, 표본이 편향되어 40세 내지 45세인 환자가 표본의 80%를 차지하면 평균연령은 46세가 된다. 누가 포함될 수 있었는가와 누가 실제로 포함되었는가에 대한 차이를 기술함으로, 성과질문에 답을 구하는 데 있어 문헌과 데이터 분석결과를 보다 공정하게 해석할 수 있다. 연구에서 측정하거나 기록한 모든 변수에 대해 일반적으로 기술통계(descriptive statistics)를 수행한다.

상관분석 즉, 추세분석은 하나의 변수에 발생한 변화와 다른 변수에 일어난 변화간의 관계를 말해준다. 통계공식으로는 피어슨 적률 상관계수(r), 급내 상관계수(ICCs, Intraclass Correlation Coefficients), 스피어만 순위 상관계수(rs), 점이면 상관계수(rpb)가 있다. 이는 흔히 X축(가로축)과 Y축(세로축)에 두 가지 변수의 값을 정하고 산포도로 상관데이터의 그래프를 그리는 데 유용하다(그림 11.1). 두 변수간의 관계를 나

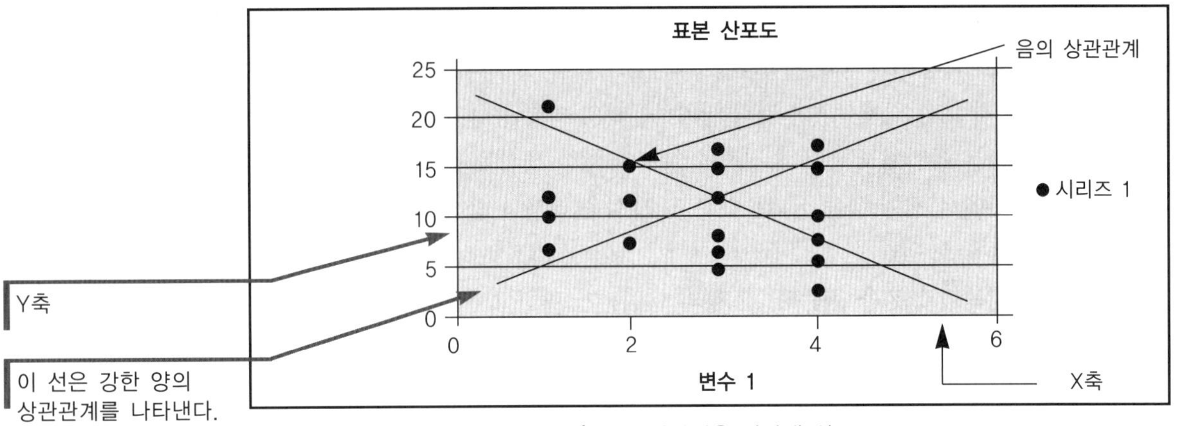

그림 11.1 상관선을 나타낸 산포도

타내도록 기울기를 계산한다. 그 선이 수직에서 45°에 가까울수록 두 변수간의 상관관계가 깊다. 수치상으로 상관계수는 0에서 1사이의 소수점으로 나타내며, 여기서 0은 상관이 없음을, 1은 완전상관을 뜻한다.

비교분석에서는 두 가지 이상의 데이터그룹이 서로 다른지의 여부를 판단하며, 중재와 성과간에 인과관계가 있는지를 말해준다. 비교분석에 쓰는 공식으로는 t-검사, 변량분석(ANOVA), 맨-휘트니 U 검사, 윌콕슨 부호 순위 검사, 다변량분석(MANOVA), 공변량분석(ANCOVA)이 있다. 보통은 사전검사와 사후검사의 측정값이나 다른 중재를 받는 표본집단간에 비교를 한다.

비교통계학의 본질을 그림 11.2에 나타냈다. 이 그림에서는 중재 A를 받은 환자군 A와 중재 B를 받은 환자군 B로부터 수집한 데이터가 산포하고 있음을 보여준다. 비교통계에서는 각 그룹의 평균과 전체 평균간의 차이가 어느 정도인지를 판단한다. 그룹 평균이 서로 크게 다르지 않은 경우, 즉, 점 A와 점 B가 서로 크게 다르지 않은 경우, 두 중재방법간의 통계적인 차이를 볼 수 없다. 하나 이상의 그룹의 데이터 평균이 다른 그

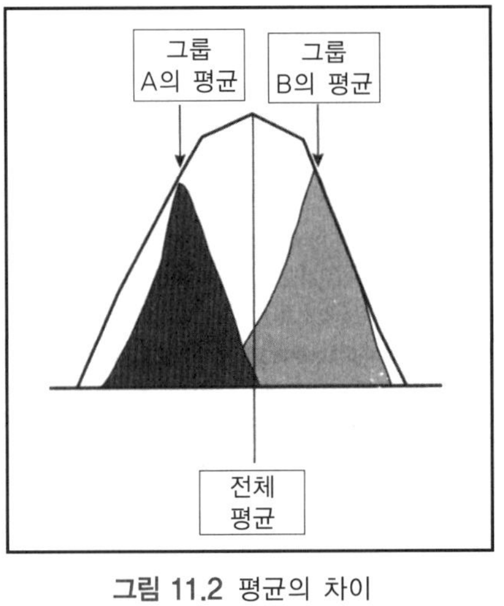

그림 11.2 평균의 차이

룹과 충분히 다른 경우, 비교를 통해 통계적 차이가 있음을 알 수 있다. 통계적 차이가 발생할 가능성은 한 그룹에 변화가 생기게 하는 중재방법의 상호작용, 각 그룹의 피험자 수, 그룹의 수와 중재의 종류, 기록된 측정도구의 범위와 관련이 있다. 통계공식간의 차이는 데이터의 종류, 둘 이상의 그룹을 처리할 수 있는 능력, 추가 변수를 통제하는 방식 등과 관련이 있다.

데이터 분석을 위한 통계학(Statistics for Data Analysis)

다음 목록은 재활치료 문헌에서 데이터를 기술하고, 연관성을 보여주며, 비교하는데 전형적으로 이용하는 통계공식의 유형을 나타내고 있다. 이들 공식 중 다수가 스프레드시트와 데이터베이스 소프트웨어에서 쓰는 함수이므로 다른 통계 소프트웨어가 없이도 데이터 세트를 검사할 수 있다. 이 목록에는 일반적으로 이용하는 검사방법 일부만이 있을 뿐이다. 독자가 각기 다른 데이터 분석방법을 그와 연관된 공식의 종류와 연결하도록 이러한 검사방법을 제시했다. 이들 통계공식과 그 외의 통계공식에 대해 보다 자세한 설명은 통계학 교재나 인터넷을 참고한다.

데이터의 종류와 어떤 인구에서 변수의 분포모양에 관해 세운 가정으로 통계공식을 세운다. 데이터의 종류로는 명목데이터 즉, 분류 표시된 데이터, 특성(예, 남성과 여성), 서열데이터(예, 1점은 전혀 동의 안함, 5점은 매우 동의함으로 나타낸 5점 척도), 구간데이터(예, 온도), 비율데이터(예, 나이)가 있다.

모수검사는 연구 표본을 채취한 인구가 정규분포를 나타낸다는 가정에 기초한다. 모수검사는 보통 구간데이터나 비율데이터에 적용한다. 비모수검사는 연구 표본을 채취한 인구의 분포에 대한 가정을 세우지 않으며, 전형적으로 명목데이터와 서열데이터에 적용한다.

기술통계(Descriptive Statistics)

합: 일련의 숫자를 더한 총합

평균: 관찰값의 합을 관찰된 표본의 수로 나눈 값

최빈치: 가장 많이 나타나는 점수

중앙치: 순위분포 상의 중앙 점수로, 이를 기준으로 점수의 50%는 위, 나머지 50%는 아래쪽에 분포한다.

범위: 분포도 상에서 점수의 너비로, 최고점과 최저점의 차에 해당한다.

표준편차: 평균을 중심으로 점수의 분포를 나타내는 계산값

빈도계수: 변수 코드가 나타난 총 횟수로 명목변수에 가장 많이 이용된다.

모수데이터의 상관통계(Correlative Statistics for Parametric Data)

피어슨 적률 상관계수(r): 두 변수의 점수가 함께 변하는지를 판단하는 데 이용하는

상관통계

급내 상관계수(ICC): 두 변수의 점수가 함께 달라지는지, 이들 점수가 얼마나 일치하는지를 판단하는 데 이용하는 신뢰도 계수

비모수데이터의 상관통계(Correlative Statistics for Nonparametric Data)

스피어만 순위 상관계수(rs): 피어슨 상관계수 r과 유사하며 서열데이터에 이용한다.

파이 계수: 각 변수에 두 가지 값만 있는 이분변수의 상관관계

점이변 상관계수(rpb): 하나의 연속변수에 대한 하나의 이분변수의 상관관계

모수데이터의 비교통계(Comparative Statistics for Parametric Data)

독립표본 t-검사: 반복측정 없이 두 그룹의 평균을 비교. T-검사에서는 표본의 정규분포와 무작위 그룹 배정이 이루어졌다고 추정한다.

동일표본 t-검사: 동일한 표본그룹이나 조건이 동일한 피험자들을 두 번 반복 측정하여 평균을 비교한다.

일원변량분석: 한 가지 측정도구로 세 개 이상의 그룹의 평균을 비교하거나 동일한 그룹을 세 번 이상 반복 측정하여 평균을 비교한다.

이원변량분석: 두 개 이상의 그룹을 두 가지 측정도구로 측정하거나 두 개 이상의 그룹을 반복 측정하여 평균을 비교한다.

다원변량분석: 3가지 이상의 독립변수를 비교한다.

비모수데이터의 비교통계(Comparative Statistics for Nonparameticd Data)

맨-휘트니 U 검사: 독립변수에 대해 두 그룹의 점수 순위를 비교한다. 이 검사는 그룹 크기가 동일하지 않아도 이용할 수 있다.

윌콕슨 순위합 검사 : 멘-휘트니 U 검사와 유사, 표본의 크기가 30 이하인 경우에 쓴다

크루스칼-월리스 일원변량분석: 세 개 이상의 그룹에서 순위나 서열데이터를 비교한다.

통계방법 선택하기(Choosing a Statistic)

질문에 대한 답을 구하기 위해 공식을 선택할 때에는 다음과 같이 3가지 요인에 기초한다.

1. 그 질문에서 어떤 종류의 데이터를 분석할 것인가: 명목측정도구, 서열측정도구, 구간측정도구 또는 비율측정도구
2. 목적이 데이터의 연관성을 보여주고자 함인가, 차이점을 보여주고자 함인가
3. 분석에 얼마나 많은 데이터 그룹이 있는가

통계공식을 선택할 때에는 3가지 요소에 부합해야 한다. 예를 들어, 저녁에 치료를 받는 환자와 아침에 치료를 받는 환자(2 그룹)의 만족도 수준(순위데이터 또는 서열데이터)에 차이가 있는지를 임상의가 판단하려 한다고 가정해보자. 주어진 요소를 볼 때 두 그룹간의 순위데이터를 비교하는 데 이용하는 맨-휘트니 U 검사를 선택하게 될 것이다. 어떤 통계방법을 선택할지 결정하는 데는 의사결정나무가 매우 유용할 수 있다. 그림 11.3은 의사결정나무의 예이다. 호웰(Howell, 2002)과 칼슨 등(Carlson, 2005) 또한 데이터의 종류와 연구하고자 하는 독립변수의 수에 기초하여 3가지 의사결정나무를 제안했다.

데이터 해석하기 (Interpreting the Data)

연구 임상의는 데이터를 공정하고 타당하게 해석해야 할 책임이 있다. 공정한 데이터 해석은 표본과 방법의 한계 내에서 발견한 것만을 인정한다. 결과를 다른 당사자들과 공유하는 경우 어떤 해석이 잘못되었을 법 한지, 데이터 해석 또는 응용이 왜 공정한지에 대한 설명도 중요하다.

질문에 대한 대답을 구했는가?(Is the Question Answered?)

데이터 해석을 할 때에는 원래의 질문과 이를 연구하는 이론적 근거, 데이터를 어떻게 사용할 것인가에 대한 전략으로 되돌아가는 데서 출발하는 것이 좋다. 이렇게 검토를 하게 되면, 데이터를 수집하려던 원래의 목적과 그 데이터가 지지하는 진료상에서의 변화를 떠올릴 수 있다.

둘째로, 제 6장에서 기술한 재활서비스 전달모형을 검토해보면 도움이 된다. 이 모형으로 연구에 어떤 내용이 포함되었으면 했는지, *예상했던(anticipated)* 절차의 유형은 무엇인지에 그 전후상황을 파악할 수 있다. 선정기준과 제외기준은 연구에 적합하다고 판명이 인구 중에서 환자의 부분집합을 결정하나, 실제 참가자들이 그 표본을 그대로 대표하는 것을 그 기준이 보장해주진 않음에 유념하도록 한다.

셋째, 연구를 시작한 후에 새로 발표된 논문이 있는지 살펴보도록 문헌검색을 하고 문헌 목록을 업데이트한다. 기존 연구와의 유사점이나 차이점이 있는지 그 결과를 해석해야 한다. 문헌에서 보게 되는 다른 발견사실의 수준에 따라 연구의 결과에 대한 확신이 영향을 받는다. 연구에서 발견했던 내용을 지지하는 광범위한 문헌이 있든지, 혹은 전혀 없든지, 임상의는 연구결과가 의미하는 바와 연구질문에 적절한 대답인지의 여부를 설명해야 한다.

마지막으로, 데이터분석을 통해 서비스 전달을 개선하는 방향을 잡을 수 있는지의 여부를 판단한다. 여기서는 성과연구의 목적이 환자 관리에 관한 불확실성을 낮추어 실제 진료의 질을 향상시키고, 환자 관리의 효과와 효율을 높이며, 중재 결과에 대한 환자와 치료사의 만족도를 모두 향상시키는 데 있음을 기억하도록 한다. 성과연구는 진료에 대한 질문과 이를 연구하는 이론적 근거로부터 출발한다. 이제, 객관적 데이터로 긍정적

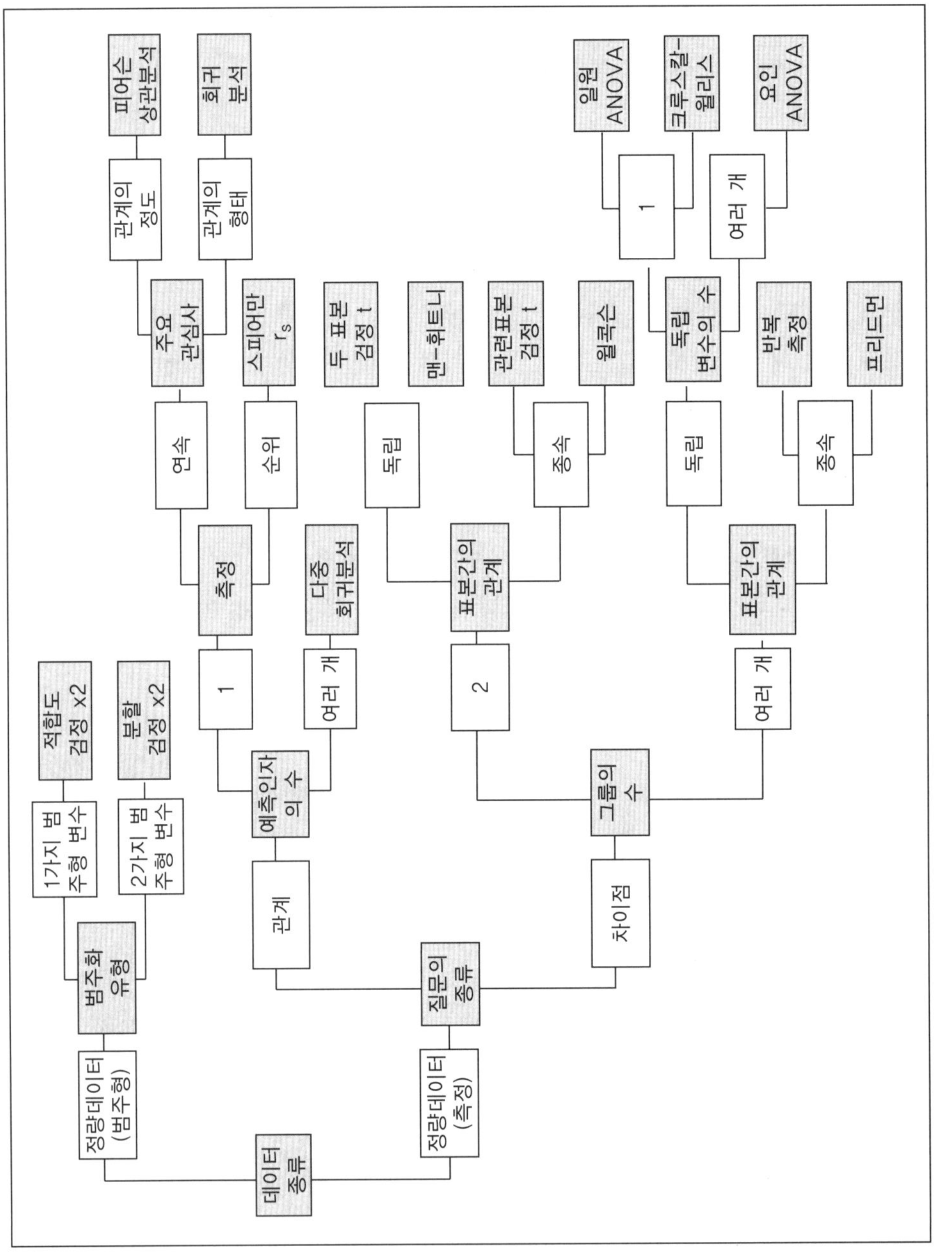

그림 11.3 통계공식을 선택하기 위한 의사결정나무(Howell DC[2005], Howell DC[2002]의 허락을 받아 인용. Statistical Methods for Psychology [5th Edition], Belmont, CA: Duxbury Press)

인 성과, 부정적인 성과, 성과에 차이 없음 등 연구를 시작할 때에 생각했던 3가지 성과 및 전략 중 하나로 결론을 내려야 한다.

통계적으로 유의미한 결과 vs. 임상적으로 유의미한 결과
(Statistical Versus Clinically Meaningful Results)

데이터 분석결과를 해석할 때에는 두 가지 유의성을 살펴봐야 한다. 데이터 분석으로 확률 수준(level of chance)을 초과하는 숫자가 나올 때 **통계적 유의성(statistical significance)**이 발생한다. 확률 수준을 초과하는 기준은 각 통계공식마다 다르며, 연구에 대한 자유도(degree of freedom)에 따라 달라지기도 한다. 이러한 기준은 통계학 교재 뒷부분에 있는 표에서 찾아볼 수 있다. 분석이 통계적으로 유의하다면, 발견사실은 확률만으로 그룹간의 동향이나 차이를 설명할 가능성을 능가한다.

데이터 분석 결과가 통계적으로 유의하다고 해서 질문에 대한 절대적인 답을 내는 것은 아님을 기억해야 한다. 일반적으로, 질문은 실제 측정한 표본보다는 넓은 범위의 환자 그룹을 겨냥하고 있다. 그 결과, 연구표본은 유사한 환자로 이루어진 보다 큰 규모의 인구 중에서 편파적인 표본이 될 수도 있고 그렇지 않을 수도 있으므로 통계적 유의성은 연구 표본에만 적용한다.

임상적 유의성은 측정된 차이가 유용한 변화를 야기하는지의 여부를 말한다. 예를 들어, 30명의 피험자가 모두 중재 후에 동작범위가 10° 확장되었다면, t-검사에서는 사전 측정값과 사후 측정값간에 *통계적 차이*가 있음을 보여줄 것이다. 10°를 더 움직일 수 있다고 해서 피험자들의 기능 수준이 향상되지 않는다면, 이는 임상적 유의성이 거의 없음을 뜻한다. 이와 반대로, 사전 점수와 사후 점수간에 통계적 차이가 없지만 모든 피험자가 일상생활활동을 수행하는 능력이 극적으로 향상되었다면, 통계적 이러한 변화는 유의성이 없다 하더라도 임상적 유의성이 있는 것이다.

이 두 가지 유의성은 모두 중요하다. 임상연구의 데이터를 공정하고 유용하게 해석하기 위해서는 통계적 유의성과 임상적 유의성 모두를 따져봐야 한다.

연구의 잠재적 한계점(Potential Limitations to a Study)

최대한 노력하여 잠재적 한계점을 다루고 있음에도 불구하고, 데이터 출처로 후향적 차트검토를 이용하는 임상성과연구는 한계점을 마주하게 된다. 환자는 균일하지 않으며, 차트에는 결손데이터가 있고, 한 명의 임상의가 진료하는 표본의 크기는 진단 그룹 내에 존재하는 실제 변화를 나타낼 만큼 크지 않을 수 있다. 가장 신중하게 설계하는 무작위 대조군 임상시험에서도 이러한 한계점이 존재한다. 연구자는 편향원 즉, 있을 수 있는 한계점을 인정하고, 이러한 한계점이 있는 상황에서 결과의 수준을 해석할 책임이 있다. 본 절에서는 일반적인 편향원 즉, 방법론적인 한계를 검토하고자 한다.

표본편향(Sampling Bias)

실제 피험자 표본에 한 가지 이상의 특징이 균형을 이루지 않으며, 이러한 불균형으로 인해 그 그룹이 이전에 정의했던 전형적인 피험자 프로필을 대표하지 못할 때 표본편향이 있다고 말한다. 일반적으로 성별과 연령 분포에 대해 편향이 일어나곤 한다. 예를 들어, 선정기준에서 60세 내지 80세의 피험자를 정했으나 실제 모집한 환자는 60세 내지 67세가 될 수도 있다. 이 경우, 실제 표본은 모집범위에서 젊은 축으로 치우친다. 표본편향이 될 수 있는 또 다른 특징으로 성별분포가 있다. 모든 사람을 대상으로 하는 연구에서 여성만을 연구했다면, 표본은 편중된다. 재활서비스 전달모형의 실제 표본은 실제 데이터의 한계점을 떠올려준다.

결과를 해석하기에 앞서 표본의 한계점을 인정하는 것이 중요하다. 표본의 크기가 작을수록 일반화가 덜 이루어지며, 여러 임상기관의 데이터보다 한 곳의 표본을 일반화하기가 더 어렵다. 흔히 표본의 편의성 때문에 임상연구에서는 일반적으로 표본이 편향되어 있다. 한 진료기관에서 모집한 환자는 의뢰경위, 지리학적 위치 또는 허용되는 납부유형 등이 편향될 수 있다. 선택한 측정도구로 측정을 다 했는지의 여부에 따라 후향적으로 검토할 차트를 선택할 수 있으며, 이는 선정기준보다는 임상의의 근면성과 더 관련이 깊다.

절차 변동(Procedure Variability)

기록으로 남기는 절차에 관해서도 마찬가지로 주목해야 한다. 대조군 연구에서는 치료그룹의 모든 피험자에게 표준화된 방법으로 중재를 적용하고 이를 기록으로 남긴다. 이와는 달리, 후향적 성과연구에서 보는 중재방법은 표준화되어 있지 않거나 그 데이터 세트에 포함되는 각 환자에게 적용되지 않았을 수도 있다. 실제 진료 시, 임상의는 중재 시점에 나타난 무수한 변수를 토대로 각 환자에게 맞도록 임상적 중재를 조정한다. 한 표본이 매우 다양한 절차를 대표할 수도 있고, 하나의 접근방법에 치우쳐 있을 수도 있다. 또한, 다수의 중재방법이 상세 내용을 기록하지 않은 상태로 환자 각각에 맞춰 적용되기도 한다. 이처럼, 후향적 연구에 이용하는 차트에서는 표본의 모든 환자가 실제로 받은 특정 중재 모두가 반영되지 않을 수도 있다.

측정편향(Measurement Bias)

측정도구의 선택, 측정도구의 *적용(application)*이나 *기록(recording)*과 관련된 원시 오류, 도구 구성의 한계(예, 천정효과나 바닥효과를 내는 도구의 항목 선정), 측정도구에 관한 *기록의 변동(variations in documentation)*으로 인해 측정편향이 생긴다. 예를 들어, 급성 요통에 대해서 임상의가 다양한 접근방법을 교육받았다면 검진과정에서 광범위한 검사와 측정도구를 이용했을 것이다. 한편, 임상의가 허리 진료의 특정 접근방법에 대한 자격증을 가지고 있다면, 그 자격증에 부합하는 검진 쪽으로 편향될 수 있다.

어느 한 가지 데이터가 더 유용하진 않다. 연구 임상의는 자신이 이용한 측정도구에만 있을 법한 데이터에 반영된 실제 투입요소와 과정에 비추어 결과를 해석해야 하며, 이 과정이 실제 이용될 수 있는 범위를 대표한 것이 아닐 때 그 한계점을 인정해야 한다.

시기적 편향(Historical Bias)

환자진료 서비스나 성과의 어떤 측면에 영향을 미칠 만한 환자진료의 효능이나 부작용 이외에 사건이 일어날 때 시기적 편향이 발생한다. 그 사건과 중복되는 기간에 의무기록을 검토한다면, 사건이 일어나기 전부터의 기록은 사건이 일어난 후의 기록과 다른 결과가 나타날 수 있다. 환자진료에 영향을 미치는 사건은 언제나 일어난다. 대표적인 예로, 제 3자 납부자의 문서요구조건 변경, 특정 검진이나 중재 접근방법에 대한 임상의 교육, 관리직원이 이행하는 행정적 변경사항, 환자가 보여주는 문제의 성격이나 치료를 받을 수 있는 능력에 영향을 미치는 자연적인 현상(예, 눈보라) 등이 있다.

실험적 편향(Experimental Bias)

피험자나 연구자가 자신이 연구 중에 있다는 점을 알기 때문에 성과에 대해 기대를 할 때 실험적 편향이 발생한다. 이러한 기대로 인해 의식적으로나 무의식적으로 객관성이 흔들린다. 후향적 차트 검토에서는 항목을 코드화하는 방법에 대해 의사결정을 내릴 때 살짝 편향이 있을 수 있지만, 환자와 임상의 모두 자신의 차트가 선택될 것임을 알지 못하므로 이러한 문제가 거의 없다. 정기적으로 무작위 차트 검토를 하는 시설에서는 임상의가 이후에 자신의 차트를 검토하게 될 것이라 예상한다면 다르게 기록을 남길 수도 있다.

실험적 편향은 통계적 결과를 해석하는 데도 영향을 미칠 가능성이 있다. 어떤 성과가 예상될 때, 동일한 데이터를 가지고 그 성과는 "보지"만 다른 성과는 인지하지 못할 가능성도 있다. 소망적 사고방식은 어떤 분석을 수행하는지, 어떤 결과를 보고하는지, 어떤 내용을 놓치거나 탐구하지 않았는지에 영향을 미칠 수 있다.

요약(Summary)

데이터 분석과정은 여러 단계로 이루어져 있다. 데이터가 정확하게 완전히 작성되었는지 살펴보고, 예상하거나 예상하지 못했던 데이터 동향을 시각적으로 확인하기 위해 원시데이터를 검토해야 한다. 기술통계는 표본의 특징과 측정된 속성을 요약하는 데 이용한다. 상관통계는 변수간의 관계 정도를 계산하는데, 비교통계는 한 가지 이상의 측정된 속성에 대해 둘 이상의 표본그룹을 비교하는 데 이용한다. 통계공식은 성과질문에 대한 답을 구하는 데 사용하며, 임상의는 결과가 통계적으로나 임상적으로 유의미한지의 여부를 판단해야 한다. 연구자는 데이터와 통계결과를 해석할 때 데이터, 방법 및 결과 해석 내에서 존재할 수 있는 한계점과 편향을 염두에 두어야 한다.

참고문헌(References)

Carlson M, Protsman L, & Tomaka J (2005). Graphic organizers can facilitate selection of statistical tests: Part 1: Analysis of group differences. Journal of Physical Therapy Education 19(2):57–65.

Howell, DC (2002). Statistical Methods for Psychology, 5th ed. Duxbury Press: Belmont, CA.

권고사항(Recommended Readings)

Domholdt E (1993). Physical Therapy Research: Principles and Applications. WB Saunders: Philadelphia.

Polgar S & Thomas SA (2000). Introduction to Research in the Health Sciences. Churchill Livingstone: New York.

Portney LG & Watkins MP (1993). Foundations of Clinical Research: Applications to Practice. Appleton & Lange: Norwalk, CT.

제12장

데이터 이용 및 공유하기 (Using and Sharing the Data)

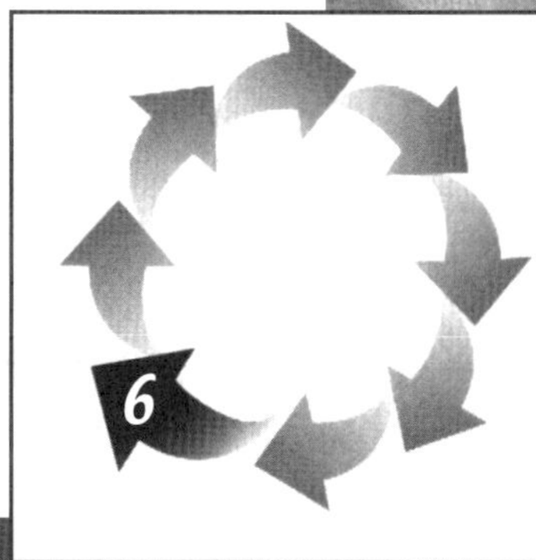

주요 용어

성과 지향
환자 기록
서비스 전달
직원 개발
최종 보고서
보고서 조정하기
보급

본 장의 성과

- 진료 권장사항의 범위 기술
- 요약 보고서 작성
- 성과데이터에 대한 보고를 듣는 여러 당사자 인식
- 결과를 보급하는 방안 기술

본 장에서는 성과데이터를 진료에 적용할 수 있는 여러 방법을 기술하고, 보고서 견본을 보여주고자 한다. 보고서를 조정하는 데 고려해야 할 사항과 보고서 보급방법도 소개하고자 한다.

제4장 성과데이터의 고객 부분에서는 성과연구의 여러 당사자들과 그들의 관심사에 대해 기술했다. 어느 당사자나 연구가 원래 자신의 의도한 바이거나 그렇지 않거나 상관없이 연구에 관심이 있을 수 있다. 어떤 이해 당사자가 보고서를 접하게 되는 지와 이들이 필요로 할 설명의 방법에 대해 반드시 생각해봐야 한다. 전문가들은 이미 무엇에 대해 알고자 하는지를 꿰뚫어볼 수 있다. 환자들은 혼동하거나 잘못 해석하지 않도록 데이터에 대해 해석을 필요로 할 것이다. 보험회사의 경우, 어떤 데이터를 적용하는가에 대한 임상적 및 사업적 의사결정의 종류를 확인하고 데이터의 적용과 그 한계점 모두를 제시해주는 것이 중요하다. 모든 경우, 보고를 듣는 당사자의 관점과 요구도를 감안하여 공정하게 결과와 그 영향을 나타내도록 발표내용을 조정한다.

환자 관리 방법 변경하기
(Changing Patient Care Management)

가장 즉각적으로 임상성과를 이용하는 예는 임상의가 자신의 일상적 의사결정 과정에 이를 적용하는 것이다. 임상의가 맡고 있는 환자의 데이터는 임상의가 어떤 점에서 잘하고 있고, 어떤 점을 바꾸고자 하는지를 분명하게 보여줘야 한다. 용어를 정의하고 환자 차트를 검토하는 과정은 임상의가 어느 부분에서 한결같고 진료의 어느 부분에서 변동이 있는지를 그대로 보여준다. 개인의 진료패턴과 임상효과 수준을 스스로 인식하면, 다음 환자를 관리하는 방법이나 그 진료과정을 기록하는 방법에 영향을 주게 된다.

한 명 이상의 임상의가 하는 진료방법이 데이터에 반영된다면, 임상의 집단의 진료패턴에 보다 영향을 주게 될 것이다. 그러나, 향상된 서비스에 대해서 보상이 이루어져야 한다. 각 환자에 대해 새로운 정보 하나를 기록하는 등, 환자진료과정에서 일어나는 작은 변화라도 그 정보가 중요하다고 여겨지지 않으면 이를 시행하기가 어렵다는 점을 기억한다. 연구 임상의는 그 변화의 가치에 대해 다른 사람들을 교육할 책임이 있다.

성과연구의 결과로 인한 잠재적인 진료변화
(Potential Practice Changes Resulting from Outcome Studies)

다음 내용은 한 임상의의 진료를 이용한 간단한 임상연구의 결과로 야기될 만한 변화의 예이다. 여기에는 임상 진료 시 개인이 만들 수 있는 가장 일반적인 변화 유형을 열거했다. 이러한 변화는 보통 기록작성, 서비스 전달 및 직원개발 등 3가지 중 한 분야에 영향을 미친다.

기록과정의 변화(Changes in Documentation Processes)

초기 내원 양식에서의 성과 지향. 환자관리를 성과관점에서 본다는 것은 환자와 치료사가 동일한 예상 성과에 동의하며, 성과를 달성했을 때 이를 측정하거나 인지하는 방법을 두 당사자가 모두 이해하고 있음을 뜻한다. 성과지향을 이행한 결과로 임상의가 만들어낸 변화는 다음과 같다.

- 각 검진을 시작하는 시점에 변화에 대한 환자의 기대치나 환자의 목표를 기록
- 초기검진 양식의 배치를 재편성하여 환자의 목표를 위쪽에 기록하도록 한다.
- 손상보다는 기능활동에 대한 목표를 기록한다.
- 세운 목표에 서명을 하거나 이니셜을 기입하도록 환자가 기록을 볼 수 있는 장소를 제공한다. 아는 환자가 진료의 예상 성과에 대해 알고 이에 동의함을 뜻한다.

일상적 환자 기록. 환자기록을 이용한 연구에서는 임상의가 예상했던 것보다 기록 양식이 덜 일관적이라는 점이 밝혀졌다. 측정 기록의 빈도나 시간에 관해 연구를 함으로 다음과 같은 변화가 생겼다.

- 측정값을 기록하는 특정 시간선을 확인한다.
- 각 환자에 대해 기록한 측정값 및/또는 특정 진단을 받은 환자를 위한 측정도구를 표준화한다.
- 정보기록방법을 표준화하면 모든 임상의가 하나의 방법을 쓰게 된다.
- 특정 유형의 환자 측정값을 수집하는 과정을 분명히 나타낸다(예, 환자에게 설문지를 주는 사람, 설문지의 종류, 설문지를 수집하는 사람).

표준화된 검사 및 측정도구 이용. 선택한 진단에 대한 환자의 상태변화를 판단하거나 기록하는 데 이용하는 검사와 측정도구의 유형에 관한 연구를 통해 다음과 같은 변화가 생겼다.

- 선택한 진단을 위해 측정한 측정값의 종류에 대해 한 곳의 임상기관에서 임상의간 합의가 이루어지도록 한다.
- 환자 상태를 측정하도록 표준화된 절차 또는 도구를 시행한다.
- 최근 문헌을 살펴보고 다른 도구를 선택한다.

서비스 전달과정의 변화(Changing in Service Delivery Processes)

서비스 전달과정은 환자가 경험한 모든 임상적 활동과 행정적 활동 또는 환자의 진료 에피소드를 관리하도록 제공하는 사업을 말한다.

임상적 과정. 이는 특별히 임상의와 환자간의 직접적인 상호작용을 말하며, 문헌 검토 및/또는 데이터 수집과 분석으로 인한 변화가 이에 포함된다. 그 변화는 다음과 같다:

- 유의미한 성과를 판단하기 위해 면담을 하는 동안 환자의 참여도를 높인다.
- 다른 측정 접근방법이나 표준화된 도구를 사용한다.

- 연구에 앞서 이용했던 중재 이외에 다른 중재방법을 선택한다.

행정적 과정. 어떤 정보를 어떻게 입수하는가, 누가 정보를 수집하고 처리하는가, 어떻게 정보를 사용할 것인가에 대한 변화가 주로 이루어진다. 그 변화는 다음과 같다.

- 일상적으로 이전에 수집하지 못했던 정보를 수집하도록 접수 양식을 새로 만든다.
- 삶의 질이나 환자 만족도에 관한 설문조사를 실시한다.
- 환자 설문지를 배포하고 회수하는 과정에서 사무직원의 역할을 분명히 나타낸다.
- 내부 데이터 수집과 분석이 용이하도록 전자문서과정으로 전환한다.
- 데이터를 국가적 데이터 세트에 기여하는 검진 과정에 참여한다.
- 설문조사나 전화로 실시하는 장기추적검사 절차를 도입한다.
- 품질보증이나 연속품질 개선과정이 없다면 이를 개시한다.

비용 및 수익분석. 비용과 수익에 관한 연구는 서비스를 제공하는 것과 관련이 있는 특별한 행정적 성과이며, 다음과 같은 변화가 일어날 수 있다.

- 다른 유형의 직원 또는 환자 일정관리 패턴을 도입한다.
- 제품의 종류나 수량을 달리하여 구매한다.
- 환자 추적검사 절차를 이행하는 데 특히 취소된 약속에 대해 일정을 다시 잡는다.
- 환자의 요구도를 토대로 하여 임상에서 공동체 또는 일상에 이르기까지 서비스가 이어지는 맞춤 진료를 한다.

직원 개발계획(Staff Development Initiatives)

검진과정의 유형, 선택한 중재방법의 적용 빈도, 기록과정의 일관성 등, 환자 관리과정의 어떤 측면에 관한 성과연구로 다양한 직원 개발계획을 세울 수 있다. 직원 개발계획에는 다음 내용이 포함된다.

- 새로 고용한 치료사를 위한 최신 사전 교육과정
- 표준화된 측정도구 또는 기록 양식을 숙지하도록 현 직원을 대상으로 한 지속교육
- 선택한 측정도구의 신뢰도를 확립하는 훈련 프로그램
- 기록의 일관성을 보장하도록 품질 보증과정에 관한 교육
- 임상경로 채택 또는 적응

성과데이터의 잠재적 오용(Potential Misuses of Outcome Data)

성과데이터 수집은 근거를 중심으로 한 개선의 토대이지만, 고의든 고의가 아니든 데이터를 잘못 사용하는 일도 발생할 수 있다. 연구 임상의는 잠재적 오용에 대해 알고, 발표자료나 보고서를 준비하면서 이에 대해 예상해야 한다. 데이터를 오용하는 결과로 제 1형 또는 2형 오류가 존재하는 데이터를 토대로 의사결정을 하고(Rushton, 2000), 한정된 데이터나 잘못 해석한 데이터를 토대로 정책이나 자금에 대한 결정을 내리며

(Hebbeler, 2004), 직원이 수행목표에 반대하거나 이를 달성하는 척을 하고(Lilford 등, 2004), 기관이나 서비스가 사실과 맞지 않는 불명예를 떠안을 가능성이 있다(Lilford 등, 2004). 이어지는 내용은 데이터를 해석하는 과정에 임상의가 하지 말아야 할 사항이다.

- 표본크기가 커진다면 동일한 결론이 내려지지 않을 시험데이터를 토대로 중요한 의사결정 내리기
- 타당하거나 신뢰성 있다고 밝혀지지 않은 측정도구나 분류방법으로 얻은 데이터를 토대로 중요한 의사결정 내리기
- 데이터를 수집했던 환경이나 과정과는 별개로 성과데이터를 이용하기
- 성과에 영향을 미치는 표본편향, 시기적 변수나 교란변수 등 기타 변수를 인정하지 않고 빈약한 성과의 이유를 연구하지 못함
- 연구의 표본크기나 코호트, 연구설계, 또는 데이터 분석의 한계를 인정하지 않음
- 환자의 임상적 성과와 진료의 품질은 서로 다른 개념이나 그 상관관계를 잘못 그림

개별적인 진료패턴에 대한 비교적 간단한 성과연구를 통해서도 많은 변화가 이루어질 수 있다. 그 일환으로 진료 동향을 알아내고, 동향에서 벗어난 이상점을 확인하며, 기록의 격차를 줄이고, 과정에서의 다양성을 줄여나간다. 여기에서는 각 임상의의 연구에 초점을 맞추고 있지만, 이 과정은 임상의 집단에도 마찬가지로 적용할 수 있다. 동일한 임상 기관에 있는 여러 치료사에 관해 연구를 함으로 환자진료를 개선할 기회가 상당히 커졌다. 개인의 진료패턴에 관한 연구든, 집단의 진료패턴에 관한 연구든, 통계표의 결과를 읽거나 진료 전후의 변화에 대한 데이터를 비교하는 것으로 데이터 수집이 끝나는 것은 아니다. 모든 연구는 다음 연구를 진행하도록 형식적인 최종 보고서로 끝마쳐야 한다. 그래야 연구 임상의와 그 외 당사자들이 어떤 일이 이루어졌는지를 이해하게 된다. 다음 절에서는 최종 보고서의 구성에 대해 논하며, 결과를 퍼뜨릴 기회에 대해 기술하고 있다.

최종 보고서 구성하기(Constructing a Final Report)

임상의가 그 보고서를 읽는 유일한 사람이라 하더라도 연구단계를 확실히 볼 수 있도록 이를 서면 보고서로 공식화하는 과정은 중요하다. 보고서를 작성하는 과정에서 임상의는 재활서비스 전달모형의 맥락에서 원래의 질문을 되짚어보도록 방법에 대한 "미시적" 내용은 일단 뒤로 한다. "거시적" 관점에서 투입요소, 과정 및 성과를 다시 살펴본다. 관련 문헌과 데이터 결과, 진료에 대한 새로운 식견, 서비스 전달에 대한 임상의의 실용적 지식에 비추어 질문과 연구한 변수, 연구하지 않은 변수를 다시 조정할 필요가 있다. 보고서를 작성할 때에는 변수간의 관계에 관하여 신중하게 표현해야 하며, 처음으로 확인한 문제와 진료를 개선하도록 이행한 해결방안간의 논리관계를 기술한다.

성과연구의 모든 단계 중에서 보고서를 작성하는 이 단계가 가장 즐거워야 한다! 이

단계 자체가 퍼즐과 같고, 여기에서는 결과가 *무엇인지* 보다는 결과가 *왜* 발생했는가를 이해하도록 창의적인 문제해결력을 이용한다. 결과의 적용여부는 방법 및 데이터의 타당성과 유용성에 대한 평가를 토대로 결정한다. 이 시점에서, 임상의는 그 연구를 임상에 적용해야 하는지, 아니면 연구를 잠시 중단하고 데이터를 더 수집해야 하는지를 결정한다. 마지막으로, 진료에서의 변화가 유용하다고 여겨지면, 임상의는 자신의 임상적 상황에서 운용할 전략과 그 변화의 성과를 측정할 방법을 확인한다.

보고서 형식(A Format for Reporting)

다음 내용은 서면 보고서를 준비하는 데 도움이 될 것이다. 각 점은 새로운 절을 뜻하며, 굵은 글씨는 그 절의 주제이다.

- **PICO 또는 PIO 질문**. 질문이나 임상적 문제의 기원을 소개하면서, PICO/PIO형식으로 원래 질문의 개요를 서술한다. PICO 형식에서 쓰는 단어는 문법적으로 정확한 질문이 되어야 한다. 외부 독자가 혼란스러워 할 가능성이 있으므로 불완전한 문장이나 질문에 적합하지 않은 진술을 쓰지 않는다.
- **연구의 이론적 근거**. 연구의 목적과 잠재적 대답이 임상에 어떻게 영향을 미치는지에 대해 설명한다. 이는 관련 문헌을 요약하는 데 도움이 되며, 연구 수행의 중요성을 다른 사람이 이해하는 데도 도움이 된다. 연구 결과를 토대로 취할 수 있는 조치에 대한 타당한 이유나 연구의 필요성을 뒷받침하도록 참고문헌을 함께 쓴다.
- **핵심**. 이는 질문에 답을 하며 연구의 결과로 취할 조치를 확인하는 간략한 표현이다. 대답과 권장조치에 대한 모든 내용은 별도로 이후에 작성한다.
- **방법**. 이 부분은 대부분의 연구논문과 동일하게 써야 한다. 연구를 재현할 수 있도록 데이터를 창출하고 분석하는 모든 절차를 충분히 상세하게 설명한다.
  - **표본**. 데이터 세트에 있는 기록이나 환자의 표본을 선정한 방법을 기술한다. 선정기준과 제외기준, 검토한 기록의 수, 거부한 기록의 수 등을 기술한다.
  - **임상시험심의위원회(IRB) 승인**. 다른 임상의가 치료한 환자의 데이터로 수행한 연구와 대중에게 결과를 보여주거나 발표하기 위한 목적으로 수행한 연구는 윤리위원회나 임상시험관리위원회의 승인을 받아야 한다. 이는 연구에 참여함으로 인해 피험자에게 어떠한 피해도 없음을 보장하기 위함이다(Polgar & Thomas, 2000). 이 책에서는 후향적 차트 검토에 초점을 맞추고 있기 때문에, 환자기록의

표 12.1

표본 PICO 질문	
질문으로 보기 좋은 형식	불완전한 문장 형식은 피한다
P: 제 2형 당뇨병 환자를 위한 연구	P: 제 2형 당뇨병 환자
I: 균형 회복운동을 한다	I: 균형 회복운동
C: 고관절 강화운동과 비교한다	C: 고관절 강화운동
O: 눈을 감고 서 있는 시간이 더 길어지는가?	O: 눈을 감고 서 있는 시간

프라이버시와 환자기록을 작성한 동료 임상의의 권리를 보장하는 HIPAA 규정을 준수해야 한다. 일반적으로, 피험자의 신원정보와 개인건강정보가 포함되지 않은 기록을 이용하는 연구는 임상시험심의위원회의 승인을 받지 않아도 되나, 그 연구는 위원회에 등록되어야 한다(Portney & Watkins, 2000a).

- **차트 코딩 과정.** 투입요소, 과정, 성과 측정도구의 코딩 과정을 기술한다. 여기에서는 연구한 변수와 조작적 정의, 그에 할당된 코드에 대해 단계별로 기술한다. 코딩과정에 대한 신뢰도 검사를 한 경우, 그 내용도 기술한다.

- **데이터 분석과 결과.** 이 부분은 질문에 대답을 하는 것으로 시작한다. 통계적 분석 체계에 따라 데이터를 나타낼 수 있다. 즉, 기술분석, 상관분석, 비교분석의 순으로 나타낸다. 또한, 각 변수나 주제에 따라 분석내용을 분류하여 데이터를 정리할 수도 있다. 한 가지 이상의 성과에 대한 데이터를 수집했다면, 각 성과에 대해 기술적 요약과 데이터 분석표를 함께 나타내는 데 도움이 될 수도 있다. 원래 질문의 구성요소에 초점을 맞출 수 있으므로 성과연구에서는 주제별로 데이터를 정리하는 것을 권장한다.

  데이터 요약표의 내용은 데이터를 서술적으로 설명한 내용과 일치해야 한다. 표만을 제시하는 것은 적합하지 않다. 임상의는 독자가 알 수 있도록 표를 설명하고, 데이터의 품질과 그 데이터가 얼마나 전형적인 환자유형이나 진료 유형을 대표하는지에 대해 평가를 하며, 데이터 수집 과정에 타당성에 영향을 미칠 만한 예외적인 상황이 있었다면 이를 기술해야 한다. 다음은 표에 포함될 만한 내용이다.

- **표본 인구통계자료.** 여기에는 성별, 연령 및 질병의 범주나 중증도 등 실제 표본의 변수에 관한 기술통계가 포함된다.
- **과정의 기술적 요약.** 이는 과정에 대한 연구가 PICO 질문에서 중심이 되는 경우, 기록에서 코드로 작성한 과정이나 중재의 빈도계수가 포함한다.
- **성과 측정도구에 대한 기술적 요약.** 이는 질문에서 확인한 각 성과측정도구에 대해 가장 적절한 기술통계(예, 평균, 최빈치, 중앙치 및/또는 표준편차)를 포함한다.
- **통계표.** 수행한 각 통계적 계산방법에 대한 표도 여기에 포함된다. 표를 통해 데이터의 상관관계나 비교 결과를 나타낼 수 있다. T-검사를 이용하여 4가지를 비교하는 등, 동일한 통계값으로 다중비교를 하는 경우, 하나의 표에 4가지 비교내용을 나타낸다. 하나의 표에 상관관계 또는 비교 결과와 기술적 통계를 결합시킬 수도 있다.

- **고찰.** 고찰은 임상의가 모든 내용을 이해하고자 하는 부분이다. 우선 PICO 질문에 관한 논의를 한다. 그 질문에 대해 이전에 연구가 있었는지의 여부를 명시한다. 이전에 연구가 있었다면, 그 연구의 발견내용에 대해 간략히 요약한다. 감상문처럼 모든 연구를 다 언급하지 않도록 한다. 주제별로 요약내용을 정리하도록 그리드를 이용한다. 요점과 논점을 뒷받침하는 글은 인용하고 모든 글을 다 적지 않도록 한다(질문이나 결과와 직접적으로 관련된 것보다 불가피하게 읽어야 할 게 많

아지므로).

PICO 순서에 따라 논의를 하는 것이 유용하다. 연구한 **P**(환자, patient) 집단을 기술한다. 연구표본과 발표된 연구의 환자집단간의 유사점이나 차이점을 확인한다. 연구했던 **I**(중재, intervention)와 중재활동을 뒷받침하는 문헌, 동일한 방법으로 이전에 이 중재방법을 연구했는지에 대한 여부 등을 기술한다. **C**(비교, comparison) 중재방법에 대해서도 마찬가지로 기술한다. 측정한 **O**(성과, outcome)에 대해 논의한다. 중재방법을 측정했던 다른 방법, 문헌에서 발견한 내용, 연구에서 발견한 내용에 대해 기술한다.

데이터 수집 방법과 그 과정에서 이루어진 타협행위에 대해 논하고, 통계결과의 수준을 해석한다. 모든 논의에서는 권고 강도를 완화시킬 만한 교란변수(연구자 편향이나 편의표본 이용 등)를 인정해야 한다.

- **서비스 전달에 대한 권고사항**. 마지막으로, 확인된 다른 발견내용 외에 연구의 이론적 근거에서 서술한 내용에 대한 권고사항을 제시한다. 이 부분에서는 보고서 앞부분에서 기술한 "핵심"을 정교화하여 다듬는다. 원래의 기록 양식, 데이터 수집과정, 연구 성과를 토대로 특정 진료 환경에서 바꾸어야 할 점을 확인한다. 데이터는 임상의의 진료환경에서 치료를 받은 환자들을 나타내므로, 임상의는 자신의 진료상황을 구체적으로 명시해야 한다. 또한, 임상의는 합리적이어야 한다. 개선할 12가지 분야를 확인하겠지만, 한번에 모두를 개선하기는 불가능하다. 권고사항은 개선진행방법에 대한 계획이어야 하며, 변경사항, 시간선 및 책임당사자를 확인해야 한다. *진료변경에 대한 권고사항에는 측정할 수 있는 성과가 있어야 한다.* 그래야 개선여부를 추적할 수 있다(이는 다음 성과연구의 목적이 되어 다시 연구가 시작된다).

  복잡하다고 여겨진다면, 동일한 질문을 보다 자세한 과정으로 엮어낸다. 요약하면, 이 보고서에는 다음과 같은 질문이 오게 된다.

- 질문이 무엇인가?
- 왜 그 질문이 중요했는가?
- 질문에 대해 이미 알고 있는 것은 무엇인가?
- 누가 연구를 했는가?
- 어떻게 연구했는가?
- 무엇을 발견했는가?
- 이 연구를 다른 연구와 어떻게 연관을 짓는가?
- 이 연구가 어떻게 진료과정을 명확히 하는가?
- 변화에 대한 권고사항의 타당성을 밝힌다.

보고 대상자에게 맞춰 보고서 조정하기
(Tailoring the Report for Different Audiences)

보고서 초안을 다 작성했을 때 그 보고서를 읽을 대상자에 맞춰 서론과 고찰 부분을 조정한다. 연구자는 연구에서의 개념과 과정에 대해 잘 알게 되므로 다른 독자들에게 필요한 용어 정의나 세부 내용을 간과할 수도 있다.

또한, 잘못 해석할 위험을 줄이도록 연구한계점을 설명하는 데 주의한다. 연구 임상의만이 보고서를 읽는 대상이라 하더라도, 보고서를 조정하는 것이 중요하다. 그래야 진료에 변화를 준 후에 후속 연구를 수행할 때 임상의가 기준 상황이 어떠했는지 정확하게 알 수 있기 때문이다. 어느 수준으로 세부내용이나 설명을 제시해야 하는지 판단하기 위해 이러한 조건을 감안한다.

내부목적의 연구(A Study for Internal Use Only)

내부 피드백과 품질개선 만을 목적으로 하는 성과연구를 수행하는 것도 지극히 타당한 일이다. 성과연구는 현 시점의 진료에 대한 사진이다. 사진을 찍었다고 해서 반드시 공개적으로 전시해야 하는 것은 아니다. 성과연구도 이와 마찬가지다. 연구 임상의는 연구와 성과의 품질이 외부인과 공유할 만큼 중요한지, 진료문제를 다루기 위한 시점으로 데이터를 내부적으로만 이용해야 하는지를 판단해야 한다.

한 임상의가 진료 패턴을 평가하기 위해 연구를 수행할 때, 그 목적은 환자 진료나 문서작성에 대한 임상의의 접근방법을 진료에 반영하고 이를 개선하는 데 있다. 그러므로, 최종 보고서에 상세내용을 충분히 기술해야 후에 이를 참조할 수 있다. 최종 보고서에서는 변화를 채택하거나 거부한 이유를 명확하게 설명해야 한다. 그렇게 해야 후에 진료과정에 변화를 주자는 제안이 있을 때 임상의가 그 변화의 가치를 평가한 근거를 갖게 된다. 원하는 만큼 개선이 이루어졌는지 판단하기 위해 진료과정에 변화를 준 후에 임상의는 이 보고서를 이용해 연구를 재현할 수 있어야 한다.

다른 사람이 읽을 수도 있는 보고서(A Report That Other May Read)

연구 임상의 외에 다른 사람이 보고서를 보는 경우, 그 대상이 누군가에 따라 설명의 양이 달라진다. 연구한 과정과 거기에서 쓰는 표현에 대해 알고 있는 다른 임상의가 그 대상인 경우, 조정해야 할 부분이 매우 적을 것이다. 같은 분야의 임상의가 정의와 개념에 대해 이해를 한다고 하더라도, 용어와 조작적 정의는 임상의마다 다르게 쓸 수도 있으므로 이에 대해서 설명할 필요가 있다.

보고 대상자가 임상의가 아니거나 전공분야가 다른 임상의인 경우, 보고서 내용을 더 조정해야 할 것이다. 외부 대상자는 문제나 과정의 정확한 성격이나 이 연구가 그 문제를 얼마나 잘 나타냈는지를 이해하지 못할 수 있다. 연구 임상의는 그 연구가 실제 임상을 얼마나 잘 나타내는지에 대해 가장 잘 알고 있으므로 그 결과에 대해 누군가 얼마나 확신해야 하는지에 대해서도 가장 잘 인지할 수 있다. 보고서 내용을 조정할 때에는 데이터의 품질과 일관성, 데이터 수집 과정에서 예외의 종류와 수, 결과의 해석을 뒷받침하는 근거의 수준 등을 고려해야 한다. 연구의 모든 한계점은 신중하게 알아보고 권고사항을 제안해야 한다.

다른 사람을 위해 보고서를 조정할 때에는 그 보고서를 읽는 사람이 어떻게 데이터나 권고사항을 이용할 것인지에 대해 생각한다. 보고 대상자는 서로 다른 목적으로 연구 보고서를 읽을 수도 있다. 어떤 보고 대상자가 비용절감이나 다른 부서에 미치는 영향, 정책 개발에 관심을 가지는 한편, 임상의는 환자에게 보다 도움이 되는 방법을 가장 중요하게 생각할 수도 있다. 연구 임상의는 외부 보고대상자를 위해 데이터를 어떻게 해석해야 할지 예상하여 공정하고 유익한 방식으로 결과를 해석하는 데 강력한 영향력을 끼칠 수 있다. 다른 보고 대상자를 위해 보고서를 조정하는 이유는 *권고사항을 충분히 뒷받침하며, 권고사항을 잘못 해석하거나 데이터를 오용하지 않도록 충분히 설명하기 위함이다.*

결과 보급 (Dissemination of the Results)

소규모의 성과연구를 수행한다 하더라도 시간과 노력을 투자해야 하며, 그 과정에서 상당히 많은 것을 배울 수 있다. 배운 내용을 공유하는 방법을 고려해야 다른 사람들이 그 노력으로 인해 혜택을 누리거나 생각을 하면서 진료를 하려고 할 것이다. 우선은, 연구 임상의가 근무하고 있는 곳에서 정보를 공유하게 된다. 이러한 방법으로 확인된 얼마간의 통찰력으로 아마도 다른 사람들에게 유용한 권고사항을 만들 것이다. 그러나, 내부적으로 결과를 공유하는 것 외에 다른 전문가 모임에서 이를 공유하는 것을 고려해본다.

결과의 보급은 대규모의 보고 대상자에게 정보를 제공하고 이들과 연구했던 문제에 관한 대화를 하기 위한 목적으로 연구 경험, 방법, 결과, 그에 대한 해석을 공유하는 과정을 말한다. 각 성과연구는 커다란 조각퍼즐 중 한 조각으로 볼 수 있다. 결과를 공유하면 임상의가 퍼즐에서 다른 조각과 맞는(혹은 맞지 않는) 어떤 한 연구의 위치를 이해하기가 수월해진다. 과정과 결과를 논의할 기회를 가짐으로 임상의는 결과의 강점과 한계점, 연구가 다른 사람에게 미칠 수도 있는 영향력을 인정하게 된다. 결과를 공개토론 함으로 연구의 전향적인 관점을 유지할 수 있으며, 원하는 성과를 달성하는 방법에 대해 새로운 아이디어가 떠오를 가능성도 있다. 동료간의 대화를 통해 연구 방법론과 결과 해석이 분명해지거나, 개선되거나 완전히 달라진다. 이해 당사자와의 풍부한 대화를 통해 임상의는 연구자로서 성장하며, 향후의 연구방향이 보다 확실해지고, 성과측정 기술에 대해 보다 확신하게 된다.

다른 사람과 결과를 공유하게 되면 그 자체만으로도 자신의 진료방법을 검토하게 될 수가 있다. 이에 새로운 측정도구에 대해 알게 되거나 자신의 서비스 전달을 검토하는 방법에 대한 아이디어를 얻게 된다. 결과를 공유함으로 임상의는 자신의 진료방법을 개선하게 되고 이는 아마도 다른 임상의도 그러할 것이다.

보급 방법(Methods of Dissemination)

연구결과를 공유하는 데는 몇 가지 형식이 있다. 각각은 그 목적이 다르며, 그로부터 얻게 되는 혜택이 약간씩 달라진다. 데이터가 공개포럼에서 발표된다면, 연구방법은 임상시험심의위원회의 승인을 받아야 한다는 점을 기억해두자.

논의(Discussions)

성과연구 경험을 공유하는 가장 간단한 방법의 하나는 치료의 초점에 관심이 있는 임상의 및 연구자와의 비공식적인 논의를 통해 이루어진다. 이러한 논의는 직원회의, 전문가 회의, 전화나 이메일 또는 서신으로 이루어질 수 있으나, 그 목적은 일반적으로 사안을 명확하게 하거나, 연구에서 다루고 있는 무언가에 대한 다른 사람의 해석을 듣는 데 있다. 문제를 확인하는 데서 시작하여 결과를 해석하는 데 이르기까지 연구를 하는 과정에서 어느 때에든 이러한 논의를 할 수 있으며, 진행중인 품질개선 과정의 일부로 성과연구를 수행하는 경우에는, 이러한 유형의 논의가 일반적으로 이루어지며 이 때에는 임상시험심의위원회의 승인이 필요하지 않다.

내부 보고서(Internal Reports)

한 임상 상황이나 기관에 있는 임상의와 행정 관리자는 내부 보고서를 읽는다. 연구 임상의는 임상 행정관리자나 경영 관리자, 기관의 이사회에 보고할 수도 있다. 이러한 유형의 보고서에서 임상의는 앞서 논의한 모든 내용에 따라 모든 전문용어, 개념, 방법 및 연구의 한계점을 신중하게 설명한다. 그래야, 통계결과를 알맞게 적용된다. 품질개선과정을 위해 작성한 내부 보고서는 대중이 볼 수 있도록 데이터를 공개하려고 연구를 수행한 경우가 아닌 한, 임상시험심의위원회의 승인을 받을 필요가 없다.

포스터 발표(Poster Presentations)

포스터 발표는 큰 보드에 그래픽 형식으로 연구를 형식적으로 발표하는 것을 말한다. 보통 기관, 주 및 국가 단위의 전문가 학회에서 포스터 발표의 일정이 잡혀있다. 포스터를 준비하는 과정을 통해 임상의는 다른 사람과 공유할 만한 가장 중요하거나 흥미로운 부분을 확인할 기회를 갖게 된다. 포스터의 크기에 제한이 있으므로, 임상의는 공유할 요점에 초점을 맞춰 연구의 적용범위를 줄일 필요가 있다.

일반적으로, 포스터는 학회가 진행되는 동안 몇 시간 또는 며칠 동안 볼 수 있다. 임상의는 다른 사람과 내용을 논의하기 위해 정해진 시간 동안 포스터 옆에 서 있는다. 이러한 비형식적인 논의를 통해 연구작업을 구두로 발표하거나, 논의한 질문에 대한 접근방법을 취하거나, 유사한 주제를 다루는 다른 사람들의 경험과 비교할 기회가 마련된다. 포스터의 초록은 보통 학회 논문(monograph)이나 학회 주최측의 전문 저널에 실린다. 포스터 디자인 면에서는 출력물의 가독성, 배치, 재료, 삽화 이용 등을 제시한다(Portney & Craik, 1998; Portney & Watkins, 2000b). 포스터 제출 신청서에는 그 연구가 임상시험심의위원회의 승인을 받았음을 표시해야 할 수도 있다.

구연 발표 (Platform Presentations)

구연 발표는 보통 10분내지 30분 동안 청중 앞에서 구도로 발표하는 것을 말한다. 발표를 주최하는 학회위원회는 그 시간을 결정한다. 요점을 보여주도록 OHP, 슬라이드, 비디오 클립을 이용하여 발표를 할 수 있다. 발표시간이 끝날 무렵에는 보통 청중의 질문을 받는 시간을 배정한다. 이러한 유형의 발표는 포스터 발표보다 형식적이다. 발표제목 즉, 발표 주제는 흔히 학회 프로그램에 나와있으므로 그 주제에 관심이 있는 사람은 누구나 참석할 수 있다. 보다 형식을 갖춰서 많은 청중 앞에서 발표한다는 점에서 위축될 수도 있으나, 과정의 형식성과 시간 제한은 공유해야 할 중요한 연구결과를 확인하는 데 유용하다. 임상의는 청중의 질문에 즉각 대답을 하기 때문에 이 질문이 도전으로 여겨질 수도 있다. 연구를 수행한 사람으로서 임상의는 전문가임에 자부심을 갖되, 임상의는 방법, 투입요소, 과정 또는 성과에 있어 다른 사람들도 전문가일 수 있다는 점을 인정해야 한다. 청중의 질문에 대답하는 것은 동료와의 대화 중 한 부분이며, 초보발표자는 시험을 받고 있다는 느낌을 넘어서 자신의 연구가 실제로 다른 사람들이 중요하다고 생각하는 무엇인가에 희열을 느끼게 된다. 이 깨달음을 통해 자신감이 생겨 모든 연구자가 연구를 계속하도록 격려를 받는다. 구연 발표에 대해서는 시간, 슬라이드의 배치와 내용, 언어의 명료성에 대한 팁 등을 제시한다(Portney & Craik, 1998; Portney & Watkins, 2000b). 구연 발표 제출 신청서에는 그 연구가 임상시험심의위원회의 승인을 받았음을 표시해야 할 수도 있다.

상호검토가 안 된 글(Non-Peer-Reviewed Publications)

신문, 매거진, 트레이드 저널, 전자 게시판에 있는 상호검토가 안 된 글의 과학적 가치에 대해 반드시 검토할 필요는 없지만, 독자층의 관심을 끌기 위해서는 검토해야 한다. 임상의는 이 글을 통해 연구에 관한 글쓰기를 연습할 수 있으나 감사의 글 이외에는 제기된 질문에 관한 학문적 대화 방식으로 임상의가 크게 얻는 것이 없을 수도 있다. 대개, 이러한 유형의 글은 새롭지는 않지만 미발표된 데이터가 있는 특정 주제에 관해 발표된 논문이나 문헌 연구에 초점을 맞춘다. 이 글은 데이터를 수집하고 그 방법을 배우는 경험에 대해 보고를 하기에는 매우 유용하다. 이러한 글이 보통 원본데이터를 공개하지 않으므로, 임상시험 심의위원회의 승인을 받을 필요가 없다. 그러나, 임상의가 원본데이터를 포함시키고자 한다면 임상시험심의위원회의 승인을 받았음을 나타내야 한다.

상호검토 된 글(Peer-Reviewed Publications)

상호검토 저널의 글은 가장 엄격한 보급 양식으로 간주되며, 대개 원본데이터 발표에 초점을 맞추고 있다. 원본데이터를 제시한 글에는 임상시험심의위원회의 승인을 받았음을 표시해야 한다.

상호검토 과정에서 저널 편집자와 해당 분야의 전문지식을 가진 2인 이상의 동료가 글을 검토한다. 검토자 중 한 명은 그 글에서 이용한 연구설계 방법에 대한 전문지식을 갖고 있어야 한다. 그래야 설계, 통계 및 결과해석의 적합성을 검토할 수 있다. 암맹평가(blind review)에서 검토자는 저자에 관한 정보를 알지 못하므로 최대한 객관성을 유지할 수 있다. 원고는 보통 명확히 해야 할 점에 대한 제언과 함께 저자에게 돌려준다. 많은 글을 발표한 저자들마저도 원고를 다시 제출하도록 요청을 받으므로, 초보자는 그러한 요청에 주춤해서는 안 된다. 상호검토 수준은 연구 내용의 중요성, 데이터 수집과 검사에 대한 설계의 고초, 설명의 명료성 등에 관한 대화글로 보면 된다.

글이 발표되면 독자는 무한하다. 저널의 독자층과 인터넷 이용가능성을 따져보면 세계 곳곳의 독자들이 어느 때에든 기사를 볼 수 있다. 이렇게 하여, 특정 학회에서 포스터 발표나 구연 발표에 참석한 사람 외에도 그 주제에 관심이 있는 사람이면 누구나 그 연구작업을 이용할 수 있다.

협력 고려하기(Consider Collaborating)

연구를 공개해야 한다고 생각한다면, 그 과정에 대해 잘 알고 있는 사람과 협력하는 것을 고려해본다. 포스터 발표를 했거나 관심 분야에 대한 글을 발표한 다른 임상의는 지도와 격려를 해줄 것이다. 회사에서는 이러한 협력을 구하기가 용이하며, 책임자가 있어 학회 마감일을 늘 지킬 수가 있다. 누군가와 협력을 함으로 임상의는 포스터나 논문에 대한 책임을 공유할 수 있다. 각 당사자는 연구의 명확성과 정확성을 검토하는 상호검토자가 된다.

협력이 선택사항이라면 프로젝트의 개시 시점에 이를 정해야 한다. 양 당사자는 방법을 정하는 데 영향을 미칠 수 있으며, 관련 문헌에 대해서도 많은 것을 알게 된다. 연구설계, 연구 수행, 성과 해석, 저술에 일차적 책임을 지는 사람들은 그 기여도에 따라 저자 또는 기여자로 써야 한다(Hoen, Walvoort & Overbeke, 1998). 이처럼, 연구를 발표하는데 누군가와 협력을 할 때에는 연구수행과 논문작성을 하는 데 중요한 사람인 경우 그 협력자를 저자 목록에 포함시킨다.

임상의가 포스터나 논문을 만드는 과정에 대해 조언을 구하고자 하나 연구는 혼자 진행하는 경우, 동료들은 포스터나 논문의 초안이 작성된 후에 이를 검토한다. 이러한 수준의 도움은 연구 설계, 해석, 저술 과정에 약간 기여를 한 것이므로, 이 사람들은 보통 저자에 포함시키지 않고 논문의 끝부분에서 그 기여도를 인정한다.

다른 사람과 연구를 공유하면 임상의가 그 연구에 대해 이해하고 있는 내용을 명확히 하는 데 도움이 되며, 그 연구가 지식 기반에 추가가 되어 다른 사람에게도 도움이 된다. 이렇게 성과연구로 연구를 수행한 임상의의 진료환경에서 진료방법이 개선되나, 이 연구에 대한 내용을 읽을 수 있는 임상의의 진료환경에서도 진료방법이 개선되어 더 큰 효과를 낼 수 있다.

요약 (Summary)

본 장에서는 데이터의 두 가지 적용방법을 살펴보았다. 첫 번째는 환자 관리와 문서작성을 개선하기 위해 임상의의 진료방법을 알아내는 것이다. 두 번째는 보고서를 접할 수 있거나 연구의 혜택을 볼 만한 다른 사람들에게 발견사실을 보급하는 것이다. 최종 보고서의 개요에서는 데이터를 임상적 의사결정을 하는 데 어떻게 이용할 수 있는지, 혹은 이용할 수 없는지에 대한 질문에서부터 해석에 이르기까지 연구를 체계적으로 정리하는 방법을 보여주고 있다. 두 가지 적용방법 모두 데이터가 어떻게 서비스 전달의 질을 향상시킬 수 있는지를 결정하도록 성과연구의 전체 과정을 신중하게 살펴봐야 하며, 서로 다른 목적으로 보고서를 이용하는 여러 보고 대상자가 있음을 이해해야 한다. 연구를 다른 보고 대상자들과 공유하는 임상의는 연구에 대해 기술하고, 데이터를 잘못 적용하는 일이 거의 없도록 공정하고 신중하게 결과를 해석하는 데 책임을 진다.

참고문헌(References)

Hebbeler K (2004). Uses and misuses of data on outcomes for young children with disabilities (draft). Early Childhood Outcomes Center, US Office of Special Education Programs, fpg.unc.edu/~ECO/pdfs/ECO_Outcomes_Uses.pdf

Hoen WP, Walvoort HC, Overbeke AJPM (1998). What are the factors determining authorship and the order of the authors' names? JAMA 280:217–218.

Lilford R, Mohammed MA, Spiegelhalter D, & Thomson R (2004). Use and misuse of process and outcome data in managing performance of acute medical care: Avoiding institutional stigma. The Lancet 363:1147–1154.

Polgar S & Thomas SA (2000). Presentation of health science research. In: Introduction to Research in the Health Sciences, 4th ed. Churchill Livingston, NY.

Portney LG & Craik R (1998). Sharing your research: Platform and poster presentations. Magazine of Physical Therapy, pp. 72–81.

Portney LG & Watkins MP (2000a). Ethical issues in clinical research. In: Foundations of Clinical Research: Applications to Practice, 2nd ed. Prentice Hall Health, Saddle River, NJ.

Portney LG & Watkins MP (2000b). Reporting the results of clinical research. In: Foundations of Clinical Research: Applications to Practice, 2nd ed. Prentice Hall Health, Saddle River, NJ.

Rushton L (2000). Reporting of occupational and environmental research: Use and misuse of statistical and epidemiological methods. Occupational and Environmental Medicine 57:1–9.

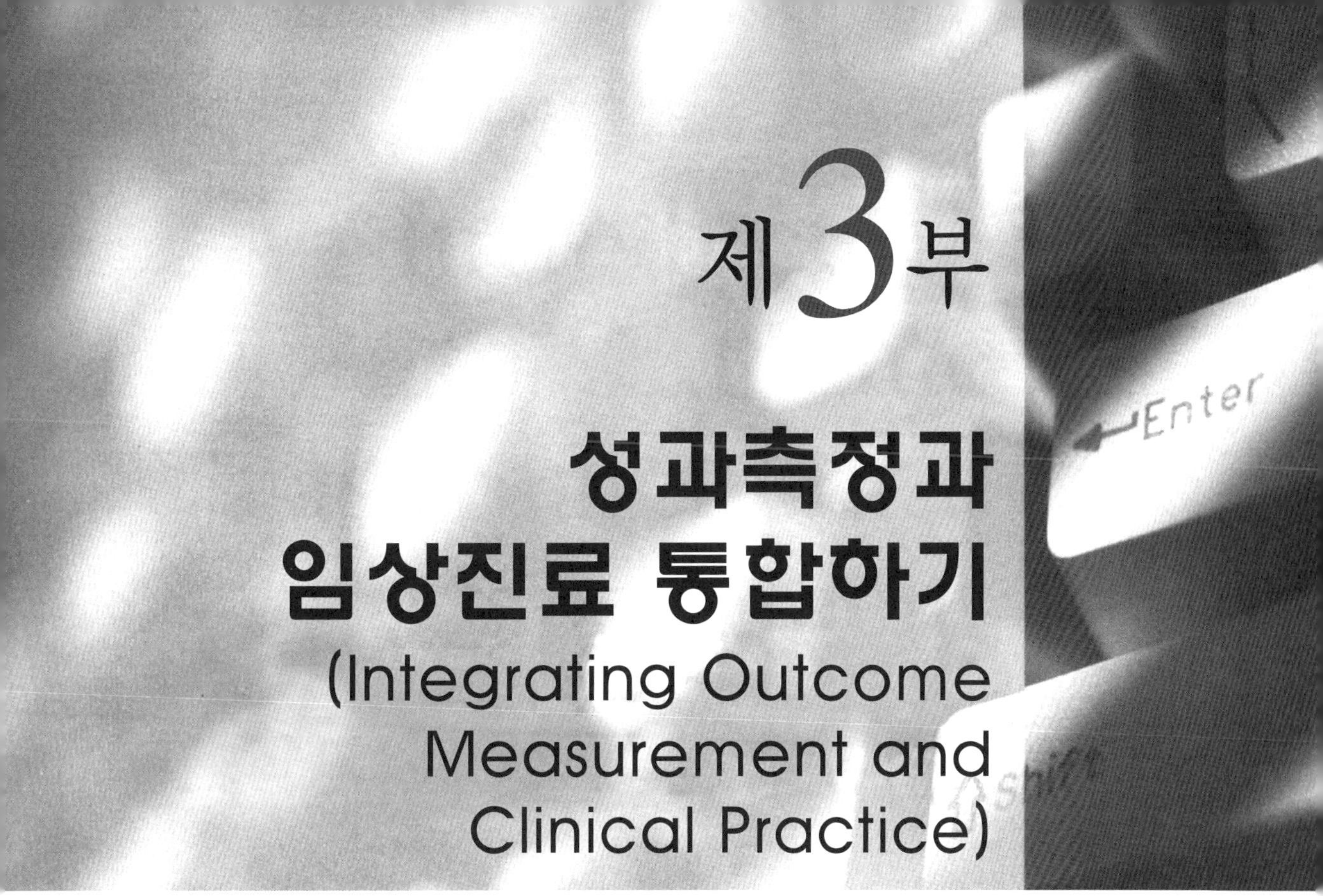

제 3 부

성과측정과 임상진료 통합하기 (Integrating Outcome Measurement and Clinical Practice)

본 교재의 제 1편은 성과관점, 측정 영역, 환자관리의 측면을 정리하는 데 도움이 되는 모형 등을 이용하는 데 관한 기본적인 정보를 제시했다. 제 2편은 고찰과 근거중심의 진료개선을 위한 방법으로서 임상의가 자신의 진료를 받은 환자의 차트를 이용하여 후향적 연구를 수행하기 위한 방향을 제시했다. 제 3편은 서비스 전달에 대한 대형 체계의 관점과 진행중인 과정으로서 성과측정과 관리를 어떻게 이용할 수 있는가를 다루고 있다.

진료방법을 변경하거나 다른 임상의가 연루되는 성과연구 수행에 대해서 생각해볼 때, 고려해야만 하는 요인들이 있다. 대규모 연구를 수행하여 얻는 많은 이점 중에 가장 확실한 것은 그 결과가 실제 상황을 보다 잘 반영한다는 점이다. 한편, 더 많은 사람들이 연루되어 연구의 규모가 커지면서 누군가는 그 길을 이끌어야 한다. 연구 관리자는 잠재적 비용, 의사의 우려, 고찰 과정을 통해 그룹을 지도하는 책임 등에 대해 알아야 한다. 제 3편에서는 연구 관리자가 대규모 연구를 수행하기 전에 고려해야 할 사안과 대규모 연구를 토대로 품질개선과정에 성과측정을 통합하는 방법을 소개하고자 한다.

제13장

성과연구를 수행하는 데 고려해야 할 사항 (Considerations for Conducting Outcome Studies)

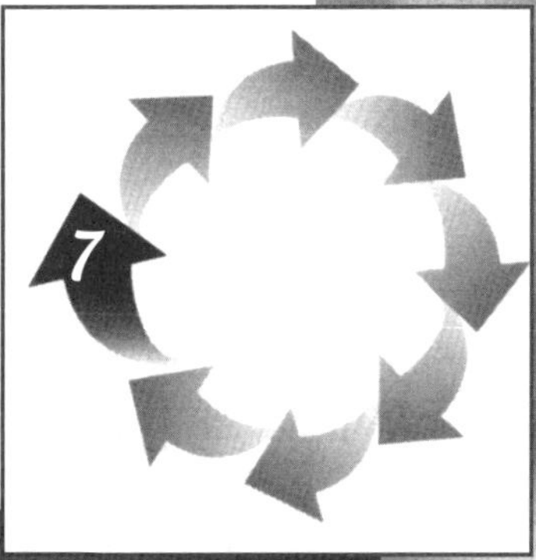

주요 용어

총괄 연구 책임자
의사소통
교육
의욕
합의
프로젝트 비용

본 장의 성과

- 성과 관리자의 책임 기술
- 의사 준비과정 기술
- 성과연구와 관련된 비용 기술
- 성공률을 높이는 전략 확인

임상의는 성과연구를 수행하는 데 겁먹을 수 있다. 가장 간단한 성과연구라 하더라도 질문을 확인하고, 데이터를 수집하며, 결과를 해석 및 사용하는 데 신중하게 생각하고, 근면해야 하며, 시간을 투자해야 한다. 이러한 수고를 하더라도 머피의 법칙("잘못될 수도 있는 일은 반드시 잘못된다")을 피해갈 수는 없으므로, 결손데이터, 컴퓨터 바이러스, 수집했어야 하는 데이터에 관한 뒤늦은 생각 등으로 가장 열정적인 자료 수집가와 헌신적인 임상의의 신경이 흐트러질 수 있다. 그럼에도 불구하고, 진료패턴에 변화를 주기 전과, 주는 과정, 그 후에 수집한 객관적인 증거를 비교하는 사색적 과정을 통해서 물리치료서비스의 품질과 책임성을 개선하는 것이 유일한 방법이다. 연구를 일단 마치고 나면, 다음 연구는 덜 어려워 보인다.

지금까지, 이 책에서는 임상의 1명의 성과를 평가한 내용을 다루었다. 여러 임상의가 구축한 데이터를 포함하도록 성과연구를 확장시키면, 연구의 성공률을 최대한으로 높이기 위해 고려해야 할 요인들이 있다. 본 장에서는 여러 치료사를 대상으로 하는 후향적 연구의 실행계획을 검토하고자 한다.

성과 중독(Outcome Addiction)

진료와 문서기록 패턴에 대한 임상의 개인의 통찰력은 매우 강력할 수 있으므로, 가장 분별력 있는 사람이 직원회의에서 변경 목록을 이행하는 권한을 맡는다. 소규모의 예비연구나 하나의 진단그룹으로 구성된 표본에서 얻은 데이터로도 성찰적 임상의에서 공격적인 성과 전문가로 탈바꿈하는 일이 발생한다. 데이터는 임상의의 진료방법 전체를 거의 대표하지 못한다. 그러나, 성과연구를 수행하는 과정에서 알 수 있는 점은 임상의가 이를 공유하도록 강요받는 느낌이 강하다는 것이다. 이는 연구를 끝마치는 과정에서 나타날 수 있는 정서적 반응이다.

서비스를 얼마나 전달했는가와 성과연구를 하기 전에 무엇이 기록되었는가에 대한 가정과 기억은 실제 수집할 수 있는 데이터와 비교했을 때 차이가 있곤 했다. 때로, 데이터 세트를 취합하기 쉬웠다던가 결과가 예상성과를 확인해주었기 때문에 기록과정의 수준을 자랑스러워하고 이에 안심하게 된다. 때로, 임상의는 데이터 수집 과정으로 인해 좌절하거나, 데이터에 일관성이 없어 당황하거나, 기대와 다른 결과로 인해 놀라기도 한다. 임상의가 진료와 기록에 관해 어떠한 가정을 했는지, 그 결과가 진료행위에 유의한 변화를 야기하도록 영향을 미쳤는지의 여부와는 상관없이, 연구를 수행하는 것이 객관적으로 상황을 살펴보는 유일한 방법이었다는 강한 인식이 있다. 임상의는 걸려든 것이다!

연구 결과를 잘못 적용하는 일이 없도록 하고 연구의 권고사항을 받아들이도록 다른 임상의를 설득하고자 하는 바람을 누그러뜨리도록 다음 사안을 고려한다.

예비연구 데이터는 진료를 그대로 나타내지 못할 수 있다
(Pilot Data May Not Fairly Represent Practice)

처음으로 수행한 연구의 표본크기가 작다면, 데이터는 환자나 환자에 관한 기록에서 나타나는 실제 변화를 나타내지 못한다. 작은 표본크기를 토대로 한 권고사항은 기록의 일관성을 높이거나 절차의 표준화하는 데 초점을 맞춰야 하나, 환자관리에서의 변화를 권고할 때에는 보수적인 입장을 취해야 한다.

예비연구에서는 표본추출에 편향이 생기기 쉽다. 여러 차트를 검토할 수 있지만, 제대로 기록이 되어있는 차트만을 데이터 세트에 포함시키도록 선정한다. 제외한 차트는 데이터에 나타내지 않는다. 이러한 차트를 포함시켰다면 결과와 권고사항이 매우 달라졌을 것이다.

표본의 크기가 작은 경우, 임상의는 두 가지를 선택할 수 있다. 우선, 가장 권장하는 방법으로, 더 많은 피험자를 추가하여 통계를 다시 내는 것이다. 원래의 결과가 그대로 유지된다면, 임상의는 그 결과에 대해 보다 확신할 수 있게 된다. 둘째로, 임상의는 결과에 영향을 미칠 만한 기록과정에서 가장 변동이 심한 부분을 확인하여 그 변동성을 줄이도록 변화를 실천해야 한다. 그런 다음, 또 다른 예비연구를 수행하여 변동성이 예상만큼 감소했는지를 확인한다.

한 명의 임상의가 다른 여러 임상의를 대표하진 못한다
(One Clinician May Not Reflect Other Clinicians in a Practice)

한 명의 임상의에게 얻은 데이터는 그 임상의의 이야기만을 말해준다. 다른 임상의의 차트에도 기록상에 동일한 모순이 존재한다고 가정한다 하더라도, 다른 임상의의 차트에서 얻은 데이터로 그 가정을 확인해볼 필요가 있다. 데이터가 한 사람 만을 대표한다면, 모든 의사에게로 권고사항을 일반화하지 않도록 주의한다. 권고사항을 일반화하려는 경우, 임상의는 다른 의사들에게 결과를 제시하고, 한 사람을 대상으로 연구한 것임을 분명히 나타내야 한다. 그런 다음에는 두 가지 방법 중 하나를 선택한다. 즉, 각 치료사가 동일한 연구를 수행하도록 하거나, 하나의 그룹 연구를 권장할 수도 있다. 그 그룹에 속한 구성원 모두가 가진 나쁜 습관을 끝까지 고집할 수 있으므로 후자는 위협적이 될 수가 있다.

성과연구를 배우는 데는 시간이 걸린다
(Learning About Outcome Studies Takes Time)

연구를 수행하려는 성찰적 임상의는 기록 습관을 드러내는 데 불편해할 수가 있으나, 진료방법을 개선하는 것이 더 중요하므로 임상의는 개인적으로 내키지 않은 일을 넘기게 된다. 진료에 대한 책임성을 향상시키겠다는 개인적 헌신은 강력한 동기유발원이 되나, 이는 동일한 임상진료상황에서 다른 사람에게는 우선순위가 아닐 수도 있다. 성과연구를 마친 임상의는 다른 임상의가 각자의 진료패턴을 객관적으로 측정한다고 생각함을 존중할 필요가 있다. 별로 내켜 하지 않는 사람에게 성과연구를 강요하면 선의의 활동이 위협적인 활동으로 변질될 수 있다.

성과측정을 학습하는 데는 시간이 걸린다. 연구 임상의는 프로젝트의 각 단계를 점진적으로 학습하므로 현재 이해수준으로 학습을 하려면 오랜 시간이 걸린다는 점을 기억해야 한다. 연구를 마치는 시점의 권고사항은 임상연구로 인해 얻을 수 있는 이득은 일부일 뿐이다. 임상의는 성과데이터의 장점을 칭찬하고자 할 때, 학습곡선을 제대로 인식하도록 조심해야 한다. 같은 임상 환경에 있는 다른 임상의는 시간을 투자하지 않거나 개념체계, 용어 또는 과정에 대한 지식을 그만큼 갖추고 있지 않을 것이다. 자기성찰을 위해 차트를 공개할 다른 임상의를 모집하거나 변화를 이루려는 시도는 반대에 부딪칠 수 있다. 그러므로, 다른 임상의를 이해시키고 협력을 구하기 위해 문화 적응 및 교육과정을 신중하게 고려해야 한다.

동일한 사안에 대한 여러 예비연구를 통해서나 표본크기가 커지면서 일관된 결과가 나오고 다른 임상의들이 귀감이 되는 과정에 흥미를 보인다면, 그 환경은 여러 임상의와 함께 연구를 진행할 준비가 되었을 것이다. 이 경우에 연구 과정의 구성을 감독할 총괄 연구 책임자를 확인해야 한다.

총괄 연구 책임자의 책임(Project Manager Responsibilities)

의지와 의사소통(Commitment and Communication)

총괄 연구 책임자는 성과연구를 수행하는 데 필요한 에너지와 의지, 기본적인 지식을 갖추고 있어야 한다. 이 책임자는 연구를 설계하거나 자문가와 언제 협력해야 할지를 알고, 데이터를 모으고 입력하는 데 이용하는 도구에 관해서도 많이 알아야 한다. 총괄 연구 책임자는 적임자에게 역할을 교육시키고, 데이터 수집과정과 보고서 작성 과정의 체계를 세울 수도 있다. 총괄 연구 책임자가 통계와 데이터 분석에 대해서 잘 안다면 좋지만, 그렇지 않다면, 통계전문가와 효율적으로 협력하는 것이 더 중요하다. 마지막으로, 이 책임자는 훌륭한 의사전달자이자 동기유발자가 되어야 한다. 즉, 다른 의사들에게 연구의 목표, 절차, 이점 등을 교육하고, 데이터 획득 방법에 대해 피드백 및 격려를 해주며, 연구의 결과와 임상에서 그 결과가 의미하는 바를 설명한다. 동료 임상의가 정확하고 완전한 데이터를 제공하는데 계속 흥미를 갖고 전념하는 데 있어 동료와의 성공적인 의사소통이 반드시 필요하다.

질문 확인하기(Identifying a Question)

총괄 연구 책임자는 연구해야 할 많은 질문을 확인할 수 있는데, 많은 임상의가 참여할 수 있도록 그들이 인지한 질문에 대해 물어보는 것이 현명할 수 있다. 총괄 연구 책임자는 무응답에서 수많은 응답에 이르기까지 어떤 응답이든 들을 준비를 해야 한다. 임상의가 응답을 하지 않는다면, 책임자는 재량껏 호소력이 있을 만한 연구를 제시한다. 응답이 너무 많으면 요령껏 다른 임상의가 소외감을 느끼지 않도록 하나의 연구를 확인할 수 있다.

무엇을 연구해야 하는가에 대해 수많은 답을 해주었다면 그에 대한 해결책으로 일련의 질문, 즉 질문 목록을 작성한다. 총괄 연구 책임자는 관련 비용과 진료에 적용했을 때의 잠재적 혜택을 따져본 후 질문의 우선순위를 정한다. 단순히 하나의 질문으로 시작한다면 데이터 수집 절차도 간단해진다. 이어지는 질문의 우선순위를 정하면 총괄 연구 책임자와 그 구성원들이 언제 그 질문에 대해 연구를 하게 될지 그 시기를 알 수 있다. 첫 번째 연구에서 얻은 정보는 이후의 연구방향에 영향을 줄 수 있으므로, 이전의 모든 연구에서 수집한 정보와 경험에 따라 우선순위 목록을 재편성한다.

시간 및 과제 관리(Time and Task Management)

총괄 연구 책임자는 조직적으로 일해야 하며 효과적인 시간관리 기술을 갖춰야 한다. 책임자는 여러 출처로부터 수집하는 데이터의 수집과정을 추적하고 가능하다면 임상적 책임을 진다. 성과연구를 성공적으로 마치기 위해서는 동시에 여러 과정을 관리하고 성과연구 경험에 대해 모두가 긍정적인 자세를 취하게 하는 능력이 중요하다.

임상시험심의위원회의 준비(Institutional Review Board Preparation)

임상시험심의위원회(IRB) 절차가 있는 임상기관에서 총괄 연구 책임자는 서류를 준비하고 임상시험심의위원회(IRB)의 설명요청에 대응한다. 책임자는 검토할 필요가 있는 연구의 유형에 대해 잘 알고 있어야 하며, 신청서에서 위원회가 보고자 하는 것이 무엇인지를 이해해야 한다. 책임자는 자신의 기록을 데이터로 쓰는데 동의한 환자의 동의서를 임상시험심의위원회(IRB) 승인 신청서와 함께 제출해야 할 수도 있다. 공식적인 임상시험심의위원회(IRB)가 없는 곳에서는 연방지침에 따라 동의서에 환자의 서명을 받아야만 차트를 이용할 수 있다. 또한, 임상에서 가장 관심을 두고 있는 것은 임상연구계획서를 검토할 위원회를 만드는 것일 수도 있다. 한 명 이상의 위원회 구성원이 연방 규정에 대해 잘 알고 있어야 한다. 연구를 수행하는 대학이나 의료기관에서 연방 규정에 대해 잘 알고 있는 사람을 고용할 수도 있다.

교육 및 의욕 관리(Education and Morale Management)

총괄 연구 책임자는 의사 훈련과 사기충전에 책임을 진다. 자원을 해서 연구에 참여할 수도 있으며, 연구에 참여하도록 배정을 받을 수도 있다. 자원자는 프로젝트에 상당한 관심을 가지고, 연구 활동을 편안하게 받아들이며, 연구방법의 일부인 과정을 표준화하는 데 공감한다. 자원자를 훈련시킬 때에, 책임자는 연구를 수행할 가치가 있다고 믿는 사람들을 교육한다.

성과연구에서 도움을 주도록 배정된 임상의는 전적으로 성과연구에 참여하는 데 열마간의 장애가 있다. 그 중 하나는 업무량이 더 많아진다고 생각한다는 점이다. 현재 기록 과정은 상당히 복잡하고 시간이 많이 걸린다. 차트 검토 활동이나 기록과정에 참여하도록 임상의를 배정했을 때, 그 업무에 전혀 순응하지 않거나 전적으로 순응하지 않을 가능성이 커진다. 총괄 연구 책임자는 모든 구성원에게 데이터를 수집하는 이유와 연구절차의 무결성을 뒷받침하기 위해 데이터를 이용하는 방법을 반드시 이해시켜야 한다. 큰 그림과 그 큰 그림 내에 연구 단계가 어디에 위치해 있는지를 설명하면 구성원이 연구를 하는 이유와 연구의 방향을 이해하는 데 도움이 된다. 임상의와 환자가 중재의 성과에 대해 잘 알아야 하는 것처럼, 총괄 연구 책임자와 그 구성원도 연구 과정에 전적으로 참여하기 위해서는 연구 목표를 잘 이해해야 한다.

최종 보고서 작성(Preparation of the Final Report)

총괄 연구 책임자는 모든 목적과 권고사항을 보고서로 작성한다. 보고서의 구성요소는 제 12장에서 설명했다. 여기에서는 보고서 작성에 기여하는 구성원을 조직하는 방법을 다루고자 한다.

다른 연구자들이 임상연구에 깊이 관여했다면, 관여한 부분을 저술하거나 편집하는 데 참여하도록 요청하는 것이 바람직하다. 총괄 연구 책임자는 날짜를 정하고, 저술할 주제나 절을 분명히 나타내며, 저술가가 이용해야 하는 지침을 확인하고, 초고를 모아야 한다. 과제를 배정하기 전에 체계적으로 정리해야 총괄 연구 책임자가 보고서 완성을 감시할 수 있다.

다른 연구자가 기여한 여러 가지 구성요소를 편집하는 데는 주의를 기울어야 한다. 최종 보고서는 한 명의 저자가 쓴 것처럼 읽혀져야 한다. 다른 임상의가 동일한 문제를 기술하고 있음을 모를 수도 있으므로 반복되는 부분이 흔하게 발견된다. 용어는 다르게 쓸 수도 있지만, 일관성 있게 편집해야 한다. 머리글과 표 형식이 다를 수도 있지만, 일련의 기준을 적용하여 정렬해야 한다. 최종 초안이 완성되면 인쇄하여 보급하기 전에 보고서를 편집하거나 의미를 명확하게 하도록 연구에서 중요한 역할을 했던 모든 당사자에게 초안을 제공한다.

의사들을 준비시키기(Staff Preparation)

옛말에 "쓰레기를 넣으면 쓰레기가 나온다"라는 말이 있다. 성과연구에서는 수집한 데이터만큼의 결과가 나오며, 결과의 품질은 데이터를 기록하는 임상의에 따라 달라진다. 여러 임상의가 관여하는 연구에서 대규모 데이터 세트를 보다 신속하게 구성할 수 있지만, 데이터가 대충 나올 경우도 더 많아진다. 여기에서는 여러 임상의가 관여하는 성과연구의 결과에 영향을 미치는 변수 일부를 검토하고자 한다.

성과연구의 필요성에 대한 합의
(Consensus on the Need for Studying Outcomes)

합의는 진료방법에 대해 평가할 필요가 있음에 의사들이 동의를 하는 것으로 시작한다. 얼핏보기에는 동의하는 게 쉬워 보인다. 즉, 대부분의 임상의는 가능한 한 최선의 서비스를 전달하길 원한다. 그러나 실제로 성과데이터를 수집하는 것은 몇 가지 이유에서 임상의 개인을 위협하는 것처럼 여겨질 가능성이 있다.

연구를 위해 선정한 과정이나 주제의 상대적인 가치 때문이다. 연구가 된다는 자체만으로 그 과정을 보다 철저히 이해해야 하는 중요한 과정으로 여긴다. 성과연구에 참여하지 않거나 그 과정을 이용하지 않는 임상의는 중요한 무언가가 빠졌다고 여기거나 자신이 이용하고 있는 과정이 연구가치가 떨어진다고 생각할 수도 있다. 성과데이터를 수집하는 목적과 단계, 의사들이 그에 따라 성과데이터 수집에 기여할 기회를 규정한 장기계획을 마련하여 연구의 장점을 의사들에게 납득시킬 수 있다.

임상의는 연구할 성과에 대해 의견을 달리할 수도 있으며, 다른 성과연구가 더 나을 것이라 확신하기도 한다. 이 경우에는 제기된 연구 각각의 동기에 대해 논의하면 의사들이 연구선정의 이유를 납득하는 데 도움이 될 것이다. 그 과정에는 각 연구를 시행하는 데 필요한 실행계획, 연루되는 구성원의 수, 데이터 세트를 구축하는 데 필요한 환자의 수, 현실적으로 데이터를 수집하는 데 걸리는 시간, 가장 중요한, 연구 결과로 해결되는 당면한 문제 등을 논의한다. 다양한 연구의 장점과 예상성과를 설명함으로 모두의 관심사를 다루는 성과연구에 대한 장기계획을 세울 수 있다.

의사들 간에 신뢰와 존경이 있는 곳에서 성과연구의 필요성에 대한 합의를 이끌어내기가 쉽다. 모두가 하나의 진료방법을 쓰는 데 임상의 모두가 가치를 부여하는 경우, 연구할 하나의 질문을 선정한다고 해서 그 질문의 중요성을 과장한다거나 연구하지 않은 질문의 중요성을 축소하는 것으로 해석되어서는 안 된다.

데이터 사용에 관한 합의(Consensus on the Use of Data)

임상의가 고용상태, 보너스 지급, 승진기회, 그 외 전문분야 발전의 개인적 측면 등에 관한 의사결정에 영향을 미치는 데 데이터가 사용된다고 생각한다면, 자신이 위태롭다고 생각할 수가 있다. 예를 들어, 각 환자에 대해서 어떤 임상의가 서비스를 제공했는지를 코드화한 성과연구는 노련한 임상의와 초보 임상의의 진료를 비교하는 데 유용할 수 있다. 그러나, 이러한 유형의 연구에서 임상의의 수행능력평가와 고용상태에 영향을 미치는 데이터를 이용하게 된다는 우려가 있을 수 있다. 이런 점에서 자신이 위태로워진다고 생각하는 구성원은 수행능력평가가 하나의 통계적 사실에 관한 성과가 아니라 광범위한 여러 기술을 토대로 한다는 점을 분명하게 확신 받아야 한다. 또한, 성과연구의 목적이 최선의 진료에 대한 근거를 확인하는 거라면, 그 연구의 발견사실을 통해 임상의는 모든 점에서 뛰어나도록 자기개발에 힘쓰도록 하고, 그 발견사실이 더 나쁜 경우 누구도 덜 효과적이라고 해석하지 않도록 의사들을 안심시켜야 한다.

최선의 진료패턴 확인의 가치(The Value of Identifying Best Practice Patterns)

의사는 성과연구로 인해 중재를 표준화하게 되고, 이로 인해 임상의가 창의성을 잃고 맞춤식 개별진료도 이루어지지 않는다고 생각할 수 있다. 이런 경우, 의사가 중재를 하면서 창의적인 문제해결능력을 선보일 여지는 늘 있다. 한편, 측정도구나 중재의 표준화는 임상진료에서 부정적인 것으로 여겨진다는 개념 또한 바뀌어야 한다. 임상의가 사용하는 접근방법이 다양하고 끊임없이 새로운 중재방법을 찾는다는 것은 바로 효과가 있는 중재방법을 뒷받침하는 근거가 부족한 결과이다. 한 중재방법이 보다 효율적이고 효과적임을 보여주는 근거가 있었다면, 대부분의 임상의는 그 표준에 따랐을 테고 그 방법이 적절한 중재방법이었음을 알았을 것이다. 실제로, 뇌졸중, 고관절과 슬관절 전치환술, 고관절 골절과 같은 진단을 받은 환자를 관리하는 근거중심 프로토콜과 임상경로를 통해 입원일수가 줄어들고, 장기적 성과가 개선되며, 비용을 절약하고, 진료의 질을 향상됨을 보았다(Baker 등, 1998; Kim 등, 2003; Koval 등 2004; Thomas, 2003; Wee 등, 2000).

기록 시간에 미치는 영향(The Impact on Documentation Time)

임상의는 기록을 하는 과정에서 성과데이터를 수집하는 일이 부담이 될까 우려할 수도 있다. 임상의가 성과데이터를 수집하는 데 있어 가장 큰 장애물 중 하나는 빠듯한 일정과 너무 긴 문서화 요구사항이다. 데이터를 정확하게 포착하는 방법을 개발할 때 기록을 작성하는 시간과 방법을 신중하게 고려해야 한다.

후향적 차트 검토의 경우, 총괄 연구 책임자는 데이터를 수집하는 데 얼마나 많은 임상의가 필요한지를 결정해야 한다. 총괄 연구 책임자가 다른 임상의의 차트에서 데이터를 수집하는 것이 한 가지 방법이다. 이 경우에 임상의는 추가로 문서화를 하는 데 시간을 쓰지 않아도 된다. 그 반대로, 모든 임상의가 차트의 데이터를 제출하도록 요구할 수도 있다. 이때에는 업무를 분담하여 데이터 수집을 신속하게 할 수 있지만, 코드를 입력하는 사람이 많아지면 코드화의 신뢰도를 보장하도록 이들을 훈련해야 하며, 모두가 그 방법을 충실히 지키도록 합의가 형성되어야 한다. 일반적으로, 데이터 수집에 흥미를 보이는 몇몇의 임상의가 데이터를 수집한다. 자원자는 연구에 몰두하게 되며, 추가 작업을 배우는 과정이라고 인식하기 쉽다. 요점은, 많은 임상의가 데이터를 수집한다고 했을 때 코드화의 신뢰도에 문제가 생길 위험이 커지는 한편, 소수의 임상의가 데이터를 수집한다면 연구의 투명성이 떨어져 데이터 수집에 쓴 차트를 작성한 임상의가 더 큰 의심을 불러일으킬 수 있다. 분명하고 빈번한 의사소통이야말로 비밀을 지키겠다는 인식을 최소화하는 중요한 전략이다.

예비연구에서 기록과정에 변화를 주어야 한다고 권장하고 향후 후향적 연구에서 보다 구체적인 데이터를 제시한 경우, 추가 정보를 수집하는 방법에 대하여 신중하게 생각해야 한다. 총괄 연구 책임자의 입장에서는 별도의 서식을 고안하는 것이 더 쉬울 수 있지만, 이러한 서식은 임상의 입장에서 더욱 번거롭고 불필요하다고 여길 수 있다. 데이터 포착 과정은 시간효율적으로 이루어져야 하며, 가능하다면 현재 문서화 과정에 통합시킨다. 이미 표준화된 접수양식에 몇 가지 항목을 추가하거나, 임상의가 진료를 하면서 이미 사용한 양식을 완성하면서 해당하는 곳에 원을 그려 대답을 표준화하거나, 임상의에게 진료받는 시간을 방해하지 않도록 환자가 입원할 때 내원 전 설문지를 제공하는 방법으로 데이터를 포착할 수 있다. 성과연구를 하기 위해서는 모두가 더 수고를 해야 하지만, 이 작업을 자연스러운 진료 과정에 통합시키고 임상의의 시간을 존중하면 데이터 수집과정에 더욱 따르게 하는 데 크게 도움이 될 것이다.

문서화 과정의 변화(Documentation Changes)

임상의는 표준화된 평가방법이나 노트필기 형식을 마지못해 이용하는 것일 수도 있으나(Russek 등, 1997), 성과연구에서는 연구에 참여하는 임상의 모두가 동일한 방법으로 매우 구체적인 정보를 수집하고 이를 문서화해야 한다. 표준화된 측정도구를 사용하기 위해서는 사용자가 그 도구의 점수를 신뢰할 수 있도록 교육을 받아야 할 수도 있다. 적절하고 완전하게 문서를 작성할 수 있는 전략이 몇 가지 있다.

성과연구를 설계할 때, 이미 수집한 데이터의 출처 외에도 보고자 하는 변수를 확인한다. 의무기록의 일부로 이미 기록된 데이터를 포착하게 되면 부담이 덜하다. 임상의는 이미 이 정보를 기록했기 때문에, 항목을 기록하는 방법을 표준화하는 작업만이 필요할 수도 있다.

일상적으로 수집하지는 않지만 향후 연구에서 이용할 수 있도록 일상적인 문서작성 시 추가되는 데이터의 경우, 이해, 작성 및 접근하기 쉬운 문서형식을 고안하는 데 도움이 된다. 이해의 용이성은 모두가 알아듣기 쉬운 정의를 사용한다는 것과 관련이 있으므로, 환자의 반응을 표시하거나 코드로 나타내는 방법이 애매모호하지 않다. 원으로 표시한 대답을 정리하거나 체크가 된 항목을 열거하면 기록된 대답의 종류에 크게 변동이 없고, 항목을 신속하게 작성할 수 있다. 어떤 서식이나 측정도구가 문서작성과정에 추가된다면, 그 서식을 필요로 하는 모든 임상의에게 서식이 영향을 미치는 과정을 확인하는 것이 중요하다. 이는 확인된 위치에 많은 서식을 보관하거나 사무직원이 그 양식을 환자차트에 끼워 넣는 것만큼 간단할 수 있다. 기록에 남겨야 하는 항목이 보기 불편한 곳에 있다면, 바쁜 와중에 그 항목을 지나쳐 결손데이터가 생길 수 있다.

데이터 코딩에 대한 의사 신뢰도(Staff Reliability for Coding Data)

조작적 정의를 확인하고 환자변수를 코딩하는 방법을 인정한 후에, 의사들은 신뢰도의 허용수준을 확립하도록 훈련을 받아야 한다. 평가자간 신뢰도는 동일한 상황, 특성 또는 품질을 동일한 방법으로 평가하는 코딩데이터의 능력을 말한다. 총괄 연구 책임자는 코드를 동일한 방법으로 적용하고, 데이터 수집에 연루된 모든 사람에게 코딩 예외사항을 알려주어야 한다. 여러 임상의가 데이터를 수집하는 경우, 모두 동시에 같은 장소에서, 같은 방식으로 차트를 검토하지는 않을 것이다. 모두에게 전달하는 의사소통

방법을 확립해야 코딩의 신뢰성을 유지하는 데 도움이 될 것이다.

환자기록 작성에 대한 의사 신뢰도 (Staff Reliability for Patient Documentation)

총괄 연구 책임자는 모든 데이터 제공자가 동일한 방법으로 검사 및 측정도구를 이용하기를 바랄 것이다. 여기에서 평가간 신뢰도는 때를 달리하여 검사를 수행하고 동일한 결과를 내는 능력으로, 여기에서 변하는 것은 시기 외에 아무 것도 없다. 결과를 문서로 남기는 방법과 관리업무의 조건은 반드시 동일해야 한다. 새로운 사람들이 어떤 시설에서 일하기 시작할 때, 자신의 행동에 따라 연구의 어떤 부분이 달라지는지 알아야 하며, 업무를 정확하게 해내기 위해서 훈련을 받아야 한다. 데이터를 작성한 의사는 관리업무와 문서화 표준이 그대로 유지되고 있는지 확인하도록 주기적으로 신뢰도 검사를 통과해야 한다.

모두의 기여도 인정 (Appreciation of Everyone's Contributions)

임상환경에 있는 모든 사람이 필요할 만한 업무의 유형을 이해하고 이를 지지한다면 연구의 성공률은 높아진다. 데이터 수집과 분석에 더 많은 시간을 할애하는 임상의는 다른 의사들이 많은 환자를 돌보거나 그 외 행정적인 책임을 맡아 데이터를 뒷받침해 주고 있음을 이해해야 한다. 의대생과 자원자를 포함하여 정보 코딩을 맡은 사람은 완전하고 정확한 데이터의 중요성을 이해해야 한다. 모든 구성원이 연구를 위해 헌신적으로 일할 때, 데이터 수집의 정확성과 효율성이 극대화 될 수 있다. 총괄 연구 책임자는 정기적으로 모두의 기여를 공개적으로 인정하는 중요한 역할을 한다.

성과연구 비용 (The costs of Studying Outcomes)

성과연구 수행과 관련된 다양한 항목의 비용이 있다. 확실한 비용으로는, 진료상담 서비스 비용, 컴퓨터 하드웨어와 소프트웨어 구매비용, 데이터를 입력하는 사람의 급여, 평가키트/양식 구매비용, 상업용 데이터 세트 가입비용이 있다. 덜 확실한 명목의 비용 중 일부도 인정해야 할 만큼 중요하다. 여기에서는 성과연구를 수행하는 데 숨겨진 비용 중 일부를 검토하고자 한다.

시간 (Time)

"시간은 돈이다"라는 말을 기억하자. 실제로, 성과연구를 수행하려면 시간을 투자해야 한다. 필요한 과정을 준비하거나 그에 대해 배우는 데 시간이 필요하다. 또한, 계획을 세우기 위해 의사들을 만나고 데이터를 구성하거나 코드화하도록 이들을 훈련시키는 데도 시간이 필요하다. 임상의가 질문과 관련된 문헌을 찾아서 읽는 데도 시간이 필요하다. 임상의는 추가된 데이터 필드나 양식을 작성해야 하며, 누군가는 데이터를 입력하고, 분석하며 그에 관한 보고서를 작성하는 데 시간이 든다. 연구 구성원이 데이터 수집과 관리를 하고 이를 감독하기 위해 진료를 하지 않는다면, 그 사람은 환자를 거의 돌보지 못하게 될 수도 있다. 어떻게든 임상의는 성과연구 활동에 참여하거나 이를 구조화하는 데 시간을 투자해야 한다.

추가로 교육을 받아야 한다는 것은 임상의가 시간을 자유롭게 쓰면서 보다 많은 환자를 동시에 치료해야 함을 뜻한다. 현 진료보다 문서작성 과정에 더 많은 시간이 소요된다는 것은 치료사가 자신의 환자 수에 비해 더 많은 행정적인 업무를 처리함을 뜻한다. 어느 쪽이든 반드시 문제가 있는 것은 아니지만, 이러한 일정관리 패턴은 모두가 선호하는 방법과는 차이가 있다. 일정관리를 재조정하고, 행정업무 처리시간을 늘리며, 새로운 절차를 시행하도록 교육을 받는 시간 등을 위해서는 재정적인 지원이 필요할 수도 있다.

교육과 보급품 (Training and Supplies)

신뢰도를 보장하기 위해 교육을 받아야 하는 표준화된 검사 또는 측정도구를 선정한다면, 의사들은 행정업무 내에서 교육을 받아야 한다. 이를 위해서는 자격이 있는 교육담당자를 고용하거나, 의사들에게 인증 과정을 듣게 하거나, 신뢰도 채점과정이 딸려있는 교육용 비디오 키트를 구매할 필요가 있다. 이 예에서, 처음 두 가지는 세 번째 방법보다 비용이 더 많이 들지만, 3가지 모두 의사들이 시간을 투자해야 한다.

일부 검사도구를 사용 목적으로 구매해야 한다. 행정관리 키트(administration kit), 채점 매뉴얼, 백지 채점지(blank scoring forms)는 저작권이 있을 수 있으므로 양식이 모자라면 이를 추가로 구매해야 한다. 이 소요비용은 선택한 측정도구의 유형, 이를 사용할 환자의 수, 데이터 수집을 위해 환자에게 도구를 사용하는 횟수 등에 따라 달라진다. 환자를 초기 내원, 퇴원 및 퇴원 후 3개월 시점에서 재검사하는 경우, 문서작성을 마치기 위해서 측정도구 사본이 더 필요해진다. 소유권이 있는 이러한 도구는 비용이 들며, 이러한 비용은 검사방법과 도구사용 빈도를 결정할 때 반영되어야 한다.

검토해야 할 차트의 수 (Number of Charts to Review)

데이터 세트를 구축할 때 검토해야 할 차트의 수에 대해 일차적으로 고려해야 할 사항은 데이터의 이용가능성과 형식이다. 동일한 진단을 받은 환자를 입원시키는 빈도는 진료의 전문화 정도에 따라 달라진다. 입원율이 높은 진단 범주는 입원율이 낮은 범주보다 환자를 진단하기 위해 보다 신속하게 데이터를 수집하게 된다. 성과 관리자는 전형적인 환자 진단 빈도를 기초로 하여 데이터 수집 기간을 추정해야 한다.

데이터 수집기간이 짧을수록 의사가 관심을 가지고 신뢰할 만한 수준에서 데이터를 기록한다는 장점이 있다. 그러나, 후향적 차트 검토를 하면서 자신이 맡은 환자 담당건수를 관리해야 하는 단점이 있다. 임상의의 흥미가 떨어지기 전 짧은 시간 동안 그 압박의 강도와 속도가 유지될 수 있다. 의사의 책임감에 대한 압박을 완화시키는 한 가지 방법은 데이터 코딩을 하는 동안 환자 진료에 도움을 줄 인력을 일시적으로 추가하는 것이다.

다른 의사에게 의뢰하는 빈도가 낮은 환자들을 대상으로 데이터 수집기간을 길게 계획해야 한다. 선정기준에 부합하는 환자차트를 확인하는 전자검색방법이 병원에 없는 한, 손수 기록을 찾아야 한다. 특정 진단이 발생할 확률이 낮다면, 원하는 차트를 찾기 위해 많은 차트를 검토해야 한다.

데이터 수집기간이 길면 그 과정에 대한 모두의 관심과 몰입도를 유지하기가 어려워진다. 자주 볼 수 없는 진단을 받은 환자에 관한 데이터 수집을 보다 원활히 하기 위한 한 전략은 유사한 환자를 볼 수 있는 다른 시설과 협력하는 것이다. 적격한 환자 수가 많아지므로 데이터 수집기간을 성공적으로 줄일 수 있다. 연구기관 간의 협력을 통해 연구기관간 신뢰도를 보장하는 데 드는 시간이 늘어난다는 점도 알아두도록 한다.

회비(Membership Fees)

전자문서작성 과정을 제공하고 성과연구를 지원하는 사업이 있다. 현재, 가입자로부터 데이터를 수집하는 기전을 잘 확립한 두 개의 기관이 있다. 하나는 외래 정형외과 데이터를 대상으로 하는 FOTO(Focus on Therapeutic Outcomes, Inc)이며, 다른 하나는 소아재활치료와 성인재활치료 데이터를 수집하는 UDSMR(Uniform Data System for Medical Rehabilitation)이다. 두 기관 모두 회비를 납부하면 상당한 혜택을 제공한다. 이들 기관은 데이터 수집과정에 대해 가입자들을 교육하고 지속적으로 지원한다. 두 기관 모두 데이터를 취해 한 환자를 유사한 문제를 가진 다른 환자들과 어떻게 비교하는가, 유사한 다른 병원과 비교하여 데이터 세트에서 그 병원이 어떻게 보이는가를 기술하는 프로파일을 제공한다. 특정 성과측정 그룹의 구성원이 되었을 때의 단점은 회사의 관심사와 임상의의 관심사가 다를 수 있다는 점이다. 데이터의 성격 상 임상의의 구체적인 질문에 절대 답을 구하지 못할 수도 있으며, 필요한 데이터는 추가비용을 내야만 수집되거나 이용할 수 있다. 그럼에도 불구하고, 이들이 제공하는 데이터의 종류와 보고서는 여러 임상 상황에서 유용하게 쓰이며, 초보 임상의가 성과데이터 수집이 생각했던 것보다 이해하기 어려운 것이 아님을 알게 되는 데도 도움이 된다.

기술적 지원(Technical Assistance)

총괄 연구 책임자가 데이터를 입력하거나 환자를 관리할 인력을 추가로 고용할 필요가 있거나, 통계자문이나 연구설계자문에 대한 비용을 지불해야 하는 경우, 성과연구비용으로 예산을 잡는 것이 중요하다. 유료 자문비용은 비싸지만, 대답을 구할 적당한 질문을 만들고, 연구를 설계하며, 데이터 수집과정을 고안함으로 상당한 시간을 절약할 수 있다. 프로젝트를 시작할 때에 분석이 가능한 방법으로 데이터를 수집하고 후에 이를 분석하도록 통계상담이 필요할 수도 있다. 통계전문가는 선택한 변수가 원하는 답을 내는지 살펴볼 수 있고, 이렇게 함으로 총괄 연구 책임자는 개발 단계에서 많은 시간을 절약할 수 있다.

지역 물리치료 프로그램, 전문대학 및 대학과 협력하면 데이터 수집비용을 최대한 줄일 수 있다. 임상연구나 경영연구 프로젝트를 기대하는 대학원생과 대학(물리치료학부와 비물리치료학부)의 전문지식이 연구하는 당사자와 학생 모두를 위해 비용대비 효율적인 해결방안이 될 수 있다.

연구기간 연장하기(Extending a Study)

총괄 연구 책임자가 데이터를 수집하기 위한 합의를 성공적으로 이끌어냈다고 가정하면, 연구 결과의 영향에 대비할 필요도 있다. 제 8장에서 연구의 이론적 근거와 있을 수 있는 성과를 확인했다. 십중팔구 그 결과는 예상성과 중 하나를 지지하고, 자연스럽게 다음 단계로 변화를 시행하게 될 것이다.

때로, 데이터 분석결과가 예상성과를 지지하지 않으며, 연구설계나 독특한 환자표본으로도 그 이유가 설명되지 않는다. 이런 상황에서 총괄 연구 책임자(가능하다면 다른 사람도 포함)는 그 결과를 설명하기 위해 정보의 다른 출처를 찾아봐야 한다. 이는 아마도 철저하게 절차를 검토하거나, 진료패턴을 관찰하는 데 시간을 들이거나, 문헌을 다시 검토하는 것을 뜻할 수도 있다. 어떤 활동을 하든 시간이 더 필요하다.

이런 과정을 통해 연구 임상의는 원래의 질문에 답을 구하는 다른 방법을 찾아볼 수도 있다. 이들은 데이터를 추가로 분석하거나, 추가데이터를 수집하고자 할 수도 있다. 이러한 활동을 통해 원래의 방법을 연장하거나, 추가데이터를 수집하거나, 데이터 코딩을 수정하게 됨으로 코드화를 다시 한 데이터를 재분석하게 된다.

결과를 예측 또는 예상했을 때라도 총괄 연구 책임자는 항상 이러한 결과가 일관적으로 발견되는지, 발견사실이 우연한 것인지에 대해 우려해야 한다. 결과에 확신을 가질 수 있도록 표본의 크기가 작은 경우에는 반드시 추가적인 환자 기록과정을 반복하거나 지속적으로 표본을 추출해야 한다.

▶ *"배우면 배울수록, 네 자신이 알고 있는 게 얼마나 적은지 깨닫게 된다"*

변화 시행하기(Implementing Changes)

변화는 도전이다(Change is Challenging)

대다수의 사람들은 튀지 않게 환자 데이터를 수집하고 분석하는 데 있어, 발견한 내용이 상당한 시간과 돈의 낭비임에 동의할 것이다. 이처럼, 변화는 성과측정과정의 일부가 된다. 연구의 결과로 개선이 필요한 분야가 확인되면, 그 다음 단계는 변화를 시행할 계획을 세우는 것이다. 이러한 변화는 문서화 과정, 중재 전략, 직원 이용, 또는 임상의와 환자를 연관시키는 방법 등에 영향을 미칠 수도 있다. 어떠한 변화든 교육을 받아야 하므로, 모두가 문제의 성격과 시도하고자 하는 해결방안을 이해하게 된다.

열정적인 지원에서 명백한 부정 및 협력의지 없음에 이르기까지 변화에 대한 의사의 반응은 다양할 수 있다. 최상의 상황이라 하더라도, 경영자 역할을 하는 사람은 변화되어야 할 과정에 대해 의사들이 가진 습관이 어느 정도인지, 변화를 시행하는 동안 모두의 노력을 뒷받침하는 최선의 방법을 예상할 필요가 있다. 추가로 수행한 성과연구에서 얻은 새로운 정보를 통해 의사 모두가 최상의 서비스를 제공하는 방향으로 노력하면서 어느 한 단계에서 이루어진 변화가 다시 변경될 수 있음을 의사들에게 알려주는 것이 중요하다. 지속적인 자기성찰에 대한 평가는 근거중심으로 개선을 이끌어나가는 토대가 된다. 정말로 임상효과의 측정에는 끝이 없다.

성과측정은 진행중인 과정이다
(Outcome Measurement Is an Ongoing Process)

단지 한 번 서비스의 효과나 비용을 살펴보는 성과연구로는 임상의가 상당한 확신을 가지고 발견사실을 해석할 수가 없다. 계절상의 변화나 시기적 변화, 데이터를 수집한 독특한 방법으로 인해 그 결과가 나왔는지의 여부를 알아내기 위해 임상의는 여러 측정도구를 필요로 한다.

연구의 발견사실을 입증하기 위해, 과학계에서는 기초과학이든 임상성과연구든 상관없이 모든 연구의 재현 가능성을 요구하고 있다. 이는 동일한 시설에서 다시 유사한 결과가 나올 수 있어야 하며, 다른 사람들이 동일한 조건에서 동일한 방법을 이용하여 유사한 결과를 낼 수 있어야 함을 의미한다. 연구의 결과가 관심의 대상이라면, 이차 표본을 대상으로 데이터 수집을 반복하는 것이 중요하다. 두 번째 결과가 첫 번째 표본의 결과와 다른 경우, 첫 번째 표본에 그만의 편향이나 혼동되는 조건이 있었는지, 두 데이터 세트 모두 실제를 타당하게 반영하는 것처럼 매우 실제적인 변동성 수준을 나타내는 것인지를 확인하는 것이 중요하다. 세 번째 표본추출을 권장할 수도 있다.

앞서 말했듯이, 만족스러운 결과에 못 미치는 성과연구는 변화를 실행하는 데 박차를 가해야 하지만, 변화의 목표가 측정 가능해야 한다. 지속적인 추적검사를 통해 변화의 효과를 측정하지 않고 변화를 실행하기 시작하는 것은 근시안적이다. 이전의 결과를 입증하든 새로운 변화의 효과를 측정하든, 측정과 변화를 연속적으로 살펴보는 것이 자체적인 관리과정이 되었다.

성공의 비밀 (Secrets to Success)

단순하게 한다 (Keep It Simple)

어떤 연구든 시작할 때 마주하게 되는 가장 큰 난관 중 하나는 단순함을 유지하는 것이다. 한 명의 환자나 하나의 진료 문제는 그에 영향을 미치는 변수의 수에 의해 복잡해진다. 예를 들어, 임상의가 전형적으로 병원에서 치료를 받은 관절염 환자를 기술하고자 한다면, 관절염의 종류, 질병의 진행단계, 이전에 사용한 중재방법, 환자의 연령, 배상원, 의뢰경위, 성별, 내원 시 증상, 중재의 유형, 특정된 상태변화 등을 모두 코드로 나타낼 수 있다. 이러한 유형의 데이터는 각 변수의 빈도분석을 뒷받침해주며, 중증도 수준, 배상이나 중재 유형과 관련된 손상 변화의 양, 또는 치료를 받기 전의 병력에 따라 모든 고객에 대한 설명이 필요하다. 이는 상당한 정보이다. 그러므로, 선택한 환자 그룹을 설명한다는 하나의 문제에서 많은 변수를 코드로 나태내야 한다.

"흥미"와 "필요성" 간의 균형 맞추기(Balance "Necessary" With "Interesting"

성과연구를 설계할 때 부딪치는 어려움 중의 하나는 '흥미' 로운 정보에서 '필요' 한 정보를 분류하는 것이다. 한 명의 연구자에게는 이것이 어렵지만, 연구설계에 한 명 이상이 연루되는 경우에는 특히 더 어렵다. 각 사람이 연구해야 할 문제에 대해 약간씩 보는 관점이 다르기 때문이다. 몇 가지 관련된 질문에 대답을 고려하면 모두의 의견을 모으기가 수월해진다. 그러나, 이 전략에서 불리한 점은 추가된 각 질문마다 많은 추가변수에 대해 문서를 작성해야 한다는 것이다. 임상환경에서 임상의가 주로 하는 역할이 데이터 수집인 경우, 이는 문제가 아닐 수도 있다.

대부분의 임상환경에서는 전담 임상연구자를 두지 않으므로, 데이터 수집과정은 임상의의 몫이 된다. 15개 내지 20개 변수에 관해 문서를 작성하려면 환자의 진료에 비해 시간이 더 소요될 가능성이 있다. 임상의의 시간과 의뢰인의 시간이 제한되어 있으므로, 다음과 같이 3가지 상황이 발생할 가능성이 있다. 즉, 환자 상태를 기록하는 임상의는 자신의 환자 수를 줄여야 할 수도 있다. 추가 문서작성을 현재 일정에 무리하게 끼워 넣을 수도 있으며 이를 작성하려고 무리하다 보면 부정확하거나 불완전한 문서를 작성하게 된다. 환자가 설문지를 작성하는 것이 시간낭비라고 생각한다면 환자가 작성한 설문지는 완전하거나 정확하지 않을 수 있다. 이처럼, 단순함을 유지하게 되면 합리적인 시간 내에 질문에 대답하기가 용이해지고, 새로운 문서작성 과정에 대해 교육을 받아야 하는 의사의 수가 줄어들며, 적격한 환자에 대한 전반적인 문서작성 시간이 줄어들 수 있다.

확신을 가지고 성과연구 선택하기
(Choose an Outcome Study With Confidence)

후향적 연구의 부분집합 내에서긴 하지만 성과연구 분야는 활짝 열려있다. 대부분의 새로운 연구에서는 우선 변화에 대한 특정 변수를 선정하기 전에 무엇이 존재하는가를 정확하게 기술(기술적 연구)하는 데 전념한다. 손상을 측정하는 데 상당히 많은 일을 했지만, 이는 서비스 전달 성과 중 하나만을 나타낸다. 또한, 환자의 관점뿐만 아니라 재활치료 관점(예, Fetters & Kluzik, 1996)에서 기능적 성과를 평가하는 연구도 있다. 환자의 관점에서 평가하는 기능적 성과는 환자의 만족도 및 임상성과와의 관계에 관한 연구(예, Kane, Maciejewski & Finch, 1997)와 삶의 질 변화(예, Jette & Downing, 1996)가 있다. 자신의 진료패턴에 대한 성과측정을 하는 임상의는 연구하기에 적합하지 않은 문제는 없으며, 무엇보다 필요한 사안에 관해 정해진 관점은 없다는 것을 확신해야 한다. 모든 문제에 관해 모든 관점에서 본 연구를 다룰 필요가 있으므로, 임상의는 일상 진료에서 직접적으로 중요한 사안은 무엇이든지 다루어야 한다.

요약 (Summary)

본 장에서는 연구 임상의 이외에 다른 사람에게 영향을 미치는 변화를 실행할 때에 고려해야 할 여러 경영상의 문제를 설명했다. 의사간의 협력, 교육 및 성과측정 비용 등에 관한 사안을 검토했다. 고려해야 할 많은 사안이 있지만, 임상의는 자신의 의료서비스 전달을 명확히 해주거나 개선시킬 수 있는 적절한 임상문제의 성과측정과정이 가치가 있음을 알아야 하며, 그러한 성과측정을 시도해야 한다. 임상의는 결과뿐만 아니라 과정에서도 많은 것을 배우게 된다.

참고문헌(References)

Baker CM, Miller I, Sitterding M, & Hajewski CJ (1998). Acute stroke patients comparing outcomes with and without case management. Nursing Case Management 3(5):196–203.

Fetters L & Kluzik J (1996). The effects of neurodevelopmental treatment versus practice on the reaching of children with spastic cerebral palsy. Physical Therapy 76(4):346–358.

Focus on Therapeutic Outcomes, Inc., PO Box 11444, Knoxville, TN 37030 (fotoinc.com/frontis.htm).

Jette DU & Downing J (1996). The relationship of cardiovascular and psychological impairments to the health status of patients enrolled in cardiac rehabilitation programs. Physical Therapy 76(2):130–139.

Kane RL, Maciejewski M, & Finch M (1997). The relationship of patient satisfaction with care and clinical outcomes. Medical Care 35(7):714–730.

Kim S, et al. (2003). Effectiveness of clinical pathways for total knee and total hip arthroplasty: Literature review. Journal of Arthroplasty 18(1):69–74.

Koval KJ, et al. (2004). Clinical pathway for hip fractures in the elderly: the Hospital for Joint Diseases experience. Clinical Orthopaedics & Related Research 425:72–81.

Russek L, et al. (1997). Attitudes toward standardized data collection. Physical Therapy 77:714–729.

Thomas K (2003). Clinical pathway for hip and knee arthroplasty. Physiotherapy 89(10):603–609.

Uniform Data System for Medical Rehabilitation, a division of UB Foundation Activities, Inc. 270 Northpointe Parkway, Amherst NY (udsmr.org).

Wee AS, et al. (2000). The development of a stroke clinical pathway: An experience in a medium-sized community hospital. Journal of the Mississippi State Medical Association 41(7):648–653.

제 14 장

성과측정에 진료관리 혼합하기(Mixing Outcome Measurement With Practice Management)

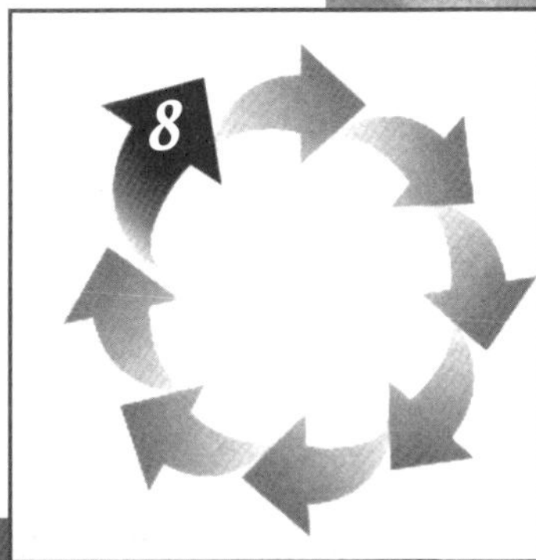

주요 용어

품질보증
qa
QA
지속적 품질개선
총체적 품질관리
임상경로
진료경로
프로토콜
진료지침
벤치마킹

본 장의 성과

- 품질보증의 수준 및 관리 접근방법 수준의 구분
- 성과측정과정을 품질개선과정과 연관 짓기
- 성과측정을 임상경로 개발에 적용함에 대해 기술
- 벤치마킹의 역할을 성과측정과 연관 짓기

이 책에서는 한 임상의의 진료의 품질을 향상시키도록 성과측정을 이용하는 데 초점을 맞추고 있다. 즉, 성찰적 의료인으로서 개인의 기술을 발전시키고자 함이다. 앞서 성과연구가 한 진료환경에서 매일 이루어지는 진료, 전문가 개발 및 문서작성 과정에 영향을 미칠 수 있는 방법 몇 가지를 소개했다. 본 장에서는 개개인의 의료인에서 서비스 전달체계로 초점을 옮겨보고자한다. 여기에서는 진료 기대치를 계속 주기적으로 검토하는 품질보증과정을 소개하고자한다. 데이터 수집에서는 여러 성과를 포함하거나 여러 임상의로부터 데이터를 수집하는 것으로 그 범위를 확장했다. 그런 다음, 그 데이터를 진행중인 내부검토, 임상경로나 임상지침의 개발, 잘 알려진 훌륭한 표준을 벤치마킹하는 데 이용한다.

품질보증(Quality Assurance)

품질보증은 오류를 수정하거나 성과를 못 내는 사람을 추려내는 데 초점을 맞춰 일상진료에서 미리 정한 서비스 전달 표준이 사실상 충족되었는지의 여부를 살펴보는 과정이다. 이 표준에서는 통상적인 문서작성이나 절차에 대한 기대치를 반영할 수 있다. 전형적인 문서작성 표준으로는, 평가일, 환자의 의뢰경위, 치료사의 서명과 면허번호 등의 항목을 기록하는 것이 포함된다. 기록되는 통상적인 절차의 예로는 기계의 정기안전전기점검, 상시주의사항 적용, 건강보험 양도 및 책임에 관한 법안(HIPAA) 규정에 대한 교육 등이 있다.

대부분의 문서작성 양식에서는 예상진료표준의 확인목록을 작성하며, 그 확인목록에 대한 의무기록을 검토한다. 순응도가 적절하게 이루어졌는지를 판단하기 위해 빠진 항목이나 잘못 기록된 항목의 비율을 계산한다.

품질보증과정에서는 본래 오류의 수정 또는 성과를 못내는 사람을 추려내는 데 초점을 맞춘다. 여기에서는 오류의 기저가 되는 과정을 다루지 않는다(Coleman & Endsley, 1999; McKinley 등, 1998). 문서작성 표준에 대한 확인 목록은 전문가나 인정기관, 또는 정부당국에서 발표한 진료표준으로 쉽게 만들 수 있다. 기록부서나 회의실 등, 진료가 이루어지는 장소와는 다른 곳에서 보통 기록을 검토한다. 이처럼, 빈번한 에러가 발생하는 과정에 대해 검토가 이루어질 리가 없다.

진료표준을 정하는 당사자는 다양하다. 진료환경 내의 각 임상의 및/또는 행정관리자, 인정기관과 같은 외부 조직, 정부 규제당국 등이 이에 속한다. 병원 부서와 같은 진료환경에서는 몇몇 당사자가 정의한 진료표준이 있을 수 있다.

차트는 임상환경 내에서 임상의가 검토를 할 수도 있으며, 외부 검토자가 이를 수행할 수도 있다. 내부 검토자인 경우, 오류를 발견하여 이후에 동일한 오류가 생기지 않도록 해결방안을 제시할 수 있다. 외부 검토자인 경우에는 한 부서가 적당한 권고사항을 만드는 데 어떤 기능을 하는지 충분히 알지 못할 수가 있다.

qa vs. QA(Small qa Versus Large QA)

De Geyndt(1970)은 품질보증(quality assurance; QA) 과정을 두 가지로 나누었다.

qa는 주로 활동구조에 초점을 맞춘다. 이 과정은 최소한의 순응도 또는 능숙도를 판단하도록 문제가 확인된 후에 시작한다. 한 예로, 정보의 특정항목이 양식에 기록되지 않아 일련의 청구서가 거부된 경우가 있다. 문제의 빈도가 확인되면, 수정 절차를 도입할 수 있으며, 그 이후에 문서작성 과정을 검토함으로 이를 제대로 준수하고 있는지를 판단할 수 있다.

QA는 보다 포괄적이다. 이 과정에서는 차이가 나는 *이유*뿐만 아니라 표준을 따르는지의 준수여부를 다룬다. 문제가 확인되었을 때, 예상성과를 설정하는 것 이외에도 그 문제의 원인을 찾게 된다. 고객을 상담하거나 면담을 할 수도 있으며, 통상적인 활용도를 관찰 또는 검토할 수도 있다. 마지막으로, 문제와 관련하여 효과와 효율성을 높일 해결방법을 제안한다. 또한, 원래의 문제에 관해 평가를 계속 진행하는 데 전념한다(그림 14.1).

지속적 품질개선(Continuous Quality Improvement)

지속적 품질개선(continuous quality improvement; CQI)은 서비스의 품질을 측정하고 보다 효과적인 서비스를 만들도록 진행하는 과정이다(Coleman & Endsley, 1999; McIntosh, May & Stymiest, 1994). 여기에서는 근본적인 업무과정이나 통상적인 절차를 이해하고 개선하는 것을 강조하므로 De Geyndt(1970)의 QA 개념을 토대로 한다(McKinley 등, 1998).

지속적 품질개선(CQI)의 원리에서는 고객만족, 지속적 개선절차, 모두가 주인의식을 갖는 전체 조직의 관여, 의사결정을 개선하기 위해 데이터 및 의료제공자의 지식 이용 등을 다룬다(McKinley 등, 1998; Coleman & Endsley, 1999). 대중을 보호하기 위해 외부기관에서 흔히 표준을 결정하는 qa 과정과는 달리, 지속적 품질개선의 관점에서는 고객만족도 개선을 최우선으로 한다. 지속적 품질개선 관리는 경영차원에서 이루어진다.

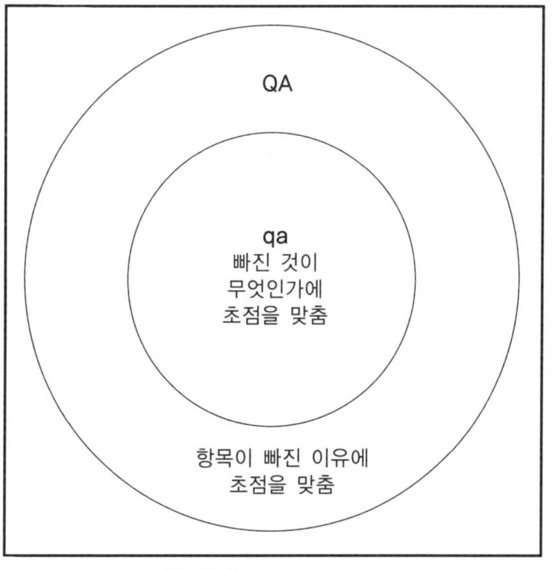

그림 14.1 qa vs. QA

예를 들어, 최소한의 시간으로 최소한의 돈을 들여 가장 편안한 방법으로 환자가 최대 혜택을 받을 수 있도록 하면 고객만족도가 향상된다. 환자만족도 설문조사에서는 흔히 서비스 전달의 여러 측면에 대한 내용을 포함하고 있으며, 서비스의 품질과 성과를 환자의 관점에서 제시할 가능성이 있다. 제 2장에서 설명한 "재활치료의 일반적인 성과"에서는 환자 만족도가 향상되면서 전반적인 진료도 개선이 되는데 이 환자만족도에 영향을 미치는 하나 또는 두 가지 변수를 확인하는 것이 도전과제이다. 환자만족도에 영향을 미치는 많은 측면이 있으므로, 지속적 품질개선과정에서는 서비스가 어떻게 전달이 되는가를 지속적이고 체계적으로 살펴보기 때문에 이 과정이 도움이 된다.

총체적 품질관리(Total Quality Management)

총체적 품질관리(TQM, total quality management)는 고객 만족에 초점을 맞춘 지속적인 조직적 개선을 계획하고 시행하는 참여적, 체계적 접근방법이다(Kaluzmy, McLaughlin & Simpson, 1992). 경영 차원에서 보통 도입하는 지속적 품질개선과는 대조적으로, 총체적 품질관리(TQM) 과정은 개선의 여지를 인식한 서비스 제공자로부터 시작할 수 있다. 서비스 제공자에는 환자와 직접적으로 관련이 있거나(임상의) 간접적으로 환자 진료에 도움을 주는(의무기록 또는 청소직원) 사람에 상관없이 모든 고용인과 자원자를 포함한다. 서비스 전달과정에서 역할을 맡고 있는 사람이면 누구나 품질개선의 진행과정에 포함된다(그림 14.3).

5가지 측정분야(Five Areas to Measure)

지속적 품질개선(CQI)과 총체적 품질관리(TQM)는 근본적으로 목적이 같다. 즉, 고객(환자)만족도에 기여하는 서비스를 개선하는 것이다. 지속적 품질개선(CQI)과 총체적 품질관리(TQM) 문제를 평가하기 시작하거나 개선에 대한 의견을 확인하는 책임자가 누구인가에 따라 근본적으로 차이가 생긴다. 어느 경우든, 측정할 수 있는 서비스 전달 분야가 5가지 있다(de Geyndt, 1970).

구조(structure)는 서비스가 전달되는 물리적 구조와 의사의 자격증 및 증명서를 말한다. 재활치료학과 의사의 경우, 자격증에는 현재 유효한 개업허가, 심폐소생술(CPR) 증명서, 전문의 증명서 등이 포함된다. 물리적 구조는 진료 공간의 적합성과 적절성을 말

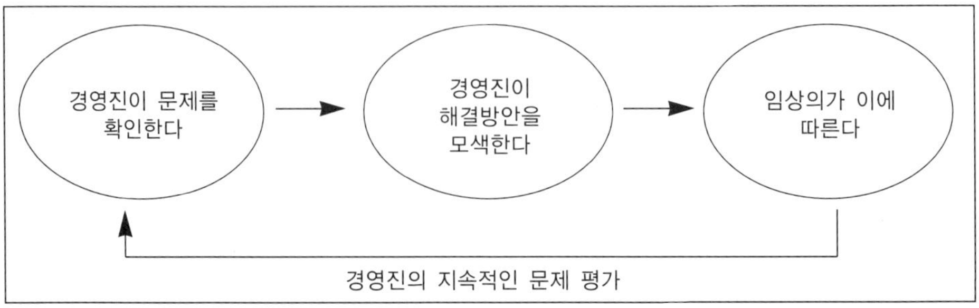

그림 14.2 지속적 품질개선 과정은 전통적으로 경영 상의 책임사항이다.

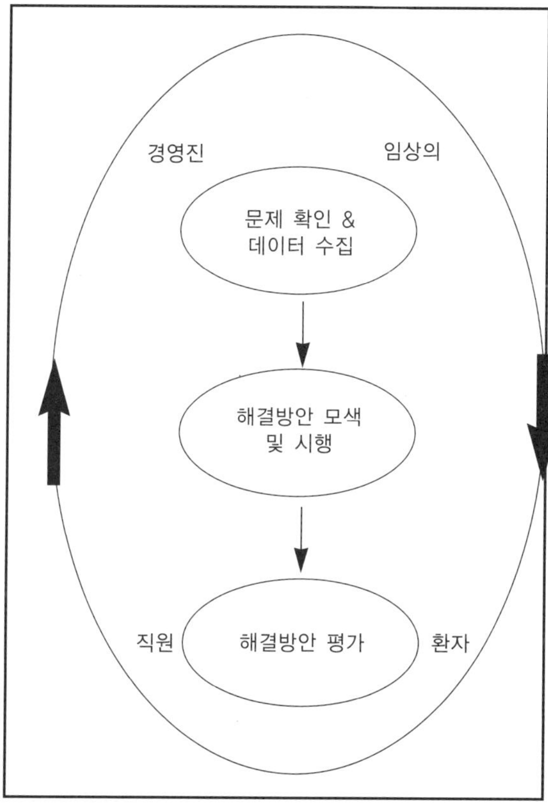

그림 14.3 총체적 품질관리 과정에는 모두가 동등하게 참여한다.

한다. 스포츠관련 부상을 당한 성인만을 대상으로 하는 시설은 유아나 어린이들에게 적합한 시설과는 당연히 차이가 있으며, 모든 연령을 대상으로 하는 진료소와도 다르다.

과정(process)은 서비스 전달 과정 중에 실제로 발생하는 것을 말한다. 임상의가 무엇을 하고, 환자가 무엇을 하며, 지원서비스를 제공하는 사람은 무엇을 하는지 설명하도록 관찰을 한다. 임상 분야 안팎의 움직임, 환자 일정관리, 환자 면담 및 장비사용의 빈도와 사용이유 등이 연구 대상이 될 수 있는 과정이다.

성과측정(outcome measurement)은 주로 환자의 결과에 초점을 맞춘다. 환자의 결과에는 손상, 기능 및 참여도에서의 변화와 같은 성과, 서비스 만족도, 환경과 호전에 대한 환자의 인식, 장기 성과, 동일한 문제에 대한 추가적인 진료 에피소드 등이 포함된다.

내용평가(content evaluation)는 진료의 적합성에 초점을 맞춘다. 평가자는 환자의 문제가 서비스 활용과 관련이 있는지, 부정확하거나 불필요한 진료패턴과 관련이 있는지, 또는 반대로 최선의 진료방법으로 설명한 진료패턴과 관련이 있는지의 여부와 같은 문제를 살펴본다.

영향측정(impact measurement)은 보다 포괄적인 성과 즉, 진료가 사회에 미치는 영향에 초점을 맞춘다. 이 경우, 서비스 전달의 전반적인 효과로 누가 서비스를 받았는가, 누가 서비스를 받지 못했는가, 서비스를 받음으로 삶의 질이 개선되었는가 등을 살펴본다. 여기에는 복직율, 회사에 예방서비스를 제공함으로 얻는 비용-편익, 또는 서비스에 접근권한이 있는 사람들이 포함된다.

지속적 품질개선/총체적 품질관리의 단계 (Step of CQI/TOM)

한 명의 의료인에 대한 성과연구를 진행하는 단계와 지속적 품질개선(CQI)/총체적 품질관리(TQM)과정의 단계는 같다. 그 규모가 커지고, 측정할 변수가 더 많아질 수도 있지만, 기본적인 단계는 개별적인 성과연구에서 따르는 주기적 과정과 마찬가지이다. 즉, 문제를 확인하고 측정과정을 통해 이를 수량화하며, 초기 기준선에서 호전이 되도록 중재를 하고, 이를 재측정한다.

1단계: 문제 확인하기 (Step 1: Identify Problems)

제 6장의 재활서비스 전달모형은 품질보증문제를 확인하는 데 유용하다. 지속적 품질개선(CQI)/총체적 품질관리(TQM) 과정에서는 서비스 전달 과정의 모든 부분과 관련된 문제를 평가할 수 있다. 서비스를 제공하는 지리적 지역, 그 서비스를 추천하는 의사의 수, 환자에게 서비스를 제공할 임상의의 준비 등의 *투입요소(input)*를 평가할 수 있다. 측정 가능한 *과정(process)*으로는 일정관리 효율성, 문서작성 및 의무기록 관리, 중재의 활용 등이 있다. 자신의 기대치가 충족되었는지, 서비스를 받은 결과로 자신의 건강상태가 호전되었다고 생각하는지, 시설에서 경험한 서비스에 만족했는지에 대한 환자의 인식이 *성과(outcome)*에 포함된다. 이 모든 예는 성찰적 의료인으로서 한 명의 임상의가 수행할 수 있는 연구와 비슷해 보인다. 성찰적 의료인으로서 문제를 연구하는 경우 한 명의 의료인의 기록을 사용한다는 점에서 지속적 품질개선(CQI)/총체적 품질관리(TQM) 과정과 차이가 있다. 어떤 문제를 개별적인 성과연구에서 평가하든, 지속적 품질개선(CQI)/총체적 품질관리(TQM)의 일부로 평가하든, 모두 평가, 과정 변경 및 성과 재평가 등 주기적인 과정을 거친다.

2단계: 개선해야 할 점에 대한 우선순위를 정하고 변수 정의하기 (Step 2: Select a Priority for Improvement and Define Variables)

개선할 분야를 확인한 후에는 우선적으로 성취해야 할 목표를 정한다. 목표를 설명하는 변수를 확인하고 조작적으로 정의한다. 관심 있는 변수를 조작적으로 정의하는 과정은 개별적인 성과연구와 동일하다. 정의가 이미 내려져 있는지 문헌을 확인하고, 코딩 수첩을 작성해야 한다. 추적해야 할 변수가 많아지고, 조작적 정의를 이해하고 이에 동의해야 할 사람들이 많아지면 광범위한 코딩 수첩을 만들게 된다. 서비스 전달 과정에 연루되는 것이 많은 지속적 품질개선(CQI)/총체적 품질관리(TQM) 과정에서는 예상 행동이나 일과를 명확하게 설명해야만 무엇을 평가하고 그 과정이 어떻게 변하는지를 모두가 알게 된다.

3단계: 데이터 수집하기 (Step 3: Collect Data)

변수나 행동을 정의하고 나면, 기준 데이터를 수집하여 현재 수행수준을 수량화한다. 여러 가지 방법으로 데이터 수집을 할 수 있다. 지속적 품질개선(CQI)/총체적 품질관리(TQM) 과정에서는 문제의 범위와 원인에 중점을 두고 있다. 그러므로, 문제의 원인에 대한 정성적 데이터 외에도 문제의 빈도에 대한 정량적 데이터를 수집하는 것이 중요하다. 정성적 데이터는 면담, 설문조사 또는 핵심 그룹으로부터 수집할 수 있으며, 핵심 그룹에는 그 과정에 연루된 서비스 제공자와 환자가 모두 포함되어야 한다. 이 단계의 목표는 문제, 그 원인, 가능한 해결방안에 대해 이해할 수 있는 모든 사람으로부터 투입요소를 얻는 것이다. 이러한 유형의 데이터 수집은 개별적인 후향적 성과연구에서 초점을 맞추는 전적으로 객관적인 데이터나 정량적 데이터를 수집하는 것과는 약간 차이가 있다. 지속적 품질개선(CQI)/총체적 품질관리(TQM) 연구에서는 문제가 존재하는 이유가 무엇인지, 어떤 과정이 그 문제에 기여하는지, 어떤 과정이 서비스 품질을 높이는지에 대해 설명할 필요가 있다.

4단계: 주요 문제의 원인 분석하기
(Step 4: Analyze Causes of Key Problems)

주요 사안에 관한 데이터를 수집하고 나면, 문제의 원인을 확인한다. 삼각측량은 모순되는 설명 외에도 공통적인 설명이 있는지를 살펴보기 위해 여러 출처의 데이터를 비교하는 과정이다. 여러 출처간의 데이터에 일관성이 없다는 것은 서로 다르게 생각한다거나 실제 진료와 예상 진료가 서로 일치하지 않음을 나타낸다.

예를 들어, 기능 목표의 비율을 높이는데 관심이 있는 지속적 품질개선(CQI)/총체적 품질관리(TQM) 팀에서는 의료 차트를 검토하고, 치료사들을 *면담(interview)*하며, 진료과정을 *관찰(observation)*하여 데이터를 수집할 수 있다. 치료사와의 면담에서는 기능지향적 목표에 상당히 전념하고 있다고 하더라도 환자기록에서는 기능적 기술에서의 변화에 대해 다르게 기록되어 있을 수 있다. 환자 기록에서는 문서작성 빈도에 대한 *객관적(objective)*인 데이터를 제공하는 듯 하지만, 그 기록이 일치하지 않는 이유에 대해서는 해명을 하지 못한다. 임상의와의 *면담*에서는 기능을 기록할 시간의 부족, 양식에 공간이 부족, 환자의 개별적인 목표를 수량화하는 능력이 없음, 또는 이용 가능한 측정도구에 대한 지식 부족 등 여러 가지 이유가 나타났다. 관찰을 통해서 임상의는 문서를 작성할 작업공간이 불충분하거나 양식이 편리한 곳에 놓여있지 않다는 점이 드러날 수 있었다. 해결방안의 토대를 마련하기 위해 3가지 데이터 수집 방식(차트 검토, 면담 및 관찰)을 기초로 하여 행동 경향, 환경 조건 및 목표 행동의 빈도 등을 확인한다.

5단계: 해결방안을 모색하고 목표 정하기
(Step 5: Develop Solutions and Set Goals)

문제를 확인할 때나 데이터를 수집하는 과정에서, 혹은 데이터를 수집한 후 어느 때에나 잠재적 해결방안을 확인할 수 있다. 모두의 관찰을 통해 수정전략과 아이디어가 떠오를 수 있다. 이러한 아이디어와 지속적 품질개선(CQI)/총체적 품질관리(TQM) 팀과의 브레인스토밍 시간으로부터 실행 가능한 여러 해결방안이 나오게 된다.

예상 성과에 대해 측정 가능한 목표를 설정한다. 때로, 목표를 설정하는 것은 어떤 기준을 넘기는 것과 같이 간단할 수도 있으나, 어떤 경우에는 그 목표가 성과의 목표수준이 된다. 허용되는 대상이 무엇인지를 결정하려면 합의 과정을 거쳐야 하는 경우도 있다. 이런 식으로, 모든 사람이 실행 가능한 해결방안을 토대로 합리적인 개선 수준을 결정하는 데 기여한다. 모두가 집중하기 위해서는 성취할 목표를 갖거나 넘어야 할 특정 측정값을 갖는 것이 상당히 중요하다.

6 단계: 시행하고 감시하기 (Step 6: Implement and Monitor)

마지막 단계는 해결방안을 시행하고 예상성과에 미치는 영향을 측정하는 것이다. 이 시행과정을 감독할 사람을 배정하는 것이 중요하다. 이 사람은 해결방안을 실천하는 데 직접 연루될 수가 있으며 그 과정에서 제외될 수도 있다. 성과모니터링에서는 해결방안의 효과를 주기적으로 평가하도록 시간선을 지켜야 한다.

해결방안의 성공에 대해 피드백을 제공하는 것은 중요하며, 이는 동기를 부여하기도 한다. 정기적으로 서비스 제공자에게 피드백을 제공하면 모두가 그 목표를 인지하고 이를 달성하기 위해 나아가는 데 도움이 된다. 또한, 계획을 시행하는 데 예상치 못한 문제가 있는지의 여부를 확인하는 데 도움이 되며, 모든 사람이 전략의 흐름을 바꿀 기회를 갖게 된다.

지속적 품질개선(CQI)/총체적 품질관리(TQM) 과정은 계속 진행하는 것이므로 반복 측정을 통해 장기적으로 한결 같은 개선성과를 유지하도록 정기적으로 피드백을 한다. 성과가 개선되면서 문제에 대한 이해도도 높아지고 동일한 목표라 하더라도 더욱 수준 높게 이를 달성하도록 새로운 해결방안을 시행할 수도 있다. 이처럼, 지속적 개선 과정은 임상진료에서 통상적인 과정이 되었다.

지속적 품질개선(CQI)/총체적 품질관리(TQM)의 궁극적인 성과는 그 성과에 대한 최선의 결과를 일관적으로 내는 서비스 전달의 방법 또는 단계를 확인하는 것이다. 즉, 지속적 개선의 궁극적인 목적은 그 시설에서의 최선의 진료를 정의하는 것이다. 환자관리를 중심으로 정의한 최선의 진료는 임상환경 내에서 효과적인 임상경로를 개발하는 토대가 된다.

임상경로, 진료경로 및 프로토콜
(Clinical Pathways, Care Paths, and Protocols)

때로 **주임상 경로(critical pathway)**라고도 하는 임상경로는 상태의 진단 및 학제간 관리를 위한 합의된 단계 즉, 환자를 위한 절차를 말한다. 여기에서는 전달할 학제간 서비스, 서비스의 타이밍, 서비스를 책임지는 당사자 등을 규정한다(Harkleroad 등,

경영진수술 준비

- □ 의학적 최적화
  - ○ 흉부 x-선 검사, 심전도
  - ○ 임상병리검사: 전혈구 검사, 전해질, 혈액응고검사, +/- 동맥혈가스
  - ○ 마취 자문
  - ○ 의학 자문 +/- 심장위험요인 제거
- □ 자정 후 금식
- □ 정맥수액요법
- □ 수술 받기 전 12시간 동안 혈전색전증 화학제제 중단한다
- □ 수술 받기 전까지 간헐공기 임펄스부츠(intermittent pneumatic impulse boots)를 계속 한다.

↓

수술

↓

회복실

- □ 심전도, 전혈구 검사, 전해질, 혈액응고검사, +/- 심장 동종효소, +/- 동맥혈가스
- □ 마약성 진통제
- □ 폐활량계
- □ 수술 후 12시간이 지나면 혈전색전증 화학제제 투여 시작
- □ 침상머리 위 그네
- □ 미음-죽-일반식의 순서로 식사 제고, 식사를 할 수 있을 때까지는 정맥수액
- □ 술후 4-6시간이 되면 신경혈관 검사

↓

술후 1일

- □ 술후 24-48시간 후에 예방적 항생제
- □ 폴리카테터 제거
- □ 8시간 당 50cc 미만인 경우 석션드레인 제거
- □ 식사를 할 수 있다면 정맥주사 대신 바늘(heplock)을 꽂는다.
- □ 전혈구 검사, 전해질 +/- 혈액응고검사
- □ 물리치료: 견딜 수 있는 만큼 체중 지지
- □ 작업치료: 기능평가 및 적응 운동
- □ 혈전색전증 예방: 화학적 예방 및 간헐공기 임펄스부츠
- □ 재활치료 상담
- □ 사회복지: 배치 계획

그림 14.4 고관절 골절환자의 임상경로의 예(Foval KJ 등[2004], Clinical pathyway for hip fractures in the elderly. Clinical Orthopaedics and Related Research 425:72-81).

2000; Weiland, 1997). 이는 대개 환자기록, 성과연구 또는 다른 지침이나 매개변수로부터 모은 임상정보를 토대로 한 관리도구이다. 이는 임상기관 내의 위원회가 개발하기도 하고, 상업적으로 이용할 수 있는 출판물과 웹사이트 게시물에서 발췌할 수도 있다.

임상경로는 서비스 전달 환경과 문화의 고유한 특징에 맞춰져 있기 때문에 기관마다 임상경로는 다르다(미국 물리의학 및 재활학회, 2000). 발표된 지침에서 채택한 경우라 하더라도 서비스가 제대로 전달이 되려면 특정 임상환경에서 이루어지는 서비스 전달 양상의 고유한 측면을 그 경로에 포함시켜야 한다. 예를 들어, 임상경로에 환자를 의료사회복지사에게 의뢰하는 단계가 있다고 해보자. 이는 기관 A에서는 효과가 있지만,

기관 B에서 간호사례 관리자가 그 업무를 맡은 경우에는 이를 조정할 필요가 있다. 그림 14.4는 고관절 골절환자의 임상경로 일부를 나타낸 예이다.

진료경로(care path)는 임상경로를 제대로 따랐는지를 나타내는 문서작성 방법이다. 여기에는 시간선, 계획, 관리 및 평가과정이 포함될 수 있다. 이는 주임상 경로의 각 단계에서 문서작성을 해야 하는 부분을 말한다. 각 단계에서 그 활동이 이루어졌으며, 지연되는 경우, 그에 대한 이유를 표시한다.

임상경로는 다양성과 비용을 줄이고, 효율을 높이며, 환자진료를 감시 및 개선하는 데 이용된다(Bertholf, 1998; Harkleroad 등, 2000; Weiland, 1997). 통상적인 활동을 개선하기 위해서는 지속적 품질개선(CQI)/총체적 품질관리(TQM)에서 그 활동에 대해 설명을 해야 하므로 임상경로는 지속적 품질개선(CQI)/총체적 품질관리(TQM) 과정과 연결된다. 절차 문제를 정의, 측정, 변경 및 재측정하고 나면, 더욱 효과적인 과정을 모든 임상의가 따를 수 있는 임상경로로 정하는 것이 합당하다.

임상경로는 환자진료 **프로토콜(patient care protocol)**과는 다르다. 임상경로는 특정 환자그룹을 전반적으로 관리하기 위해 취하는 조치나 과제에 대한 일반적인 계획이다. 여기에서는 *여러 지식 분야* 즉, 서비스 제공자들의 활동을 반영하며, 수행할 과제의 세부적인 내용을 규정하지는 않는다. 프로토콜은 일반적으로 특정 진단그룹을 대상으로 하는 특정 중재의 진행과정과 관련이 있다. 즉, *특정 전문 분야(specific discipline)*의 서비스 제공자가 착수하는 과정이다. 예를 들어, 고관절 전치환술을 받은 환자가 여러 분야의 의료제공자로부터 관리를 받는다고 가정해보자. 임상경로에서는 각 전문분야에서 맡아서 할 조치와 그 기관에서 이러한 조치를 일반적으로 실행하는 시기를 확인한다. 예를 들어, 물리치료학과에서는 술후 1일이 되는 날 술후 경과에 대한 평가를 하며, 술후 2~7일 동안 물리치료를 계속 진행한다. 반대로, 고관절 전치환술에 관한 프로토콜에서는 전문분야별로 관리계획이 있어 물리치료사는 이를 따른다. 여기에서는 운동 시 주의사항과 운동단계, 체중지지 상태, 재활치료를 하는 동안 매일 교육을 받아야 하는 교육 주제 등을 규정한다.

임상경로를 개발하고 사용한다고 해서 임상의가 타당한 임상적 판단을 내리는 데 책임이 없진 않다(Sheehan, 2002). 임상경로는 특정 기관에 맞춰진 진료지침일 뿐이다. 임상의는 각 환자의 상태가 임상경로의 다음 단계로 진행하는 데 적합한지, 중단해야 할 사유가 있는지를 판단해야 한다.

임상경로의 유효성의 예 (Example of the Effectiveness of Clinical Pathways)

환자를 진료하는 데 임상경로를 이용했을 때의 유효성을 설명하기 위해 3가지 연구를 제시했다. 이들 연구에는 공통적으로 물리치료사가 관리하는 환자집단에 대한 재활 관련 성과가 있다.

힐리 등(Healy, 1998)은 고관절 전치환술에 대한 임상경로와 고관절 이식 프로토콜을 따르는 것이 환자 만족도, 수술성과 및 합병증 발생률에 미치는 영향을 연구했다. 임상경로를 시행하기 전에 89가지 절차, 시행 후 117가지 절차에서 환자성과를 측정했다. 환자관련 성과에서는 그룹간에 차이가 없었으나, 임상경로와 고관절 프로토콜을 이용하면 입원기간과 입원비용을 줄일 수 있었다.

샬다흐(Shaldach, 1997)는 하지절단 환자의 임상경로를 이용했을 때의 효과를 비교했다. 그룹 1은 임상경로를 따르지 않았으며, 그룹 2는 재활치료서비스에 자문을 구하고 임상경로에 따랐다. 그룹 3은 재활치료에 초점을 맞춘 경로를 이용했다. 이 연구를 통해 입증된 점은, 재활치료서비스의 자문을 받았을 때 입원일이 약 3일 정도 줄었으며, 그룹 3에서는 그룹 1이나 2에 비해 많은 환자들이 퇴원했으며, 재활치료서비스의 자문을 받고 일반적인 임상경로를 따랐을 때보다 재활치료 중심의 임상경로가 비용대비 효과가 더 좋았다.

메흐타 등(Mehta, 2000)은 심근경색 진단을 받은 497명의 환자를 대상으로 임상경로를 시행하기 전과 후의 환자관리성과를 비교했다. 이 임상경로는 여러 의료전문가가 서비스 전달 표준에 더 잘 따르도록 고안했다. 통원재활치료에 자문을 구하는 비율이 증가하는 등, 실질적으로 많은 의료관리 실행계획에 따르는 사람들이 많아졌다. 임상경로에서 서비스의 일환으로 제공된 환자교육을 통해 약물치료에 순응하고 통원 재활치료에 참여하는 비율이 많아졌다.

요약하자면, 임상경로를 시행했을 때 서비스에 변동이 생기거나 되풀이되는 일이 줄어들었으며, 입원기간과 전반적인 관리비용이 감소했으며, 환자를 진료할 때 학제간 관리를 하는 사례가 증가했다.

임상경로 개발하기(Developing a Clinical Pathway)

임상경로가 각 물리치료학과나 전문병원에서 유용하게 쓰일 수 있는 상황이 몇 가지 있다. 전문병원에서 특정 진단을 받은 환자가 많은 경우, 임상경로는 이러한 환자를 능률적으로 관리하는 데 도움이 될 수 있다. 특히 각 환자를 관리하는 데 여러 치료사가 연루되어 있거나 유사한 진단을 받은 환자간에도 관리방법에 상당한 차이가 있는 경우에는 특히 그러하다.

부정적인 성과가 *발생할 위험이 큰 경우*, 임상경로는 선택적 예방활동을 통상적으로 시행하도록 이를 보장할 수 있다. 이러한 활동으로는 특정 유형의 정보에 대한 문서작성, 특정 유형의 교육절차 이용, 보호장비 및 사용설명서 제공 등이 있다.

어떤 유형의 환자를 치료하는 데 드는 *진료비*가 비싼 경우, 특정 절차를 언제 시행해야 하고, 누가 이를 책임지는지 확인하여 전반적인 관리비용을 줄이는 데 임상경로가 도움이 될 수 있다. 쓸데없이 반복되는 단계나 서비스가 결과적으로 없어지므로 비용을 줄일 수 있게 된다.

쉬한(Sheehan, 2002)은 모든 임상경로에 대해 기록을 잘 남겨야 한다고 주장했다. 그 문서에는 제목이 있어야 하며, 개발자의 명단을 작성하고, 계획을 개발하면서 검토한 모든 문헌과 출처를 언급하며, 그 경로가 정책과 모순되지 않는다는 점을 입증하고,

모든 회의, 절차, 문서작성의 책임, 연루된 서비스 등을 기술해야 한다. 임상경로를 개발하는 모든 단계와 이를 시행하는 모든 절차를 문서로 남김으로, 병원은 그 경로를 책임감 있게 이용할 수 있을 것이다.

진료지침 (Practice Guidelines)

진료지침은 모든 기관에 적용되는 환자관리 권고사항이다. 진료지침은 한 의료기관에서 작성할 수도 있지만, 일반적으로 조직이나 연구그룹에서 이를 작성한다. 진료지침은 환자성과를 향상시키고, 환자 상태를 부당하게 관리하지 않게 하며, 비용을 통제하고, 적절한 의학적 관리방법의 선택에 대해 환자와 임상의에게 정보를 제공할 목적으로 확립된 지침이다(Scalzitti, 2001; Woolf, 1992). 울프(Woolf, 1992)는 4가지 수준의 의료지침을 다음과 같이 설명했다.

- **비공식적 합의 개발은** 관련 문헌을 평가하는 데 이용한 특정 방법을 사용하지 않고 전문가 의견에 기초한다.
- **공식적 합의 개발은** 지침을 개발하도록 구조화된 기회를 토대로 한다. 미국국립보건원(NIH) 합의개발 프로그램(consensus.nih.gov)과 랜드연구소(Rand Corporation, rand.org)와 같은 기구에서 선택한 의료문제 관리에 관한 지침을 개발하도록 전문가 패널이 만날 구조화된 기회를 마련한다. 회의마다 일관성을 보장하도록 시간과 문서의 형식을 정했지만, 지침 개발을 뒷받침하는 문헌들을 통합하는 과정은 변경할 수 있다.
- **근거중심의 지침에서는** 이용 가능한 문헌과 전문가의 임상적 의견을 통합한다. 이를 후원하는 조직에 따라 전문가 의견을 수용하는 정도나 문헌검토 과정의 방법 및 구조가 다양하다.
- **명시적 지침에서는** 절차와 중재방법의 혜택, 피해, 비용, 예상 성과의 가능성 등을 규정한다. 이 지침은 문헌과 전문가 의견을 토대로 하며, 각 출처의 상대적인 기여도를 인정한다.

인터넷으로 인해 임상지침을 접할 수 있는 경로가 신속하게 증가하고 있다. 보건의료품질연구조사국(AHRQ, Agency for Healthcare Research and Quality)(ahrq.gov)은 의료서비스 연구에 중점을 둔 정부기관이다. 그 웹사이트를 통해 최근 연구와 과거 연구에 관한 보고서를 볼 수 있다. 보건의료품질연구조사국(AHRQ)은 1992년에서 1996년 사이에 19가지 임상지침을 발표했다. 이 지침은 보건의료품질연구조사국(AHRQ) 웹사이트를 통해 볼 수 있다(ahrq.gov/clinic/cpgonline). 일부는 시대에 뒤질 수도 있지만, 이는 광범위한 지침의 구조와 구성을 이해하는 데 있어 튼튼한 기초가 된다. 게다가, 다수의 지침이 물리치료사가 관리하는 환자나 의학적 상태에 초점을 맞추고 있다. 예를 들어, 급성 요통의 관리, 심장재활, 압박궤양 예방과 치료, 통증이나 우울증의 관리 등에 관한 지침이 있다.

미국 보건복지부에서 운영하는 국립 진료지침정보센터(National Guideline Clearinghouse; NGC)(guidelines.gov)는 근거중심의 임상지침의 데이터베이스이다. 보건의료품질연구조사국(AHRQ), 미국의학협회(American Medical Association; AMA), 미국의료계획협회(American Association of Health Plan; AAHP)의 지지를 받아, 국립 진료지침정보센터(NGC)는 다양한 출처에서 개발한 상당한 규모의 지침을 제공한다. 이 웹사이트에 방문하면 간단한 용어로 데이터베이스를 검색하고, 나란히 두 개 이상의 지침을 비교하며, 결과를 인쇄할 수 있다. 모든 제출 요건이 충족되지 않는 한, 국립 진료지침정보센터(NGC)는 게재한 지침의 품질을 검토하지 않는다는 점에 주의한다.

지침을 확립하고 보급하려는 국제적인 노력이 점차 더해지고, 인터넷을 이용해 쉽게 이를 지침을 볼 수 있다. 국제진료지침 학회(Guidelines International Network; GIN)(g-i-n.net)에는 세계 33개국으로부터 의료지침을 확인, 개발 및 보급하는 데 기여하는 61개 조직이 가입되어 있다. 캐나다 의학협회(Canadian Medical Association; CMA)는 임상진료기침을 검색할 수 있는 데이터베이스인 CMA INFOBASE(mdm.ca/cpgsnew/cpgs/index.asp)를 지원한다. 다수의 CMA 지침은 의료전문가용과 환자용 등 두 가지 버전으로 제공된다. 네덜란드의 근거중심 물리치료센터(Center for Evidence Based Physiotherapy; CEBP)(cebp.nl)는 지침 목록을 보유하고 있으며, 그 목록은 물리치료 관련 사이트로 링크되어 있다.

지침을 발표하고 웹사이트에 이를 게재하는 많은 특수이익집단이 있다. 국립 심장, 폐, 혈액연구소(National Heart, Lung, and Blood Institute)(nhlbi.nih.gov/guidelines; NHLBI)는 천식관리에 관한 지침을 게재했다. 캐나다 브리티시 콜롬비아의 근로자산재보상위원회(Workers Compensation Board)는 문헌 기반의 술후 재활치료 지침을 웹사이트에 발표했다(worksafebc.com). 주제로는 전십자인대 재건술, 수근관 수술, 단순 반월판절제술 및 복합 반월판절제술 등이 포함된다. Physical Therapy 2001년 10월 호에서는 요통, 무릎통증, 경부통증 및 견통환자의 관리에 관해 필라델피아 패널이 개발한 근거중심 지침을 다루었다. 임상의와 연구자는 체계적으로 문헌을 검토해서 일반적 중재방법의 존재와 그에 대한 근거의 강도를 판단했다. 전문가 임상 벤치마크(Expert Clinical Benchmarks)(expertclinicalbenchmarks.com)는 대중이 이용할 수 있는 지침을 개발하기 위해 전문가의 의견, 문헌 검토, 소유권이 있는 데이터를 이용하는 영리회사이다.

확립된 지침이 없는 상태에서 메겐스와 해리스(Megens and Herris, 1999)는 유방암 이후의 림프 부종을 관리하는 지침을 개발하도록 근거중심 진료원칙을 적용했다. 이 논문에서는 임상적 의사결정을 위한 지침을 제시하기 위해 문헌을 수집하고, 비판적으로 살펴보며, 이를 요약하는 방법을 보여주고 있다.

벤치마킹(Benchmarking)

벤치마킹의 정의(Benchmarking Definitions)

벤치마킹은 고객 서비스 성과를 향상시키기 위해 자신의 절차와 성과를 잘 알려주거나 최선인 황금표준과 비교하는 과정이다. 벤치마킹 네트워크(2000)는 "비교운영성과를 측정하고 최선의 진료방법을 확인하기 위해서 개선계획과 함께 이용하는 성과측정 도구"로 벤치마킹을 정의한다. 약간 다른 의미로 "강력한 경쟁사와 산업 리더로 인정을 받는 회사의 제품, 서비스 및 실무를 측정하는 연속적인 과정"으로 정의하기도 한다(David T. Kerns, 제록스 전 CEO, 러셀, 1998).

두 가지 정의 모두 그 목적은 뛰어난 성적을 가진 사람이나 회사의 성과에 비추어 현재 성과를 비교하는 데 있다. 뛰어난 성적은 당시 최선의 실행으로 정의하여 경쟁업계의 황금표준이 된다. 황금표준으로 인정을 받으려면 고객만족도가 높아지도록 높은 수준의 성과를 일관적으로 달성해야 한다.

벤치마킹의 수준(Level of Benchmarking)

여러 차원에서 벤치마킹이 일어난다. 의사 수준에서 보면, 임상의는 조직 내에서 최선의 진료성과를 확인할 수 있으며, 모든 임상의가 그 수준에 도달하는 데 매진한다. 숙달된 치료사가 일하는 곳에 졸업자를 고용하는 경우처럼, 때로 벤치마킹은 비공식적으로 일어난다. 일반적인 벤치마크로는, 하루에 치료하는 환자 수나 적시에 서류작업 완수하기 등이 있지만, 이러한 기준은 경영진에게는 중요하지만, 고객에게는 그다지 중요하지 않다.

의사 수준에서 환자진료를 하는 데도 벤치마킹을 적용할 수 있다. 특정 진단을 받은 환자의 회복에 대한 예상 벤치마크에서 데이터를 얻게 된다. 스티네만 등(Stineman, 1998)은 뇌졸중 환자 26,339명을 대상으로 하여 9가지 수준의 장애에 대한 독립기능평가(Functional Independence Measure; FIM)에 기록된 18가지 기능과제의 중간성과수준을 설명했다. 이러한 유형의 데이터를 통해 각 치료사와 재활치료 부서에서는 규모가 큰 코호트 성과와 자신의 성과를 비교할 수 있으며, 보다 정확하게 성과를 예측하는 근거를 마련할 수 있다.

의사 수준의 벤치마킹에서는 서비스 전달 측면을 정의하고, 진료의 그 측면에 대해서는 누가 서비스를 가장 잘 제공하며 그 사람은 어떻게 서비스를 제공하는지 확인하고, 최선의 진료를 모방하도록 다른 의사들을 교육시킬 필요가 있다. 그 벤치마크는 그 부서에서 이미 일하고 있는 사람이 될 수도 있고, 뛰어난 성과 기록을 갖고 있는 외부인일 수도 있다. 벤치마크가 누가 되든, 기대했던 변화를 가늠할 수 있으며, 환자관련 성과에서 긍정적인 변화가 생기면 성공으로 여긴다.

벤치마킹은 큰 조직에서 학제간에도 일어난다. 이 경우, 개개인의 구성원을 다른 구성원과 비교하기보다는, 그 조직에 있는 부서를 서로 비교하게 된다. 일반적인 조직적 벤치마크는 고객 만족도 즉, 환자 만족도이다. 병원에서는 환자가 자신이 받은 전문 서비스 각각에 대한 만족도를 평가할 수 있다. 특정 시점에 환자 만족도 점수를 계산하고, 조직의 행정부가 부서를 서로 비교한다. 이런 상황에서, 설정기준이나(예, 95% 만족도, 모든 부서에 적용) 황금표준이 될 수도 있고, 보고 시점에 가장 점수가 높은 부서나 동일한 부서의 과거 성과가 상대적 기준이 될 수도 있다. 이 수준에서, 조직 내부 과정에서 일어나는 벤치마킹은 조직이 정한 목표성과 수준을 말한다.

벤치마킹은 전통적으로 다른 조직간에 벌어진다. 이 경우, 다수가 모방하고자 하는 뛰어난 성과를 일관적으로 달성하는 사람이나 조직을 황금표준이라 한다. 여기에서는 벤치마크가 되는 사람이나 조직에게 접근하여 벤치마크인 사람/실무의 절차를 확인하고 이를 병원의 사람/실무와 비교한다. 차이가 확인이 되고, 벤치마크인 실무를 이행할 수 있는지, 어느 정도로 이행할 수 있는지에 대한 결정을 내린다. 많은 차이점을 확인하더라도, 변경할 수 있는 절차는 얼마 없을 수도 있다.

어려운 점은 벤치마크를 확인하는 것이다! 벤치마크가 되는 사람 또는 병원이 원하는 성과를 달성하는 데 있어 황금표준이 된다는 점을 뒷받침해줄 객관적 근거가 있어야 한다. 환자진료 통계에 영향을 미칠 수 있는 변수가 많으므로 근래의 성공보다는 우수한 이력이 그 근거가 된다. 사업체는 자신의 성공 비결을 경쟁사와 공유하기를 꺼리는 반면, 직접적인 경정이 아닌 경우에는 그 방법을 공유하려 할 수도 있다.

잘 알려진 표준에 비교하여 벤치마킹을 할 가능성도 있다. 라끌레르 등(LaClair, 2001)은 미국보건정책연구소(Agency for Health Care Policy and Research)의 뇌졸중 재활치료 임상지침으로 11개의 보훈병원에서 뇌졸중 환자에게 제공한 진료과정을 비교했다. 라끌레르 등은 지침 준수 여부를 반영하고 100부의 환자기록을 표본으로 선정한 측정체계를 개발했다. 그 결과에서 지침을 가장 잘 따르는 분야와 가장 잘 따르지 않는 분야를 기술하여 서비스 검토의 기준점을 확립했다. 이러한 유형의 벤치마킹 과정에서는 선택한 지침이 현재 통용되는 최선의 실행임을 가정한다. 이러한 벤치마킹에서는 최선의 진료를 하기 위한 전략을 연구할 수 없다는 한계가 있다. 지침은 많은 출처의 복합체이며 일반적인 권고사항이므로, 다른 진료환경을 모방하기보다는 조직 내에서 지침의 권고사항에 따르는 전략을 개발해야 한다.

벤치마킹 단계(Benchmarking Steps)

벤치마킹 단계는 성과측정과정과 지속적 품질개선과정을 기반으로 한다. 개인 차원의 벤치마킹은 조직 내의 벤치마킹이나 조직간 벤치마킹보다 복잡하진 않다. 갈수록 더 많은 사람이 연루되고 더 많은 의사소통이 이루어지지만, 최선의 진료를 하게 되는 전략을 연구하고 이를 시행함으로 많은 이득을 얻는다.

다음 내용은 벤치마킹 과정에 대한 간략한 설명이다.

1 단계: 프로젝트 계획을 세우도록 팀을 구성한다. 이 팀에는 그 과정을 체계적으로

이끌어갈 책임자가 있어야 한다. 책임자가 벤치마킹 과정에 대해 잘 알고 있다면 좋지만, 그룹 과정과 그룹 촉진에 대한 경험이 있다는 것이 더 중요하다. 이 기술은 그 과정에 연루된 많은 사람들이 서로 협력하는 데 있어 반드시 필요하다. 모든 팀이 그러하듯, 작은 목표에 초점을 맞춰 마음이 맞는 사람들로 구성된 소규모의 그룹이라면 그 프로젝트 팀은 보다 원활하게 제 기능을 다할 것이다. 그러므로, 팀의 목표를 분명히 표현하는 임무수행서가 도움이 된다. 이 팀은 연구해야 할 과정과 관계된 다양한 요구사항, 실무 및 관점을 제시해야 한다. 그렇게 되면 다른 팀에 자신을 비교하기 전에 그 자체적인 실무에 대해 사실적이고 자세하게 설명할 수 있는 팀의 능력을 향상시키게 된다. 각 구성원의 성공적인 수행이 아니라 조직 또는 부서의 개선을 성공으로 정의했을 때 보다 성공적인 벤치마킹 팀을 꾸릴 수 있다. 이러한 접근방식이 가능하려면 그 팀이 벤치마킹 과정의 목적과 연구를 시행하는 전략에 관하여 교육받는 것이 도움이 된다.

프로젝트 계획은 기관이나 부서의 성과연구 데이터를 토대로 인지한 개선의 필요성을 없애나가야 한다. 데이터는 한 번의 측정값이 아니라 시간별 측정값을 반영해야 한다. 그런 데이터를 얻을 수 없다면, 이 팀은 벤치마킹을 시작할 준비가 되어 있지 않은 것이다. 이러한 데이터를 얻을 수 있다면, 여기에는 원하는 성과를 개선하도록 절차를 이행했을 때 변화의 기간을 반영해야 한다. 어떤 일을 시도했었는지, 어떤 일이 효과가 있었는지, 어떤 일이 효과가 없었는지의 이력은 팀이 변화를 시도하기에 가장 적절한 분야와 벤치마크가 될 가장 적합한 의사나 사업을 선택하는 데 도움이 된다.

2 단계: 현재 성과수준을 달성하는 부서 자체의 과정을 기술한다. 현재 과정을 아주 분명하게 이해하는 것은 중요하다. 변화가 필요한 상황에서 그 과정의 어떤 단계가 변경해야 할지 반드시 알아야 한다.

3 단계: 잠재적 벤치마크 파트너를 확인한다. 이 파트너는 팀이 연구하고자 하고 벤치마크 파트너로 선뜻 받아들일 수 있는, 해당 과정에서 지속적으로 뛰어난 이력을 보유해야 한다.

벤치마크 파트너로, 임상의나 사업체가 맺어야 할 몇 가지 수준의 상호작용이 있다. 여기에는, 전략과 데이터를 설명하는 회의에 참여하기, 외부 관찰자에게 자신의 사업 공개하기 및/또는 그 팀에 자문, 관찰 및 교육 제공하기 등이 있다. 이러한 모든 활동은 프로젝트 계획과 벤치마킹 계약서의 일부로서 사전에 정해진다.

4 단계: 벤치마크 파트너의 과정을 정확하게 설명한다. 그 내용은 비교를 하는 기준이 된다. 벤치마크 파트너의 실무에 관한 데이터를 수집하고 나면, 팀은 자신의 업무환경과 벤치마크 파트너의 업무환경간에 존재하는 성과의 차이를 판단한다.

5 단계: 프로젝트 목표를 정한다. 가장 중요한 성과의 차이를 토대로 프로젝트 목표를 정하며, 변화를 실행에 옮기도록 계획을 작성한다. 두 실무과정에 많은 차이가 있다고 확인했더라도, 모든 차이를 다 고려할 필요는 없다. 목표는 측정 가능해야 한다.

6 단계: 변화를 추적 관찰한다. 과정이 시행되고 있는지, 성과가 예상한대로 개선되고 있는지를 판단하도록 보고자 하는 성과를 반복적으로 측정하여 그 과정을 정기적으

로 평가한다.

문헌의 예(Examples from th Literature)

노바리스, 메신저와 모리스(Novalis, Messenger and Morris, 1999)는 고관절 전치환술 환자를 관리하는 8가지 다제학적 임상경로의 작업치료 벤치마크를 살펴보았다. 임상경로에서 작업치료사의 14가지 역할을 빈도분석한 결과, 모든 임상경로에 일상생활활동에 관한 훈련이 있음을 확인했으나, 나머지 13가지 역할에는 차이가 심했다. 또한, 이 연구에서는 고관절 전치환술 임상경로에 간호 및 물리치료와 똑같은 빈도로 작업치료가 포함되어 있음을 확인했다. 이러한 유형의 연구는 전문가의 역할을 확인하는 데 유용하며 진료패턴을 명확히 하는 첫걸음이기도 하다.

심슨(Simpson, 2002)은 표준치료를 받은 환자와 조기퇴원/전환치료 임상경로에 참여한 고관절 골절 환자를 비교했다. 그 결과, 환자들은 전반적인 진료와 임상경로를 통해 달성한 임상성과에 만족했다. 또한, 조기퇴원 후에 집단치료 서비스를 받은 환자는 표준치료를 받은 환자보다 치료비용을 상당히 절약하게 되었다.

진료에 적용하기(Application To Practice)

성과데이터는 지속적인 품질개선 과정, 임상경로, 프로토콜 및 지침의 개발, 벤치마킹과 관련되어 있다고 앞서 설명했다. 이러한 과정은 모두 최선의 진료패턴을 식별하는 것과 관련이 있다. 개인적 수준이든, 조직 내 수준이든, 조직간 수준이든 상관없이, 서비스 전달에 대한 성과연구를 하는 이유가 몇 가지 더 있다.

성과측정 및 관리 과정을 통해, 임상의의 강점과 발전의 필요성이 분명히 드러나게 되었다. 선택한 중재방법을 연구하거나 문서작성 과정을 도입한다면, 경영진은 특정 분야에 대해 직원을 교육시키는 데 주력할 수 있다. 문서작성 과정을 검토할 때에 표준화된 측정도구를 사용하도록 결정하는 경우를 예로 들 수 있다. 임상의 가운데 일부는 그 도구의 이용법을 다소 잘 알 수도 있다. 도구를 이용하고 점수를 계산하는 방법에 대해 의사들을 교육시킴으로, 경영진은 점수의 평가자간 신뢰도와 평가자내 신뢰도를 향상시킬 뿐만 아니라 도구를 이용하는 데 대한 순응도를 높이게 된다.

일반 대중, 의뢰 의사, 및 제 3자 납부자에게 임상서비스의 품질과 효율을 알려주는 데 성과데이터를 이용할 수도 있다. 성과측정도구에 성과데이터를 이용하게 되면 환자가 갈수록 추구하는 책임성을 향상시키게 된다. 많은 사람들이 언론매체를 통해 건강정보와 의학정보를 입수하므로 인터넷, 신문, 라디오나 TV 인터뷰에서 볼 수 있는 성과데이터는 신뢰감을 더해준다(Scroggins, Thornton & Neumann, 1999). 그 예로, 각 주의 요양원 검사보고서를 발표한 Carepathways.com이 있다.

성과등급이 주기적으로 업데이트되고 이를 배포하기 위해 발표한 기관 성적표를 점차 이용하는 추세이다. 일부 병원에서는 환자가 처음으로 내원했을 때 집에 가져가도록 만든 팜플렛에 이 내용을 넣는다. 고객이 점차 인터넷에 의존하면서, 온라인 평점

서비스와 추천 병원이 급증하고 있다. 환자는 자연히 환자 만족도가 높고 수행성과가 좋은 시설을 선택한다.

보건정책, 경제력 및 의학적 관리의 발전에서 이루어진 변화에 발맞춰 물리치료 분야는 꾸준히 발전하고 있다. 성과연구를 통해 임상의는 과거의 최선의 진료패턴을 보다 효율적인 진료패턴으로 바꿀 수 있다. 약학, 수술, 기술, 생리학 등 다른 환자관리 분야에서 새로운 발전이 이루어지면서, 진료패턴을 조정하고 그 효과를 시험해볼 필요가 있다. 이처럼, 개선 주기는 계속 이어진다.

요약 (Summary)

본 장에서는 성과측정과정이 서비스 전달에 관한 보다 큰 규모의 체계적 연구와 관련되어 있으므로, 이에 대한 개요를 살펴보았다. 성과연구과정은 품질보증, 지속적 품질개선(CQI), 총체적 품질관리(TQM), 임상경로 및 프로토콜, 지침의 개발, 알려진 황금표준을 벤치마킹하는 과정에서 이용하는 임상경로 및 프로토콜, 지침 등과 관련이 있다. 이 과정을 연구함으로써 현지 진료를 개선하고, 최선의 진료패턴을 확립하며, 환자에 대한 책임성을 향상시키고, 영업을 위한 마케팅 전략을 제공하며, 효과적인 성과관리연구를 발표함으로 관련 종사자들이 발전을 이룰 수 있다.

참고문헌(References)

American Academy of Physical Medicine & Rehabilitation (2000). Practice Guidelines Committee develops definitions of terms. aapmr.org/memphys/pracguid/terms.htm.

Bertholf L (1998). Clinical pathways from conception to outcome. Top Health Information Management 19(2):30–34.

Coleman MT & Endsley S (1999). Quality improvement: First steps. Family Practice Management 3:23–26.

de Geyndt W (1970). Five approaches for assessing the quality of care. Hospital Administration 159:21–42.

Harkleroad A, Schirf D, Volpe J, & Holm MB (2000). Critical pathway development: An integrative literature review. American Journal of Occupational Therapy 54:148–154.

Healy WE, et al. (1998). Impact of a clinical pathway and implant standardization on total hip arthroplasty: A clinical and economic study of short-term patient outcome. Journal of Arthroplasty 13(3): 266–276.

Kaluzny AD, McLaughlin CP, & Simpson K (1992). Applying total quality management concepts to public health organizations. Public Health Reports 107(3):257–264.

Koval KJ, et al. (2004). Clinical pathway for hip fractures in the elderly. Clinical Orthopaedics and Related Research. 425:72–81.

LaClair BJ, et al. (2001). A method for measuring compliance with AHCPR guidelines. American Journal of Physical Medicine and Rehabilitation 80(3):235–242.

McIntosh G, May MC, & Stymiest PJ (1994). Implementing CQI: Measuring levels of service quality at physiotherapy clinics. Physiotherapy Canada. 46(3):178–189.

McKinley CO, et al. (1998). Performance improvement: The organization's quest. Journal of Rehabilitation Outcomes Measurement 2(1):27–35.

Megens A & Harris SR (1998). Physical therapist management of lymphedema following treatment for breast cancer: A critical literature review of its effectiveness. Physical Therapy 78:1302–1311.

Mehta RH, et al. (2000). Quality improvement initiative and its impact on the management of patients with acute myocardial infarction. Archives of Internal Medicine 160(20):3057–3062.

Novalis SD, Messenger MF, & Morris L (1999). Occupational therapy benchmarks within orthopedic (hip) critical pathways. American Journal of Occupational Therapy 54:155–158.

Russell P (1998). Looking beyond yourself: Benchmarking tools and techniques. Mayo Press, Mayo Medical Center, Rochester, MN.

Scalzitti DA (2001). Evidence-based guidelines: Application to clinical practice. Physical Therapy 81:1622–1628.

Schaldach DE (1997). Measuring quality and cost of care: Evaluation of an amputation clinical pathway. Journal of Vascular Nursing 15(1):13–20.

Scroggins N, Thornton S, & Neumann T (1999). Role of outcomes management in marketing to managed care companies: Why use outcomes data? Outcomes Management for Nursing Practice 3(1):7–11.

Sheehan JP (2002). A liability checklist for clinical pathways. Nursing Management 33(2):23–25.

Simpson P (2002). Clinical outcomes in transition program for older adults with hip fracture. Outcomes Management. 6(2):86–89.

Stineman MG, Fiedler RC, Granger CV, & Maislin G (1998). Functional task benchmarks for stroke rehabilitation. 79(5):497–504.

The Benchmarking Network (2000). well.com/user/benchmar/Files/General.html

Weiland DE (1997). Why use clinical pathways rather than practice guidelines? American Journal of Surgery 174(6):592–595.

Woolf SH (1992). Practice guidelines, a new reality in medicine: II. Methods of developing guidelines. Archives of Internal Medicine 152:946–952.

문서작성 양식에 관한 예비연구 수행
(Conduct a Pilot Study of Documentation Patterns)

여기에서는 자신의 문서작성 양식에 관한 예비연구를 임상의에게 안내해줄 것이다.

진료 환경에서 성과를 추적하기 시작하고자 하는 임상의에게 있어 이는 적정한 출발점이다. 문서작성 양식에 관한 연구에서는 환자의 특성이나 측정도구가 일관적으로 기록되는지가 드러난다. 다른 임상성과 연구를 시작하기 전에 이용 가능한 데이터 출처를 확립하도록 일관적이지 않은 기록을 처리해야 한다.

이 연구단계는 제 2편, 7-12장에서 이미 설명했다.

1. 흥미로운 점을 확인하고 질문을 작성한다(제7장).
2. 문헌검색을 한다(제8장).
3. 연구를 하는 이론적 근거와 잠재적 실행계획을 확인한다(제8장).
4. 관련 변수 코드를 정의한다(제9장).
5. 데이터 세트를 구축한다(제10장).
6. 데이터를 분석한다(제11장).
7. 결과를 해석하고 보고서를 작성한다(제12장).

문서를 작성할 때 자기개선을 목적으로 하는 각 목표의 장애범주와 측정 가능성을 기록한다. 기타 문서작성의 특징도 측정할 수 있으나, 첫 연구의 경우에는 초기 평가에서 데이터를 수집하는 것으로 제한하는 것이 유용할 것이다. 경험이 많은 임상의는 설정한 각 목표에 대해 최종 측정값을 기록해야 하는지의 여부를 감안한다.

이 연구는 HIPAA 규정에 따라 연구를 수행한 임상의가 개인적으로 작성했던 기록에 한한다. 자신이 작성한 기록 이외의 기록을 검토하거나 연구결과가 대중에게 발표되는 경우라면, 데이터 수집을 하기 전에 임상시험심의위원회(IRB)의 승인을 받아야 함을 반드시 알아둔다.

1 단계: 성과를 확인하고 질문을 작성한다(제 7장)

예비연구에서 환자 목표의 종류와 측정가능성을 살펴보는 데 다음 PICO 질문을 이용할 수 있다.

이 치료사가 치료한 [의료시설의 종류] 환경에서 [대상 진단명] 환자를 대상으로 하는 초기 내원 기록에서 손상, 기능제한, 사회적 목표의 분포와 측정가능성은 어떠한가?

P: 이 치료사가 (의료시설의 종류)에서 치료한 (특정 진단명) 환자를 대상으로 함
I: 손상을 입은 사람
C: 기능제한
C: 사회적 목표
O: 각 장애범주에서 목표의 빈도는 어떠한가?
O: 각 범주에서 측정 가능한 목표의 빈도는 어떠한가?

자신이 진료하는 질환 중 공통적인 진단명이나 도전해 볼 만한 진단명을 고른다. 면허 임상의는 초기 평가 기록 등 개인적으로 관리를 받고 있는 환자의 기록을 검토해야 한다. 무면허 임상의나 환자기록에 접근권한이 없는 사람은 개인적으로 부록 3의 데이터 세트를 이용하여 관심이 있는 진단그룹에 대한 사례학습을 작성한다.

자신의 진료환경과 관련이 있는 질문을 체계적으로 정리하도록 재활서비스 전달모형을 이용한다. 견본은 부록 2에 있다.

2 단계: 문헌검색을 한다(제 8장)

문헌검토는 질문에 대해 이전에 답을 구했는가 혹은, 다른 사람들은 그 질문을 어떻게 연구하려 했는가를 살피는 데 그 목적이 있다. 문헌은 질문을 다듬거나 어떤 데이터를 수집해야 하는가를 분명히 하는 데 도움이 될 수 있다.

PICO/PIO 질문의 각 구성요소에 대한 검색어를 확인한다. 각 용어를 검색하고 검색 결과를 결합함으로 이용 가능한 문헌을 합리적으로 검토해야 한다. 저널 기사, 지침, 체계적 검토, 진단 특이적 웹사이트 등 다양한 데이터베이스를 검색한다. 질문에 대한 대답을 구하는 데 이용했던 방법을 기록으로 남기도록 각 검색이력을 인쇄한다.

이 질문에서 주요 단어에는 아마도 다음이 포함되어야 할 것이다.

- *진단명(그 진단명의 동의어나 약어)*
- *손상*
- *목표*
- *기능 목표*
- *기능제한*
- *사회/역할 목표*
- *장애목표*
- *진료환경(자신의 진료환경 유형을 구체적으로 진술)*
- *성과*
- *물리치료*

그 질문을 이미 연구했다면, 발표된 연구가 자신의 진료환경에서 이루어진 진료와 얼마나 유사한지를 판단해야 한다. 그 질문에 대해 연구한 문헌이 없다면, 다른 사람들은 그 질문의 개별적인 측면을 어떻게 연구하는지, 자신의 진료가 문헌에 나와있는 측정 또는 목표설정 동향과 유사한지를 확인하도록 관련문헌을 이용해야 한다.

3 단계: 연구를 하는 이론적 근거와 잠재적 실행계획을 확인한다(제 8장)

연구를 수행하는 이론적 근거를 쓴다. 여기에서는 어떤 성과를 연구하고 연구질문에 대한 대답이 어떻게 자신의 특정 진료환경에서 서비스전달을 개선시키는지에 대해 다루어야 한다.

"이 연구를 통해 목표 설정에 대해 더 알게 되어 환자진료방법을 개선할 수 있을 것이다"라는 포괄적인 진술은 하지 않는다. 기록을 데이터로 변환하지 않고도 2~3가지의 차트를 검토함으로 더 많이 알 수 있다. 이 연구가 진료방법을 개선하는 데 유용한 이유를 최소한 3가지로 든다.

1.
2.
3.

성과가 어떠할지에 대해 예측하는 것도 유용하다.

- 전체 목표 중 손상 목표는 몇 퍼센트인가? ____ %
- 전체 목표 중 기능 목표는 몇 퍼센트인가? ____ %
- 손상 목표 중 측정 가능한 목표는 몇 퍼센트인가? ____ %
- 기능 목표 중 측정 가능한 목표는 몇 퍼센트인가? ____ %

결과를 자신의 진료환경에서 취할 수 있는 행동으로 옮기는 방법에 대해서도 기술한다. 이러한 실행계획은 진료환경에서 실현할 수 있어야 하므로, 진료패턴의 구조와 과정, 연루되는 직원을 인정한다.

1. 결과가 예측과 맞아 떨어지면 어떤 조치를 취할 것인지 기술한다.
2. 결과가 예측을 넘어서면 어떤 조치를 취할 것인지 기술한다.
3. 결과가 예측에 못 미치거나 결론에 이르지 못한다면 어떤 조치를 취할 것인지 기술한다.

4 단계: 관련 변수 코드를 정의한다(제 9장)

질문 구성요소와 문헌검토를 토대로, 수집할 데이터에 대한 변수 목록을 작성한다. 우측에는 각 변수의 수준에 따른 조작적 정의를 기술한다.

변수 또는 데이터 행	코드 수준	조작적 정의
예, 연령	숫자	초기 검진 시 아동의 연령은 개월 수로, 어른의 연령은 년수로 나타낸다.
예, 성별	1	여성
	2	남성

부록 4에서 참고 코드를 볼 수 있다.

5 단계: 데이터 세트를 구축한다(제 10장)

수집할 모든 데이터가 들어가는 데이터 수집양식을 작성하도록 PICO/PIO 질문과 그 질문과 문헌을 이용해 작성한 코딩 수첩을 이용한다. 정보를 기록해야 할 곳에 밑줄을 긋는다. 그 양식에 직접 코드를 기입할 수도 있고, 해당하는 곳에 원을 그릴 수도 있다. 두 가지 방법 모두를 이용해 결손데이터가 없는지 확인해볼 수 있으며, 스프레드시트에 데이터를 입력하는 과정에서 오류를 줄일 수 있다.

질문에 부합하는 환자의 차트 10개 이상을 검토한다. 각 차트 별로 1부의 데이터 수집양식을 작성하고, 이 데이터를 다음 형식을 이용하여 스프레드시트로 옮긴다. 피험자 ID 번호 목록과 관련 차트는 별도로 안전한 장소에 보관한다.

견본 데이터 수집양식

코드 기입자 이름/이니셜: ________ 코드기입 날짜: ____________

피험자 ID 번호: ________

(ID 번호와 환자명/차트번호는 별도의 보안 목록에 기록했는가? 예 ____ 아니오 ____)

물리치료사 경력 __________ 년

임상기관 1 = 차트를 접할 수 있는 곳

2 = 다른 연구기관은 별도의 코드로 나타낸다

성별: 1 = 여성 1 = 남성

일차 진단 ICD 9 코드: _________

손상 목표의 수 _________ 측정 가능한 목표의 수 _________

기능 목표의 수 _________ 측정 가능한 목표의 수 _________

사회적 목표의 수 _________ 측정 가능한 목표의 수 _________

전체 목표의 수 _________ 측정 가능한 목표의 수 _________

예외 및 주:

다음은 이 연구에 사용하는 스프레드시트 배치의 예이다. 스프레드시트에서는 총합을 계산할 수 있으므로 총합에 대한 행은 없다. 그러나, 원한다면 총합에 대한 행을 추가할 수 있다.

피험자 ID	연령 (년)	임상 기관	성별	진단명	# 손상목표 의 수	# 측정 가능한 손상목표 의 수	# 기능 목표 의 수	# 측정 가능한 기능 목표 의 수	# 사회적 목표의 수	# 측정 가능한 사회적 목표의수

6 단계: 데이터를 분석한다(제 11장)

데이터 세트를 이용하여(또는 부록 3의 표본 데이터 세트), 데이터 세트의 품질을 평가하도록 다음 내용에 대답한다.

1. 결손데이터가 있는가? 있다면, 이를 교정할 수 있는 방법을 기술한다.
2. 잘못된 데이터가 있는가? 그렇다면, 옮길 때 오류가 있었는지 데이터 수집양식을 검토한다.

데이터 분석의 출발점으로서 자신이 작성한 PICO/PIO 질문을 참고한다. 아래 차트에서 변수와 질문에 대답을 구하는 데 필요한 통계공식, 결과로 얻은 대답의 유형, 확인할 수 있는 데이터의 한계점 등을 확인한다. 여기에서는 한 예로 "연령"을 살펴보았다. 부록 5는 예시 질문에 대해 작성한 표이다.

변수	통계공식	결과 설명	실제 결과	한계점/주
연령	평균, 표준편차, 범위	연구 표본의 평균 연령과 연령 범위	평균 = 39.5세 표준편차 = 16.79 범위 = 16-69세	문헌에서 연구한 표본과 같을 수도 있고 다를 수도 있다.

각 범주(손상, 기능, 사회적 목표)에서 목표의 수에 대해 빈도계수를 한다. 목표의 유형과 측정가능성에 대한 빈도 및 분포에 대해 어떻게 표현할 수 있는가?

7 단계: 결과를 해석하고 보고서를 작성한다(제 12장)

성과연구의 최종 보고서를 작성하도록 이 확인목록을 이용한다.

보고서 구역	확인/상기문
문제에 대한 서론	
PICO 또는 PIO 질문	
이론적 근거	
검색이력 요약	
문헌 요약	
질문에 대한 연구가 있었는가?	
주요 변수에 관한 문헌 요약	
방법	
차트 표본추출 과정	
표본 설명	
임상시험심의위원회 승인 여부(해당되는 경우)	
변수의 정의와 코딩 절차	
데이터 분석 방법 요약	
데이터 분석결과표	
표본	
기술적 요약	
상관관계(해당되는 경우)	
비교(해당되는 경우)	
고찰	
질문에 답하기	
문헌과 연구결과 통합	
연구의 강점	
연구의 한계점	
서비스 전달에 대한 권고사항	

예시 질문의 재활서비스 전달모형
(Model of Rehabilitation Services Delivery for Sample Question)

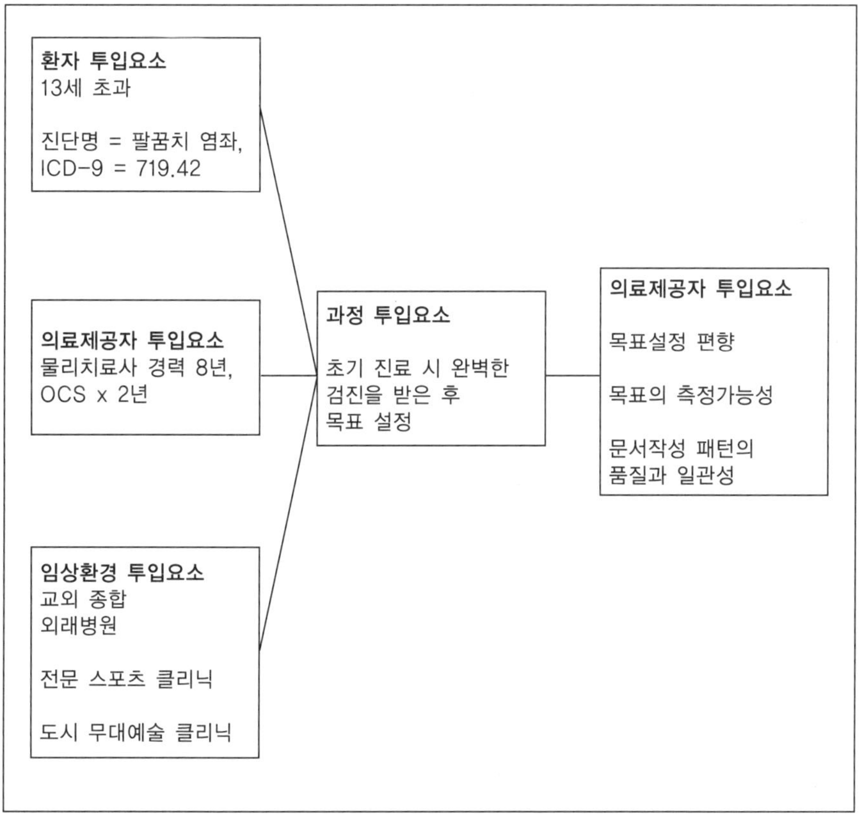

데이터 세트
(Sample Data Set)

피험자 ID	연령 (년)	임상 기관	성별	진단명	# 손상 목표의 수	# 기능 목표 의 수	# 사회적 목표의 수	# 전체 목표의 수	# 측정 가능한 손상 목표의 수	# 측정 가능한 기능 목표의 수	# 측정 가능한 사회적 목표의 수
01	18	1	1	719.42	2	2	1	5	2	1	0
02	40	2	2	719.42	2	4	1	7	2	1	1
03	47	3	1	719.42	5	1	1	7	4	0	1
04	37	3	2	719.42	3	2	2	7	3	2	1
05	22	1	1	719.42	1	2	1	4	1	1	0
06	53	2	1	719.42	4	2	2	8	2	1	0
07	45	3	2	719.42	4	3	0	7	4	2	0
08	69	2	1	719.42	0	4	0	4	0	1	0
09	48	1	1	719.42	2	4	1	7	1	1	1
10	16	3	2	719.42	3	1	2	6	1	2	1

코드와 조작적 정의
(Sample Codes and Operational Definitions)

변수 또는 데이터 행	코드 수준	조작적 정의
피험자 ID	1-10	기록을 검토한 순서로 매긴 번호
연령	세	초기 검진 시 아동의 연령은 개월 수로, 어른의 연령은 년수로 나타낸다.
임상기관	1	교외 스포츠 클리닉
	2	교외 종합 외래진료소
	3	도시 무대예술 클리닉
성별	1	여성
	2	남성
진단명	111.11	일차 진단명의 ICD 9 코드
#손상 목표의 수	#	손상변화에 초점을 맞춘 목표의 수 계수
#기능 목표의 수	#	기능변화에 초점을 맞춘 목표의 수 계수
#사회적/ 역할 목표의 수	#	사회적/역할 참여변화에 초점을 맞춘 목표의 수 계수
전체 #목표/기록의 수	#	손상목표, 기능 목표, 사회적 목표의 총 수
#측정 가능한 손상 목표의 수	#	수치적 목표, 객관적 측정방법, 또는 일괄 수행기준이 있는 손상 목표의 수
#측정 가능한 기능 목표의 수	#	수치적 목표, 객관적 측정방법, 또는 일괄 수행기준이 있는 기능 목표의 수
측정 가능한 사회적 /역할 목표의 수	#	수치적 목표, 객관적 측정방법, 또는 일괄 수행기준이 있는 사회적/역할 목표의 수

데이터 계산
(Sample Data Calculations)

변수	통계공식	결과 설명	실제 결과	한계점/주
연령	평균, 표준편차, 범위	연구 표본의 평균 연령과 연령 범위	평균 = 39.5세 표준편차 = 16.79 범위 = 16-69세	문헌에서 연구한 표본과 같을 수도 있고 다를 수도 있다.
임상 기관	빈도 계수	각 임상기관의 환자 수	스포츠 클리닉 = 3 종합 외래병원 = 3 무대예술 = 4	
성별	빈도 계수	각 표본의 수	1 = 여성 6명 2 = 남성 4명	
진단명	빈도	분포 빈도	10 = 719.42	
#손상목표 의 수	소계(전체 목표 의 백분율)		26(42%)	
#기능목표 의 수	소계(전체 목표 의 백분율)		25(40%)	
#사회적/역할 목표의 수	소계(전체 목표 의 백분율)		11(18%)	
#전체 목표/ 기록의 수	모든 목표의 합		62	
#측정 가능한 손상 목표의 수	소계(전체 손상 목표의 비율)		20/26 = (77%)	
#측정 가능한 기능 목표의 수	소계(전체 기능 목표의 비율)		12/25 = (48%)	
#측정 가능한 사회적/역할 목표의 수	소계(전체 사회적 목표의 비율)		5/12 = (42%)	모든 목표 = 복직이나 복학

표본 예비 연구
(A Sample Pilot Study)

이어지는 내용은 앞 장에서 설명한 성과측정 단계를 분명하게 설명하는 데 도움을 준 조지 가브리엘(George Gabriel) 물리치료학 박사가 수행한 예비성과연구의 일부이다. 이 내용은 한 사람이 문서작성 패턴을 탐구한 것으로, 성과연구를 수행하여 얻은 유일한 "정답"임을 뜻하지는 않는다. 또한, 이 연구는 한 학기 동안 프로젝트로 수행했으므로 검토한 차트의 수와 문헌의 양이 시간 제약조건으로 인해 인위적으로 제한되었다. 임상기관에서 연구를 수행할 때 연구 임상의는 표본 크기를 크게 하고, 보다 철저하게 문헌 검토를 해야 한다.

연구의 특정 부분에 대한 의견과 대안적 접근방법을 박스에 나타냈다. 의견에서는 본문의 내용을 확장시키기도 하고, 고려해야 할 점을 상기시켜주기도 한다. 어떤 경우든 자세한 설명이 필요하다면, 본문의 해당되는 내용을 참고한다.

자신의 임상데이터를 토대로 성과연구를 시작하려는 임상의의 연구 출발점으로 제기된 질문을 예로 들어 설명하고자 한다. 보고자 하는 진단, 기록을 검토하는 임상의, 임상의가 기록을 작성하는 임상기관의 요구도, 연구 임상의가 검토한 문헌을 토대로 하여 모든 연구의 결과와 결론은 달라진다는 점을 명심한다.

문서작성 양식에 관한 표본 연구
(A sample Study of Documentation Patterns)

조지 L. 가브리엘 물리치료학 박사
각색 및 의견: 산드라 L. 카플란(Sandra L. Kaplan) 박사

질문(Question)

도시의 외래병원에서 이 물리치료사가 관리하며 초기 내원 시 손상 목표와 기능 목표를 확립한 요통진단을 받은 환자의 경우, 목표의 각 범주의 빈도와 측정가능성은 어떠한가?

PICO/PIO 형식(In PICO/Pio Format)

P: 도시의 외래병원에서 이 물리치료사가 관리하는 요통진단을 받은 환자
I: 초기 내원 시 손상 목표와 기능 목표가 확립된 환자
O: 각 목표 유형별 빈도는 어떠한가?
O: 각 목표 유형별 측정가능성은 어떠한가?

> ***의견:*** *이 경우, 비교 구성요소 없이 결과를 기술하기 위해 이 질문은 PIO 형식으로 표현했다. 임상의가 그 빈도를 비교하는 데 관심이 있었다면 다음과 같이 쓸 수도 있다.*
> - P: 도시의 외래병원에서 이 물리치료사가 관리하는 요통진단을 받은 환자
> - I: 초기 내원 시 손상 목표를 확립한 환자
> - C: 초기 내원 시 기능 목표도 확립한 환자
> - O: 각 목표 유형별 빈도의 차이가 어떠한가?
> - O: 각 목표 유형별 측정 가능성의 차이가 어떠한가?

이론적 근거(Rationale)

제 3자 납부자는 물리치료사가 배상을 받기 위해서는 그가 제공한 서비스로 인해 기능상의 변화가 생겼음을 뒷받침하는 근거를 제시하도록 요구한다. 기능적 성과를 추적하도록 초기 검진단계에서 기능 목표와 측정 가능한 목표를 설계하고, 퇴원 후 추적검사를 통해 성취도를 평가한다. 이런 방법이 정상적인 진료라는 생각으로 기울어지고 있긴 하지만, 손상을 기초로 하여 환자를 치료하고 환자에게 일어나는 변화를 기록하는 경향은 여전하다(Soukup & Vollestad, 2001).

> ***의견:*** *환자의 목표를 연구하는 다른 이유는 현재 기능을 측정하는 방법을 확인하고, 임상기관에서 현재 사용하지 않을 법한 평가기준을 확인하며, 현재 진료방법의 효과를 입증하고, 한 임상기관 내에서 목표를 기록으로 남기는 방법을 간소화해야 하기 때문이다. 이론적 근거에서는 문제와 그 문제를 해결하고자 하는 이유를 확인하며, 이는 잠재적 실행계획의 토대가 된다.*

실행계획(Action Plan)

이 연구의 목적은 개별적인 목표가 있는 진료방법을 결정하고, 현재 진료방법과 일관되기를 기대하며 현재 통용되는 문헌에서 사용했던 진료방법과 비교하고자 함이다. 이러한 일관성을 찾지 못한다면, 이 연구는 각 임상기관의 자기관찰과 현직교육 부분에서 이루어질 변화의 기폭제가 될 수 있다.

> ***의견:*** *실행계획(자기관찰과 현직교육)에서는 진료방법을 개선하는 데 데이터를 어떻게 이용할 것인가를 다룬다. 그 외 계획에서는 환자가 생각한 기능 목표를 포함시킬 수 있도록 문서작성 형식을 바꾸고, 문서작성 경향이 지속되는지의 여부를 볼 수 있도록 동일한 임상의로부터 추가 데이터를 수집하며, 연구 임상의 만큼 다른 임상의도 변동이 심한지 살펴보기 위해 동일한 임상환경에 있는 다른 임상의로부터 추가데이터를 수집하는 내용을 다룬다. 성과연구를 진행하기 전에 실행계획을 확인하는 것이 중요하다. 실행계획은 임상의가 결과를 가지고 진료방법을 개선할 수 있는지의 여부를 분명히 나타내며, 품질개선과정에서 연구가 하는 역할을 표현하는 데 도움이 된다.*

문헌검토 (Review of Literature)

의견: 문헌검토는 문헌 전체를 나타내는 것이 아니다. 즉, 질문과 관련된 내용만을 추려서 편집한다. 연구 임상의의 관심사, 임상환경 및 필요성에 따라 문헌검토의 내용과 구성은 연구마다 다르다.

검색전략 (Search Strategy)

이 연구에서는 OVID와 VALE(1996년부터 현재까지 Medline, CINAHL, 모든 EBM 검토, HealthSTAR, PsycINFO 검색)을 이용한 전자 데이터베이스 검색과 인용추적 등 두 가지 전략을 통해 문헌검색을 했다. 주요 단어인 요통, 기계적 요통, 물리치료(physical therapy, physiotherapy), 성과, 목표, 삶의 질을 검색어로 했다. 연구의 주제가 질문과 밀접히 관련되어 있지 않은 한, 5년을 넘지 않는 논문만을 검색대상으로 했다(1999년~현재).

2개의 체계적 리뷰(Guzman 등, 2001; Karjalainen 등 2001), 3개의 성과연구(Fisher & Hardie, 2002; Riddle, Stratford & Binkley, 1998; Soukup & Vollestad, 2001), 1개의 사례연구(Deyo 등, 2000), 3개의 임상시험(Moffet 등, 1999; Sullivan, Shoaf & Riddle, 2000; Weiner 등, 2003) 등 총 9개의 논문을 검토했다.

피험자 (Subjects Studied)

피험자에 대한 설명은 다양했다. 가장 흔하게는 평균연령을 이용했지만, 한 연구에서는 중간연령을 보고했다(Soukup & Vollestad, 2001). 평균연령은 5개의 연구에서 거의 비슷했으며, 연령 범위는 30대 후반에서 40대 초반이었다(Fisher & Hardie, 2002; Karjalainen 등 2001; Moffet 등, 1999; Riddle 등, 1998; Sullivan 등, 2000).

의견: 자신의 예비연구에 참여한 피험자와 유사한지를 판단하도록 연구대상이었던 피험자들을 확인하는 것이 중요하다. 연령 외에도, 진단 기간과 피험자가 치료를 받았던 임상환경에 관한 정보를 아는 것도 유용할 수 있다.

손상 목표 vs. 기능 목표(Impairment vs. Functional Goals)

PICO 질문에서 거론한 중재방법은 목표를 먼저 설정해 놓는다. 하나(Riddle 등, 1998)를 제외하고 모든 연구에는 손상목표나 통증과 관련된 측정도구가 포함되어 있다. 이에, 요추굴곡(Sullivan 등, 2000), 자세조절(Weiner 등, 2003), 운동성, 근력, 신체균형(Guzman 등, 2001; Karjalainen 등 2001), 척추 내구력(Guzman 등, 2001) 등을 측정했다.

기능 목표에 대한 검색을 한 결과 실제 목표를 세운 연구는 거의 없었다. 2개의 논문에서만 옮기기, 층계 오르내리기, 보행(Fisher & Hardie, 2002), 기능적 팔뻗기, 들어올리기, 균형잡기(Weiner 등, 2003) 등 모호한 기능 목표를 인용했다. 문헌의 대다수에서는 기능 측정도구를 이용했다. 연구의 50% 이상이 롤랜드-모리스 요통 설문지를 이용했다(Guzman 등, 2001; Moffet 등, 1999; Riddle 등, 1998; Sullivan 등, 2000; Weiner 등, 2003). 오스웨스트리 허리기능 장애 설문지는 두 연구에서 사용했으며(Fisher & Hardie; Karjalainen 등, 2001), 기능제한상태(SIP, Sickness Impact Profile)를 사용한 연구도 2개가 있었다(Guzman 등, 2001; Karjalainen 등, 2001).

방법/피험자(Methods/Subjects)

요통으로 진단을 받고 병원기반의 외래 물리치료 클리닉에서 이 물리치료사에게 치료를 받은 10명의 환자기록을 이 데이터에 사용했다. 치료사는 과거에 치료한 환자의 일일기록과 문서 데이터베이스를 이용해 10명의 피험자를 찾았다. 원래 진단이 요통이었고, 이 치료사에게 초기검진을 받은 환자를 대상으로 했다. 처음에 선정했던 10명의 피험자 중에서 배제된 피험자는 없었다.

의견: 임상의가 누구의 차트가 연구에 적합한지, 어떤 차트가 연구에 적합한지를 나타내긴 했지만(PICO/PIO 질문 중 P), 예상치 못한 표본편향이 없는지 확인하기 위해 실제로 선정했던 피험자를 확인하는 것이 중요하다.

__의견:__ 임상의가 누구의 차트가 연구에 적합한지, 어떤 차트가 연구에 적합한지를 나타내긴 했지만(PICO/PIO 질문 중 P), 예상치 못한 표본편향이 없는지 확인하기 위해 실제로 선정했던 피험자를 확인하는 것이 중요하다.

결과(Results)

표 1은 검토했던 10개의 차트에서 얻은 원시데이터이다. 조직 또는 인체 수준의 변화에 초점을 맞춘 경우에는 손상 목표로, 활동이나 기술에 초점을 맞춘 경우에는 기능 목표로 분류했다. 예상된 변화가 수치적 총점과 함께 쓰여있거나 그 활동이 실무율적 반응 참조

표 1

원시데이터

피험자 ID	연령 (년)	성별	진단명	#손상 목표의 수	#기능목표의 수	#측정 가능한 손상목표의 수	#측정 가능한 기능 목표의 수
Y01	57	1	724.2	2	1	2	1
Y02	42	1	724.2	1	2	1	2
Y03	32	2	724.2	2	3	2	3
Y04	31	2	724.2	2	2	2	1
Y05	31	1	724.2	3	0	2	0
Y06	33	1	724.2	2	1	2	1
Y07	32	1	724.2	2	2	2	2
Y08	55	1	724.2	3	1	3	1
Y09	45	2	724.2	3	2	3	2
Y10	45	1	724.2	2	2	2	2

기준이었던 경우 목표는 측정 가능한 것으로 분류되었다. 위 또는 아래 화살표가 있는 목표에서는 특정 총점이 확인되지 않았기 때문에 "증가할 것이다" 또는 "향상될 것이다"를 측정가능하다고 보지 않는다.

표 2에서 보면 표본의 평균연령이 40.3세로, 문헌에서 본 표본의 연령범위 내에 속한다. 30%는 남성, 70%는 여성이었다. 표본 중 8명의 통증 지속기간은 평균적으로 2.98년이었다.

표 2

피험자의 연령 및 성별

데이터 세트	평균연령(세)	성별(%)
N=10	40.3	여: 70% 남: 30%

총 22개의 손상 목표를 세웠으며, 환자 당 평균적으로 2.2개의 목표를 세웠다. 기능 목표는 총 16개로, 환자 당 평균적으로 1.6개의 목표를 세웠다. 모든 목표의 측정가능성 여부를 평가했다. 22개의 손상 목표 중, 21개가 측정 가능한 것으로 여겨졌다(96%). 16개의 기능 목표 중 15개도 측정 가능한 것으로 보았다(94%). 자세한 내용은 표 3을 참조한다.

표3

목표의 유형과 측정가능성 분포

기술적 상태	손상 목표	기능 목표	측정 가능한 손상 목표	측정 가능한 기능 목표
총합	22	16	21	15
빈도	58%	42%	96%	94%

> ***의견:*** *표에 있는 내용을 서술적으로 설명하면 독자들, 특히 외부 독자가 읽기가 매우 수월하다.*

고찰 (Discussion)

10명의 환자를 무작위로 찾아 수집한 표본데이터는 도시형 병원의 외래진료센터에서 연구 치료사에게 관리를 받았으며, 손상 목표와 기능 목표를 세운 요통환자를 연구했을 때, 모든 목표 중 58%가 손상 목표, 42%가 기능 목표였으며, 손상 목표와 기능 목표의 96%와 94%가 각각 측정 가능했다는 것을 보여주고 있다.

처음에는 손상 목표(50%), 기능 목표(50%), 측정 가능한 목표(75%)의 백분율을 예측했다. 손상 목표와 기능 목표를 각각 50/50으로 예측한 것은 실현될 가능성이 컸으며, 실제로 그에 근접했다. 측정 가능한 목표의 압도적인 비율은 반길 만했다.

주요 발견사실 (Primary Findings)

1. 내가 생각했던 것보다 더 많은 손상 목표와 더 적은 기능 목표를 설정했다.
2. 내가 생각했던 것보다 더 많은 측정 가능한 목표를 설정했다.
3. 내 통원환자에게 어떤 종류의 기능측정도구를 사용하지 않는다. 이 도구는 성과를 추적할 때에 적합하지만, 나의 환자의 기능 목표를 설정하는 데도 도움이 될 수도 있다.

> ***의견:*** *연구대상과 원래의 PICO/PIO 질문에 대한 답을 구하도록 발견한 점을 요약하는 것이 도움된다. 그 다음으로는 구의 유용성, 연구의 성과를 향상시킬 법한 문헌에서 배운 내용, 연구에서 배운 내용을 토대로 한 실행계획을 풀어낼 수 있다. 저자가 과제로 이 논문을 저술했으므로 상기 발견사실은 일인칭으로 썼다. 이러한 비형식적인 접근방법은 내부 보고서나 교육포럼에서 동료에게 보여주는 보고서에 적합하다. 외부 사람이 이 보고서를 보게 되었다면, 일인칭 시점이 아닌 발견사실만을 요약하는 것이 더 낫다. 예를 들어 다음과 같다.*
> *1. 예상한 것보다 더 많은 손상 목표와 더 적은 기능 목표를 설정했다.*
> *2. 예상한 것보다 더 많은 측정 가능한 목표를 설정했다*

기능 목표의 비율이 낮은 것은 아마도 우연이 아닐 것이다. 만성 질환인 경우 기능 목표를 세우기가 어려운 진단이 있다. 일일 담당업무, 행정적 책임, 직원채용 등 많은 요인이 목표의 품질에 영향을 미친다.

손상 목표와 기능목표의 빈도 및 측정가능성에 관한 최근의 근거를 찾기 위해 문헌을 검토했다. 가장 흔히 인용되는 도구는 롤랜드-모리스 요통 설문지이다. 몇몇의 예비근거를 토대로 이 도구는 요통 진단에 적합하며 신뢰할 수 있는 도구임이 밝혀졌으며, 요통을 겪는 환자를 대상으로 기능변화를 추적하는 데도 이를 이용할 수 있다.

한계점(Limitations)

이 연구의 한계는 원래의 질문에서 선택한 진단의 범위가 넓다는 것이다. 요통 및/또는 통증원인(즉, HNP, 협착)의 지속기간(즉, 급성, 아급성, 만성)을 구체화하면 검색이 용이해질 수 있다. 그러나, 검색의 폭이 좁아졌다. 이는 한정된 검색전략의 결과일 수 있다.

***의견:** 방법, 데이터, 데이터의 적용에 대한 한계를 항상 명시한다. 이는 임상적 의사결정의 토대가 되기 때문이다. 예비 연구의 주요 한계점은 표본크기가 작다는 점이며, 이로 인해 1형 또는 2형 오류가 생길 수 있다. 한편, 소규모의 후향적 예비연구라 하더라도, 개선의 토대로 이용할 수 있는 진료패턴에 대해 유효한 근거를 제시할 수 있다.*

권고사항 (Recommendations)

1. 이 임상기관의 환자인구에게 가장 적합한 롤랜도-모리스 요통 설문지와 다른 기능성과 도구를 연구하고, 가장 적합한 도구를 결정하도록 임상의와 경영진 모두를 포함한 팀을 구성한다. 이를 사용하는 의사는 그에 대한 교육을 받을 수도 있다.
2. 목표 및 측정 가능한 목표의 비율분포를 지지하는지의 여부를 살펴보기 위해 동일한 임상기관에서 일하는 다른 임상의의 환자기록을 포함하도록 데이터 세트를 확장하는 것을 고려한다.
3. 목표 및 측정 가능한 목표의 비율분포를 확인하고, 문헌에서의 측정 동향을 살펴보도록 이 임상기관에서 많이 볼 수 있는 다른 진단그룹을 대상으로 이 연구를 반복하는 것을 고려한다.
4. 이 연구의 결과로 권고했던 변화가 용이하게 이루어지도록 연구를 수행하는 과정에 다른 임상의를 교육하는 것을 고려한다.

***의견:** 이는 여러 임상의가 낸 표본 권고사항이다. 각 임상의는 현실적으로 자신의 임상환경에서 실현할 수 있는 권고사항만 작성해야 한다. 여기에서는 이용 가능한 자원, 서비스를 개선하는 데 대한 임상의와 행정직원의 관심, 행정업무 과정, 권고사항을 시행하는 비용 등을 고려해야 한다.*

참고문헌(References)

Deyo, R.A., Schall, M., Berwick, D.M., Nolan, T., & Carver, P. (2000). Continuous quality improvement for patients with back pain. Journal of General Internal Medicine. 15, 647–655.

Fisher, K., & Hardie, R.J. (2002). Goal attainment scaling in evaluating a multidisciplinary pain management programme. Clinical Rehabilitation,16, 871–877.

Guzman, J., Esmail, R., Karjalainen, K., Malmivaara, A., Irwin, E., & Bombardier, C. (2001). Multidisciplinary rehabilitation for chronic low back pain: systematic review. British Medical Journal, 322, 1511–1516.

Karjalainen, K., Malmivaara, A., van Tulder, M., Roine, R., Jauhiainen, M., Hurri, H. & Koes, B. (2001). Multidisciplinary biopsychosocial rehabilitation for subacute low back pain in working-age adults: a systematic review within the framework of the Cochrane Collaboration Back Review Group. Spine, 26, 262–269.

Moffet, J.K., Torgerson, D., Bell-Syer, S., Jackson, D., Llewlyn-Philips, H., Farrin, A., & Barber J. (1999). Randomized controlled trial of exercise for low back pain: clinical outcomes, costs, and preferences. British Medical Journal, 319, 279–283.

Riddle, D.L., Stratford, P.W., & Binkley, J.M. (1998). Sensitivity to change of the Roland-Morris Back Pain Questionnaire: Part 2. Physical Therapy, 78, 1197–1207.

Soukup, M.G., & Vollestad, N.K. (2001). Classification of problems, clinical findings and treatment goals in patients with low back pain using the ICIDH-2 beta-2. Disability and Rehabilitation, 23, 463–472.

Sullivan, M.S., Shoaf, L.D., & Riddle, D.L. (2000). The relationship of lumbar flexion to disability in patients with low back pain. Physical Therapy, 80, 240–250.

Weiner, D.K., Rudy, T.E., Glick, R.M., Boston, J. R., Lieber, S.J., Morrow, L.A., & Taylor S. (2003). Efficacy of percutaneous electrical nerve stimulation for the treatment of chronic low back pain in older adults. Journal of the American Geriatric Society, 51, 599–608.

사례학습 정답(제 5, 6, 7장)

[Answer Key to Exercises(Chapters 5, 6, and 7)]

제5장 사례학습 정답

항목	분류	제한을 가중시키는 요인	제한을 경감시키는 요인
셔츠의 단추를 채울 수 없음	기능제한	단추나 단춧구멍이 작음; 과제를 완수할 시간이 모자람 더 주어짐	큰 단추나 단춧구멍을 이용; 단추를 벨크로로 바꿈; 과제를 완수하도록 시간이
신발을 신을 수 없음	기능제한	두꺼운 양말, 끈으로 묶는 신발; 과제를 완수할 시간이 모자람	얇은 양말; 신고 벗기 편한 신발이나 벨크로가 달린 신발; 구둣주걱 사용; 과제를 완수하도록 시간이 더 주어짐
손목 부종/붓기	손상	반복적 부상, 옷이나 장신구를 착용하는 데 제약이 있음	손목을 둘러쌈; 손의 위치; 해열제 복용
요리를 하려고 할 때 자주 쏟음	기능제한	무거운 조리기구/냄비; 상지 허약; 사각장애; 작업대의 높이; 부적절한 균형	가볍거나 작은 조리도구/냄비; 상지 근력; 시각 적응; 작업대 높이 낮춤; 앉아서 음식준비
예배에 참석할 수 없음	참여제약	상태악화; 교통수단 없음;	건물출입 어려움; 무언가 떨어질까 두려워함 용기와 인내 향상; 교통수단; 다른 건물출입구; 균형개선 및 적응장비 사용
악력이 약함	손상	들어올리거나 조작할 물체의 무게; 과제를 수행할 시간이 부족하거나 과제를 하는 데 필요한 반복 횟수를 채울 시간이 부족	손의 힘 키우기; 들어올릴 물건의 무게 줄이기; 과제를 나눠서 하기; 적응장비 사용하기

제6장 사례학습 정답

예 1.

투입요소: 뇌성마비 아동

과정: 기능적 물리치료와 요법은 움직임 특성의 정상화 원리를 토대로 했다.

산출물: 운동능력

예 2.

투입요소: 뇌졸중에 이어 반신불수가 된 두 그룹의 환자

과정: 뉴로콤 밸런스 마스터의 도움을 받은 그룹과 받지 않는 그룹에게 물리치료로 균형감과 운동성 재훈련

산출물: 버그 균형척도와 앉았다 일어서서 걷기 검사 점수

예 3.

투입요소: COPD 환자

과정: 폐재활치료 프로그램

산출물: 삶의 질에서의 변화

제7장 사례학습 정답

질문 1. 급성 발바닥 근막염 환자에게 2주 및 4주간 중재를 한 후 환자 만족도는 어떠한가? 질문자가 누구인지에 따라, 환자로부터 피드백을 받고자 하는 각 의료제공자나, 임상의 배정과는 상관없이 표본 그룹에 있는 모든 환자의 만족도 수준에 대해 알고자 하는 임상기관의 경영진을 위한 성과측정도구가 될 수 있다.

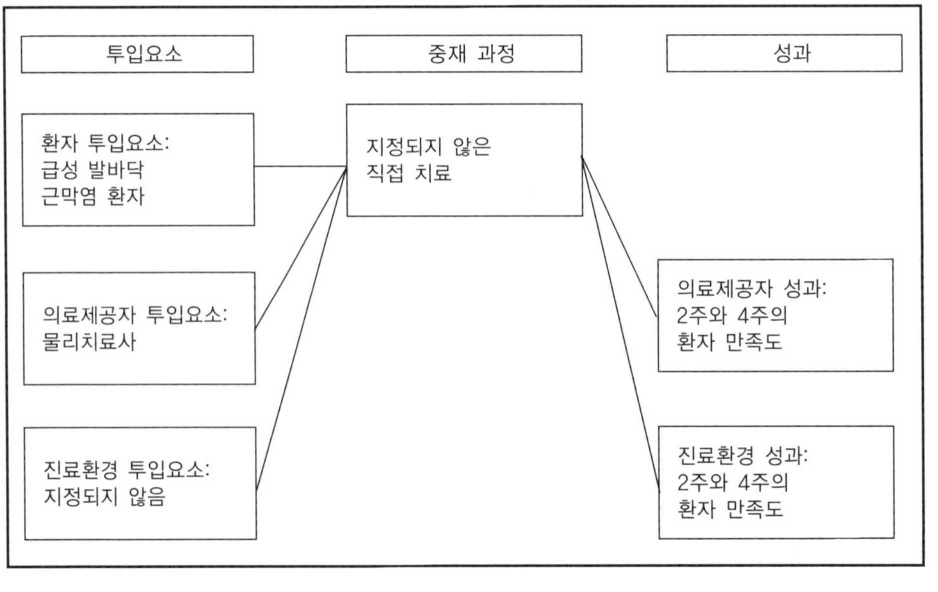

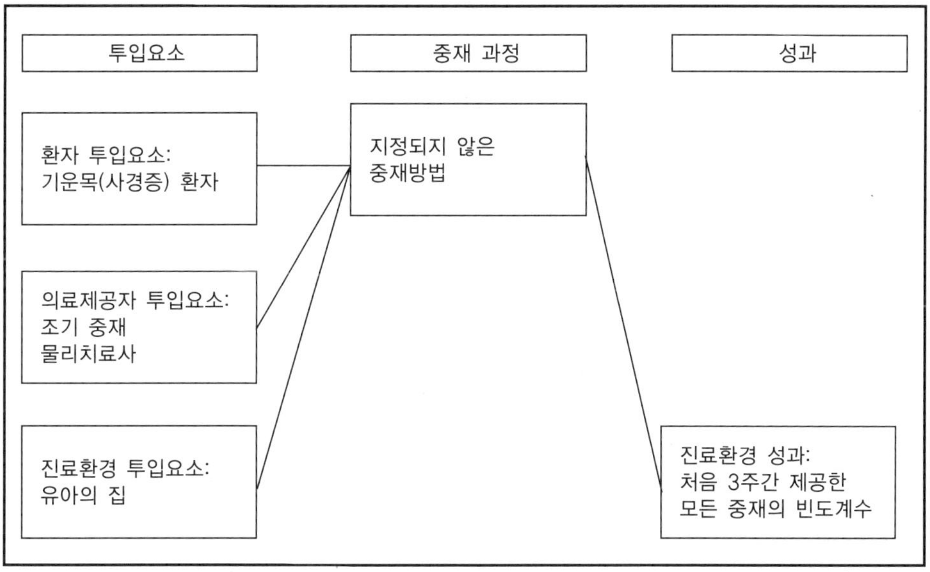

질문 2. 처음 3주간 가정방문을 하면서 사경증 유아에게 조기중재 치료사가 이용한 중재방법은 무엇인가?

빈도계수는 어떤 서비스가 제공되었는지에 대해 포괄적으로 설명을 해준다. 이 표본에 한 명 이상의 치료사가 연루되므로, 이는 행정적 또는 진료환경 성과를 나타낸다.

질문 3. P는 매우 포괄적이며, I와 C는 각기 다른 중재방법을 나타내지만 아주 구체적이지는 않다. O에는 측정할 수 없는 2가지 성과가 있다. 질문을 좀 더 다듬으면 다음과 같다.

P: 가정에서 물리치료 서비스를 받는 뇌성마비 아동(3-5세)

I: 무릎굴근을 지속적으로 스트레칭한다

C: 또는 무릎 신근으로 점진적인 저항근력 강화운동을 한다.

O: 보행 시 보폭이 넓어졌는가?

질문 4. P는 약간 포괄적이다. I와 C는 합리적으로 정의가 되었으나, O는 측정이 불가능하다. "쉽게 손을 뻗는다"는 개념은 높이나 어깨굴곡 범위에 대해 조작적으로 정의할 필요가 있다. 또한, 점수가 바뀐다고 기능에 변화가 오지는 않는다. 오히려, 중재와 치유로 인한 통증의 정도 변화가 기능변화를 초래한다. 이처럼, 원인과 효과/결과 보다는 상관관계를 살펴보는 것이 낫다. 질문을 다듬으면 다음과 같다.

P: 6개월 이상이 된 만성회전근개 손상이 있으며 외래진료를 받은 성인

I: 가시적 유추 척도(VAS, visual analogue scale) 점수가 2점이 달라진 환자

C: 4점이 달라진 환자와 비교

O: 머리 위로 손을 150° 로 뻗는 것과 상관관계가 있는가?

질문 5. 환자 설명 부분이 너무 포괄적이다. 성과는 치수가 아니라 오히려 중재와 관련이 있는 기술어이다. 통증 강도는 측정된 성과이나 이 측정도구를 쓴다면 확인해볼 필요가 있다. 질문은 다음과 같이 다듬을 수 있다.

P: 내 환자(특정 진단이나 특징이 있는 환자)

I: 2주 동안 초음파 치료를 받은 환자

O: 통증강도는 어떻게 변했는가(어느 측정시점에)?

용어 해설(Glossary)

PICO–환자(patient), 중재(intervention), 비교중재(comparison intervention), 성과(outcome)의 두문자어로, 대답을 구할 수 있는 비교질문의 구성요소를 정리하는 근거중심 진료 접근방법.

PIO–환자(patient), 중재(intervention), 성과(outcome)의 두문자어로, 대답을 구할 수 있는 기술적 질문의 구성요소를 정리하는 근거중심 진료 접근방법.

Q-TWiST–증상과 독성효과가 없는 품질조정 시간(quality-adjusted time without symptoms and toxicities)의 앞 글자를 딴 두문자어.

QALY–삶의 질과 비교하여 수명을 평가하는 방법.

건강관련 삶의 질(health-related quality of life)–장애를 가지거나 가지지 않은 사람들의 사회적 기대치와 건강상태에 대한 기대치와 관련되어 삶의 만족도를 다차원적으로 평가하는 방법(Hoffman, Rouse & Brin, 1995; Jenkins, 1992).

관계형 데이터베이스(relational database)–복잡한 데이터 수집과정을 관리하기 위한 소프트웨어 설계.

규범적 기준(normative standards)-일반 인구에서 어떤 특징의 정규분포를 나타내는 관찰내용 또는 측정값.

기능성과(functional outcome)–중재 에피소드 이후에 일상생활 과제를 수행하는 환자의 능력을 측정하는 측정도구.

기능제한(functional limitation)–과제나 활동을 수행하는 능력의 상실.

–환자의 상태에 대해 의료제공자가 알고 있어 편안하고 효율적인 방법으로 필요한 검사, 평가 및 치료절차를 수행할 수 있다는 데 대한 환자의 인식(Goldstein, Elliott & Guccione, 2000).

기술통계(descriptive statistics)–변수나 범주에 대한 데이터 점의 분포.

단가(unit cost)–하나의 제품을 생산하거나 한 단위의 서비스를 전달하는 데 드는 비용으로, 생산에 소요되는 직접비와 간접비 모두를 포함한다.

데이터 기록양식(data recording form)–관심 있는 변수에 대한 데이터를 기록하는 양식으로 데이터 누락과 옮겨 적을 때의 오류를 줄이는 데 유용하다.

데이터 마이닝(data mining)–대규모 데이터 세트를 탐구하는 과정.

데이터 세트(data set)–체계적으로 정리한 관찰내용 및 측정값.

데이터 수집(data harvesting)–데이터 세트를 만들기 위해 기록에서 관심 있는 측정도구를 확인하는 과정.

모형(model)–이론의 그래픽 표현 또는 물리적 표현.

문서작성(documentation)–상태, 임상적 의사결정, 보건서비스 제공 등을 기록하는 과정이나 제품.

벤치마킹(benchmarking)–고객 서비스 성과를 향상시키기 위해 자신의 절차와 성과를 잘 알려지거나 최선인 황금표준과 비교하는 과정.

변형데이터(transformed data)–실제 연령을 연령 그룹으로 나타내는 것과 같이 분석이나 보고를 위해 다른 형식으로 변환한 원시데이터.

보급(dissemination)–아이디어나 연구결과를 대중에게 보여주는 과정.

비교통계(comparative statistics)–둘 이상의 데이터 그룹이 다른지의 여부를 판단하고 중재와 성과간의 인과관계를 시사.

비용-편익(cost-benefit)–비용에 대비하여 서비스를 제공하는 것이 더 이익이 되는지 손해가 되는지를 따짐(Thompson & Cohen, 1990).

비용-효과(cost-effectiveness)–유사한 의료제공자 또는 서비스전달체계를 통해 동일한 성과를 내는 비용 비교.

비용-효용(cost-utility)–수명과 삶의 질에 대하여 여러 건강 상태 및 이용 가능한 중재방법에 대한 환자의 선호도 추정(Haas, 1993; Luce & Simpson, 1995).

사망률(mortality)–사망 비율.

사회적/역할 제한(social/role limitations)–개인적 역할과 사회적 역할을 다하는 능력의 상실.

삶의 질(quality of life)–어떤 사람의 삶에 대한 만족도 평가.

상관통계(correlative statistics)–한 변수의 변화와 다른 변수의 변화간의 관계 설명.

상대적 기준(relative standard)–초기 측정값을 기준으로 하여 변화를 나타내는 관찰내용이나 측정을 각 사람마다 시점과 종점은 다를 수 있다.

서비스 만족도(service satisfaction)–서비스 제공자와 상호작용하는 데 대한 환자의 만족도.

서비스 성과(service outcomes)–한 기관 내, 유사한 여러 기관간, 또는 대규모 의료체계에서 이루어지는 서비스 전달의 결과.

성과 접근방법(outcome approach)–유의미한 목표를 확인하고 이 목표를 위해 환자를 관리하도록 자원과 중재방법을 선택하는 환자진료 접근방법.

성과 총괄연구책임자(outcome project manager)–성과연구 활동을 체계화하는 사람.

성과 측정도구(outcome measures)–시간에 따라 환자의 상태를 측정하는 데 이용하는 다양한 객관적인 과정이나 도구.

성과(outcomes)–중재 에피소드 이후의 유의미한 결과.

성과연구(outcome research)–환자결과나 서비스 결과에 대한 체계적 측정.

성찰적 의료인(reflective practitioner)–물리치료사로서 자신의 유효성을 지속적으로 평가하는 사람(Tichenor & Davidson, 1997).

손상(impairment)–조직이나 장기 수준의 기능상실 또는 비정상으로 인해 제한된 동작 범위, 근력이나 참을성 감소, 자세 부정렬 등의 변화가 생김.

손상성과(impairment outcomes)–중재의 결과로 발생할 수 있는 신체 또는 조직 수준의 변화에 관한 측정도구.

스프레드시트(spreadsheet)–변수가 표시된 행 아래 정리된 데이터 열을 관리하는 종이 또는 소프트웨어 설계.

시기적 편향(historical bias)–환자진료 서비스나 성과의 어떤 측면에 영향을 미칠 만한 환자진료의 효능이나 부작용 이외에 사건이 일어난 결과로 발생한 데이터의 불균형.

실험적 편향(experimental bias)–연구 대상이나 연구 주제를 참가자나 연구자 한쪽이 알고 있으므로 둘 중 한쪽이 성과에 대해 기대를 갖고 있을 때 발생하는 데이터 불균형.

의료성과(health–care outcomes)–환자나 보건서비스 전달의 결과.

의료제공자 성과(provider outcomes)–의료제공자가 개인이든 그룹이든 상관없이, 서비스를 제공하는 임상의에게 유의미한 서비스 전달활동의 결과.

의학적 효과(medical effectiveness)–의학적 중재가 질병이나 의학적 상태를 치유할 수 있는 정도.

이론(theory)–개념, 구조 또는 현상간의 관계에 대한 설명.

이환율(morbidity)–공동체 내에서 건강한 사람에 대한 아픈 사람의 비율 또는 의학적 중재 후에 합병증의 빈도.

인도적 만족도(humaneness satisfaction)–의료제공자가 "따뜻하고", 배려심이 있으며, 환자의 말을 경청하려고 하고, 비언어적 행동과 언어적 행동이 적절하며, 환자를 존중한다는 환자의 인식.

임상경로(clinical pathways)–때로 주임상 경로(critical pathway)라고도 함. 상태의 진단 및 학제간 관리를 위한 합의된 단계 즉, 환자를 위한 절차.

임상적 유의성(clinical significance)–유용한 변화를 초래하는 측정된 변수에서의 변화

재화 만족도(goods satisfaction)–생산지와 상관없이, 사용할 수 있는 제품이나 품목에 대한 만족도.

재활서비스 전달모형(Model of Rehabilitation Services Delivery)–물리치료의 투입요소, 과정 및 성과를 그래픽으로 표현.

절대평가(criterion reference)–한 활동에 대한 과제분석과 비교하여 환자의 활동 수행도를 반영하는 관찰 또는 측정값.

절차 변동성(procedure variability)–동일한 과제를 수행하거나 동일한 평가변수를 달성하도록 임상의가 사용하는 방법의 범위.

접근 만족도(access satisfaction)–서비스 일정을 잡는 편의성, 서비스 시간, 서비스를 받으러 가는 거리, 인식하고 있는 유용성에 대한 인식(Lees Lewis, 1994).

중재 에피소드(episode of intervention)–환자의 상태나 문제에 대해 방해요소 없이 제공되는 서비스로 주로 치료를 시작하는 시점에는 초기 평가지, 마치는 시점에는 퇴원 요약지에 기록한다.

지속적 품질개선(CQI, continuous quality improvement)–제공되는 서비스의 품질을 측정하고 보다 효율적으로 서비스가 되도록 하는 진행과정(Coleman & Endsley, 1999; McIntosh, May & Stymiest, 1994).

진료경로(care paths)–임상경로를 제대로 따랐는지를 나타내는 문서작성 방법.

진료지침(practice guidelines)–어느 한 의료기관에만 적용되는 것이 아닌 환자관리방법에 대한 권고사항으로, 환자성과를 향상시키고, 환자 상태를 부당하게 관리하지 않게 하며, 비용을 통제하고, 적절한 의학적 관리방법의 선택에 대해 환자와 임상의에게 정보를 제공하도록 확립된 지침.

참여(participation)–개인적 역할이나 사회적 역할을 다하는 능력.

총체적 품질관리(total quality management; TQM)–고객 만족에 초점을 맞춘 지속적인 조직적 개선을 계획하고 시행하는 참여적, 체계적 접근방법.

측정편향(measurement bias)–측정도구의 선택, 측정도구의 적용이나 기록과 관련된 원시 오류, 도구 구성의 한계(예, 천정효과나 바닥효과를 내는 도구의 항목 선정), 측정도구에 관한 기록의 변동으로 인한 데이터의 불균형.

치료지표(therapeutic indicators)–환자의 특성을 관찰하는 것으로 중재의 영향을 판단하고자 할 때 임상의가 이용.

코호트 데이터(cohort data)–유사한 특징을 가진 환자집단으로부터 취한 측정값.

통계적 유의성(statistical significance)–가능성의 수준을 넘는 데이터 분석의 결과.

특질(atmospherics)–서비스를 전달하는 환경에 대한 인식.

평가-치료 접근방법(evaluate-and-treat approach)–손상 및/또는 정상기능에서의 일탈을 확인하고 이러한 일탈과 이를 다룰 수 있는 중재방법을 연결시키는 방향으로 환자진료를 하는 접근방법.

표본편향(sampling bias)–연구한 환자그룹에서 하나 이상의 특징상의 불균형.

품질보증(quality assurance)–오류를 수정하거나 성과를 못 내는 사람을 추려내기를 강조하는 일상 진료에서 미리 정한 서비스 전달기준이 사실상 충족되었는지의 여부를 살펴보는 과정.

프로젝트 비용(project costs)–시간을 포함하여 성과연구에 드는 직접비와 간접비.

프로토콜(protocol)–특정 지식분야 내에서 서비스 제공자가 착수한 특정 진단그룹을 위한 특별 중재방법의 진행.

해결 접근방법(fix-it approach)–환자의 문제를 치유하거나, 완화하거나 바꾸어주고 정상적인 건강상태를 비교기준으로 이용하는 데 초점을 맞추는 전형적인 의료방법(Lynn and Degrazia, 1991).

환자 만족도(patient satisfaction)–자신이 받는 진료에 대한 환자의 인식.

환자성과(patient outcomes)–중재의 결과로 나타나며 환자에게 유의미한 병증 또는 부상의 결과에 대한 변화.

후향적 차트 검토(retrospective chart review)–환자가 서비스 받기를 중단한 후에 환자의 차트나 파일에서 선택한 데이터를 수집하는 과정.

찾아보기

ㅁ

ㅂ

ㅅ

ㅇ

ㅎ